Secrets & rituels de beauté du monde entier

À Louise, Luna et nos familles

Maquillage réalisé par Gwendoline Malrieux pour

L'ORÉAL
PARIS

Édition du Club France Loisirs, Paris
Avec l'autorisation des Éditions Flammarion

Éditions France Loisirs,
123, boulevard de Grenelle, Paris
www.franceloisirs.com

Secrets & rituels de beauté du monde entier

Marie-Bénédicte Gauthier et Véronique Aïache
*Photographies d'*Emmanuel Layani

ÉDITIONS FRANCE LOISIRS

Secrets & rituels de beauté

Préface

Voyager dans le vaste monde de la cosmétique naturelle tout en restant chez soi, c'est ce que nous proposent Véronique Aïache et Marie-Bénédicte Gauthier avec *Secrets et rituels de beauté du monde entier*.

Au fil des pages, elles nous entraînent avec enthousiasme dans de nombreux pays de tous les continents, pour nous faire découvrir des soins traditionnels de la peau et des cheveux. Et pour nous faire participer pleinement à leur démarche, elles nous invitent à essayer des recettes simples ou des traitements complexes utilisés par les femmes de pays aussi divers que la Russie, la Thaïlande, le Maghreb ou le Mexique. Ces pratiques paraîtront un peu éloignées de ce qu'offre aujourd'hui l'industrie cosmétique adaptée à un monde moderne où tout doit être rapide. Mais le but est toujours le même : atténuer les imperfections, mettre en valeur les qualités sensorielles des cheveux ou de la peau, se réconcilier avec son corps, et retrouver par là son équilibre intérieur.

Que l'on essaye l'un ou l'autre de ces soins de beauté du bout du monde, ou que l'on se contente de rêver en les découvrant au fil des pages et des magnifiques photos qui les illustrent, c'est à une véritable initiation que nous convient les narratrices. Grâce à ce beau livre, on réalise mieux combien chercher à embellir notre enveloppe charnelle fait partie de la nature humaine et de ses diversités culturelles.

Alain Meybeck
Conseiller à la direction générale de la recherche
et du développement de L'Oréal

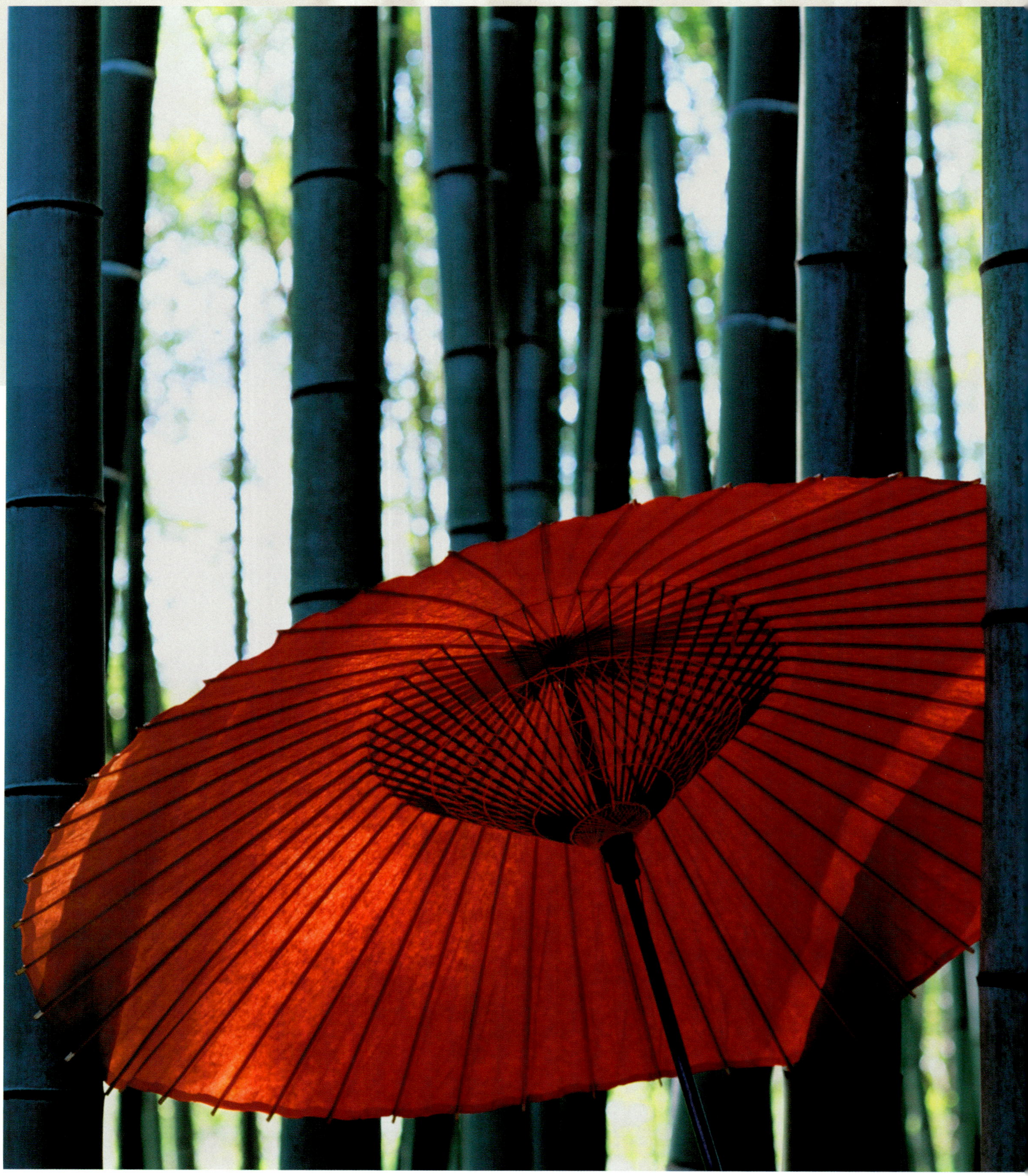

Sommaire

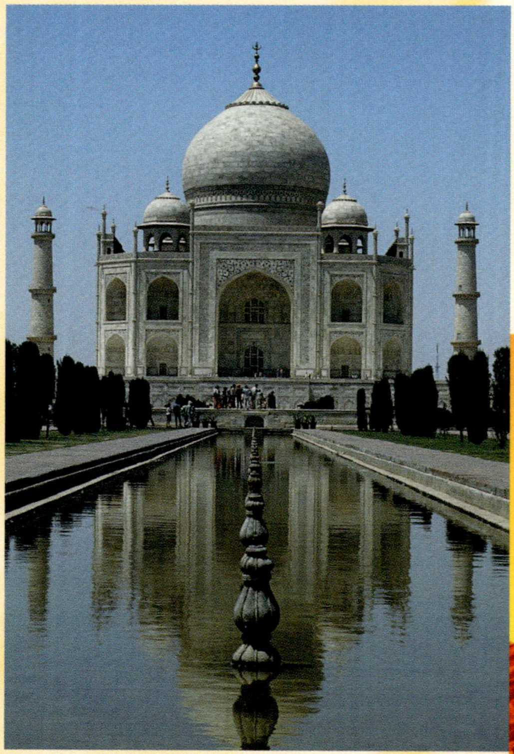

Inde *page* 10

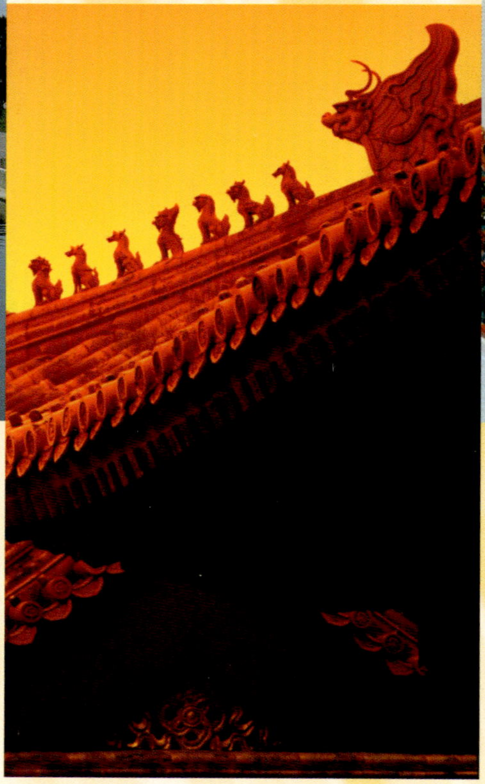

Chine *page* 20

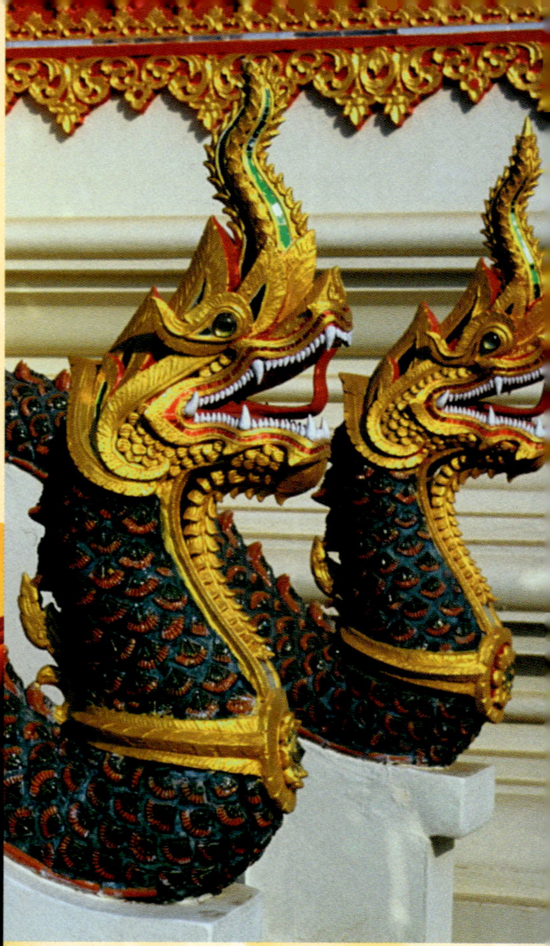

Thaïlande *page* 34

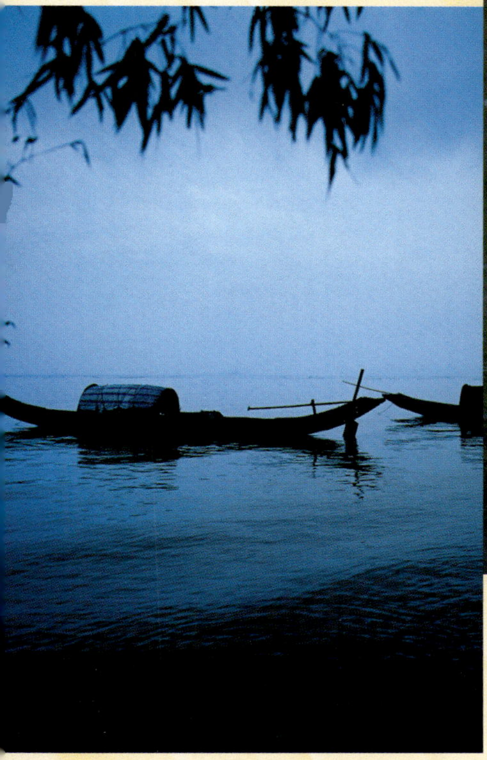

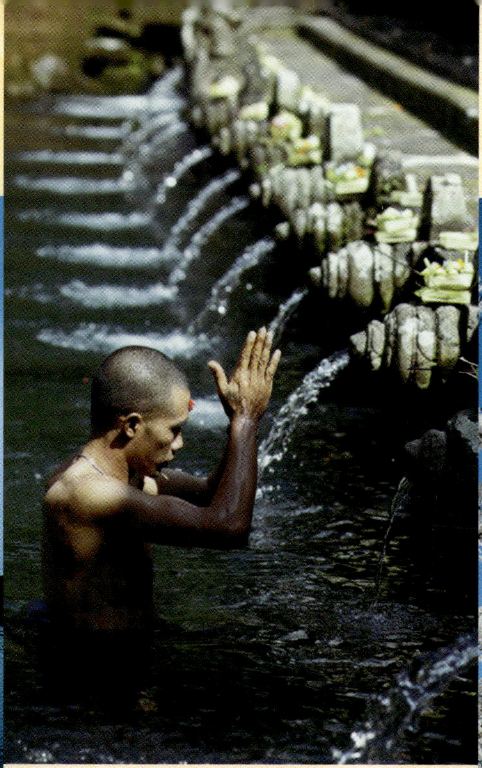

Indonésie *page* 50

Indonésie *page* 50

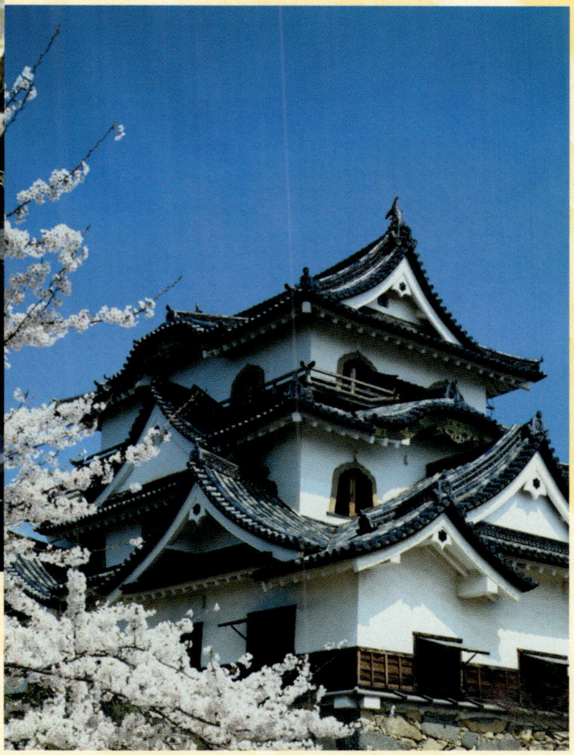

Viêt-nam *page* 42

Japon *page* 58

Asie

Entre l'image de la vestale indienne aux seins ronds et au corps souple, la beauté tout en retenue de la geisha japonaise et la grâce infinie des danseuses balinaises, l'Asie offre une diversité de rituels comme nulle part ailleurs. Dans tout le continent, la beauté est liée à la santé. Les Asiatiques savent exactement comment piler, accommoder ou infuser les plantes qui offrent mille onguents destinés à purifier l'organisme et éclaircir le teint. Elles font aussi un bel usage d'aromates comme le clou de girofle de Chine, le gingembre ou la muscade. Tout un univers coloré et odorant pour épicer votre quotidien.

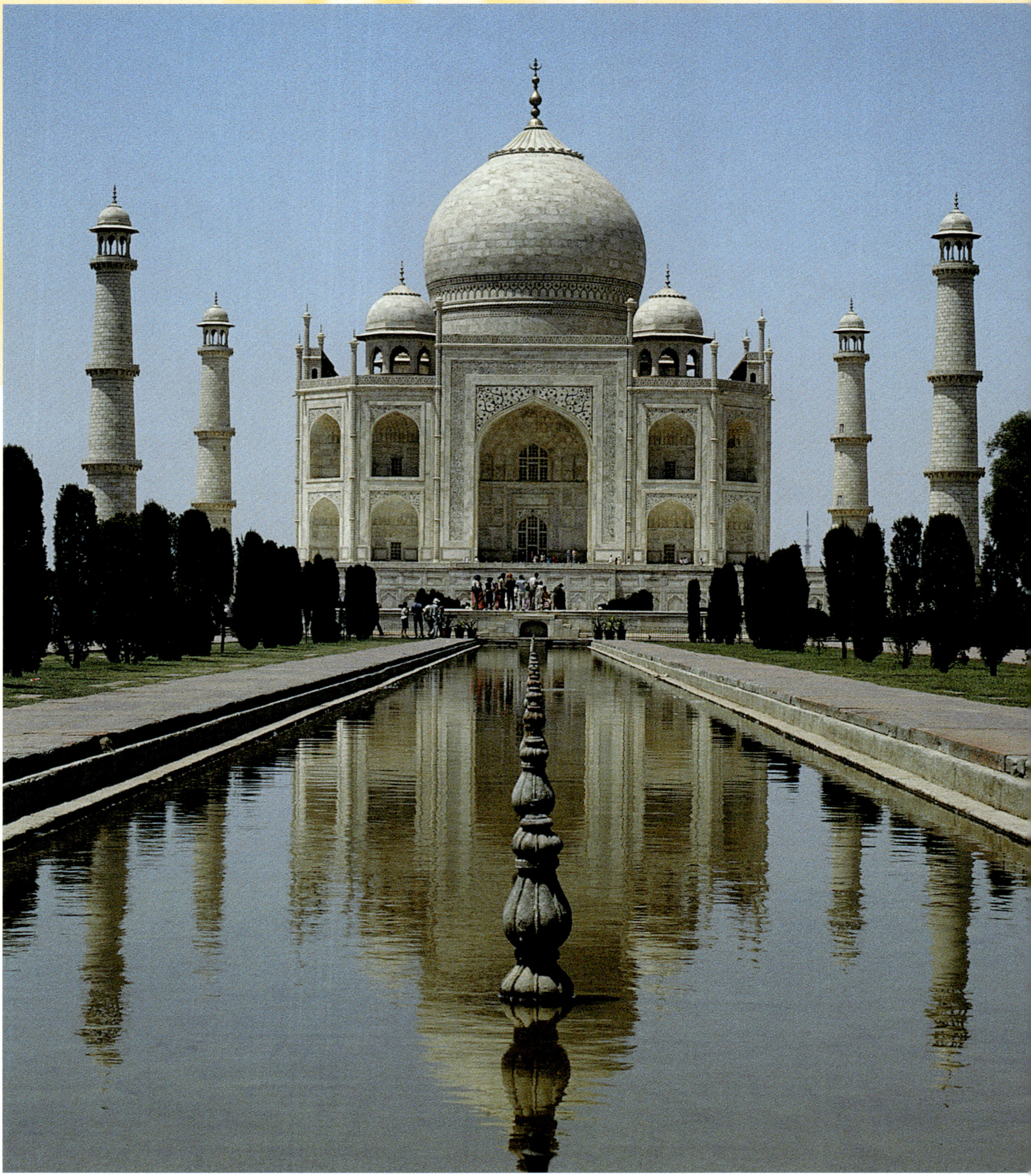

Inde

L'ESTHÉTISME AU PANTHÉON HINDOU

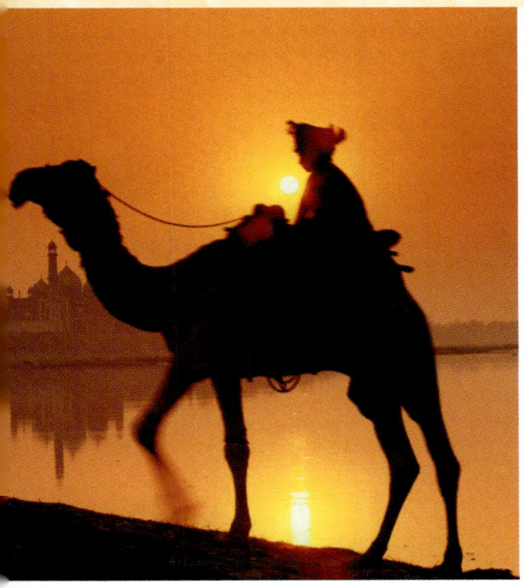

Radha, Ruksmani, Saravasti, Lakshmi... Les déesses hindoues représentées dans les temples de Khajuraho ou les miniatures de Kangra symbolisent une féminité exacerbée. Créatures aux seins hauts et ronds, à la taille fine, aux cheveux de jais drapés autour de leur corps comme le plus beau des saris, elles sont avant tout déesses de chair, sensuelles et... parfois cruelles. À y regarder de plus près, on reconnaît bien là les héroïnes du peuple à qui elles ressemblent toujours, avec leur bouche ronde, leurs yeux de biche, leurs courbes sublimes. Délicates comme des fleurs de lotus toujours prêtes à s'épanouir, venimeuses comme le datura qui se referme brutalement à l'aube, elles représentent l'idéal d'une beauté fertile.

C'est que le culte de l'esthétisme, volontiers populaire, a peut-être commencé aux abords du Gange, 5 000 ans avant Jésus-Christ. Étroitement lié à la pharmacopée de l'époque, il soignait en même temps qu'il embellissait... les prémices du bien-être global étaient nées sous le nom d'*ayurveda*.

L'ayurveda, ou science de longévité, a été mis au point par des *rishis* – médecins astrologues – indiens. Les premiers écrits, en langue sanskrite, énoncent sous forme poétique un ensemble de préceptes visant à rétablir une forme physique, spirituelle et esthétique. L'homme est considéré comme faisant partie intégrante de l'univers, et, à ce titre, composé comme lui de terre, de feu, d'air, d'eau et d'éther (les cinq éléments). Le corps et l'âme ne sont pas dissociés, l'individu est envisagé dans sa globalité.

Dans la pratique, chaque personne, après l'examen d'un thérapeute, se trouve classée selon son tempérament en trois catégories, ou *doshas*. Chaque dosha correspond à une combinaison d'éléments dont un est prédominant. L'idée, c'est de rééquilibrer une personne, de faire coexister chez elle les trois doshas en compensant les excès. Comment ? Grâce à l'action de massages, d'enveloppements de plantes, de masques faciaux, etc.

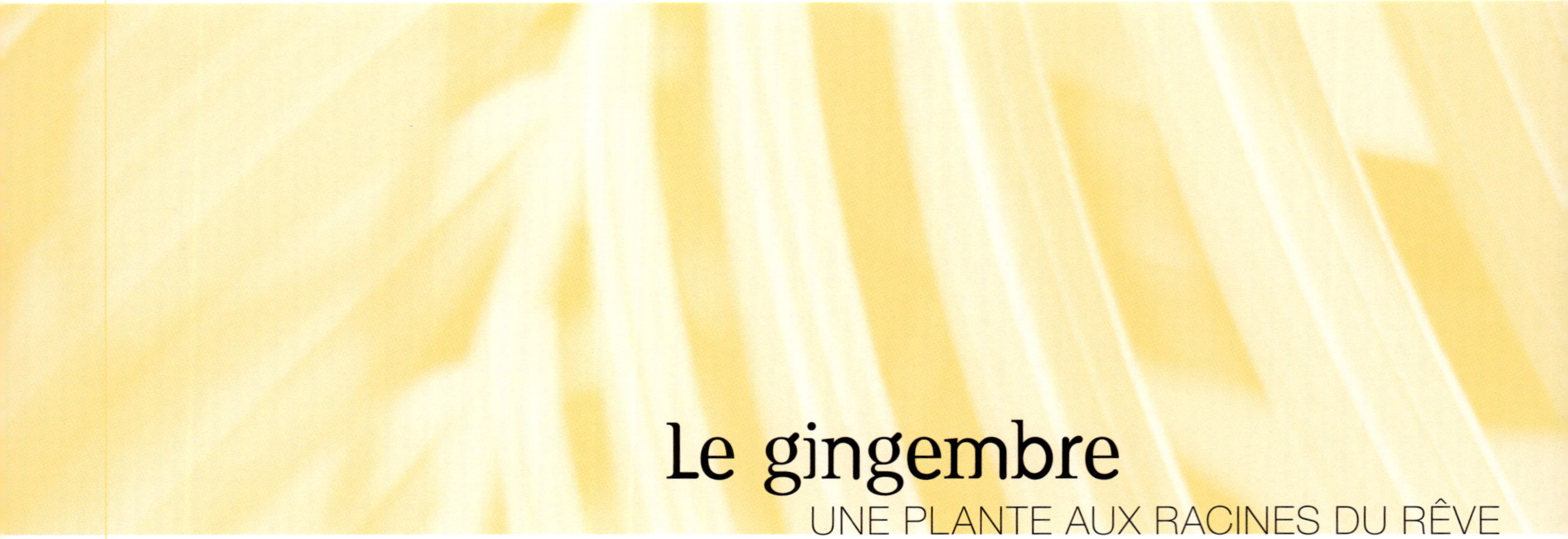

Le gingembre

UNE PLANTE AUX RACINES DU RÊVE

Les Indiens le savourent quotidiennement dans des plats subtils aux saveurs mordantes, pour son goût poivré, mais également parce qu'il aide à digérer tous les aliments qui lui sont associés en favorisant un métabolisme rapide.

Cette plante herbacée d'environ 1,5 m de hauteur, cultivée principalement en Asie, fait partie des ingrédients de la tradition culinaire. Seulement voilà : en plus d'exalter nos papilles, sa racine se prend des envies de fruit de la passion. Son caractère brûlant, exubérant, la place dans la catégorie des éléments riches en énergie yang, celle du mouvement, de la force solaire. Le gingembre est donc utilisé principalement dans les soins pour ses propriétés stimulantes. Son tempérament de feu stimule la circulation sanguine, c'est pourquoi on s'en sert comme cataplasme sur le crâne pour redonner dynamisme, volume, et améliorer la pousse des cheveux. Associé à des agrumes qui rafraîchissent ses ardeurs, il devient un parfum stimulant, véritable tonus en flacon. Il sait aussi calmer les esprits lorsque, réduit en poudre, on en respire les effluves pour supprimer les états nauséeux. C'est sur le corps que ses résultats se révèlent les plus spectaculaires. Choisi comme ingrédient vecteur de chaleur, on le mélange à des huiles neutres et à des plantes apaisantes pour décontracter à loisir les muscles, provoquer une sudation et détoxiquer ainsi l'organisme tout entier.

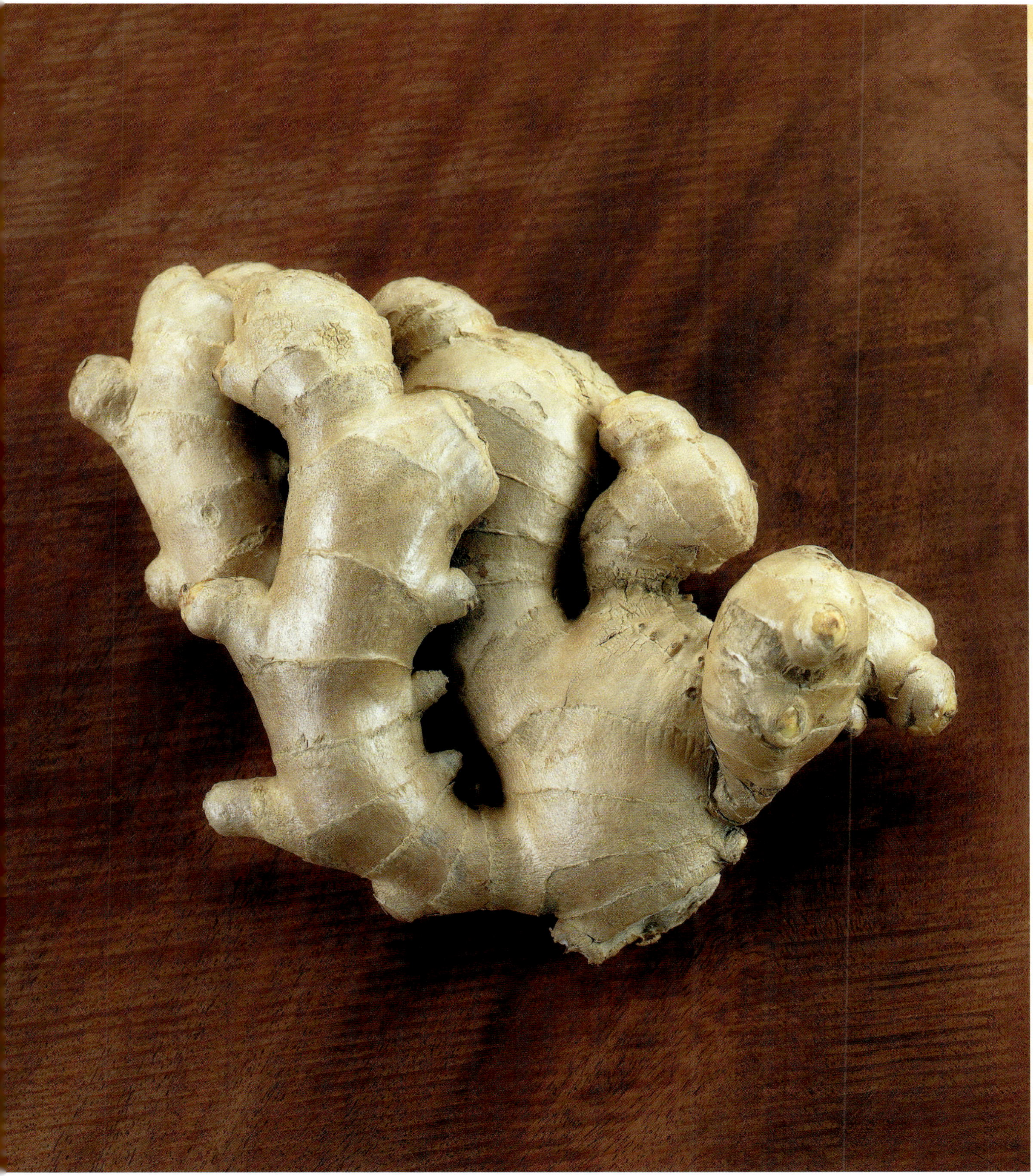

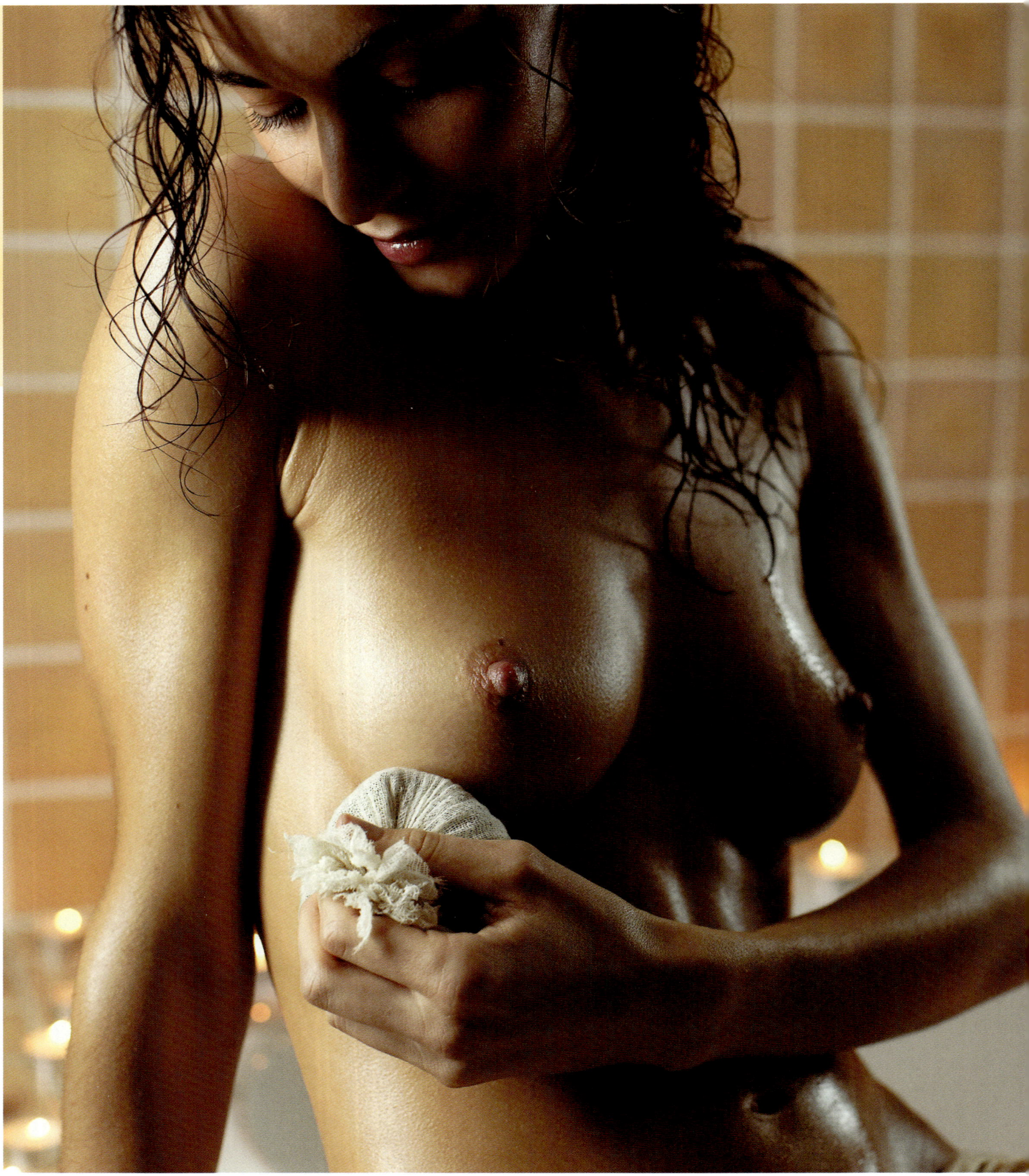

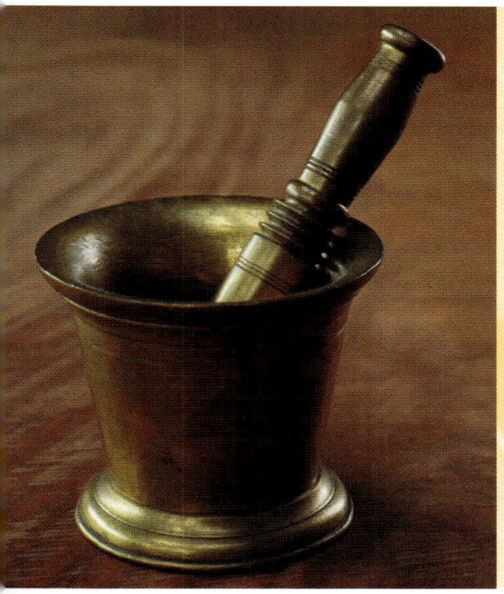

Njavarakizhi

LE SOIN FAIT VOLUPTÉ

Préparation

Faites bouillir le lait d'ânesse avec 250 grammes de farine d'avoine, puis incorporez 4 à 6 cuillerées à soupe de farine de lin.

Passez le gingembre au mixeur. Mélangez le tout jusqu'à obtenir une pâte d'une texture homogène.

Déposez la substance obtenue dans un carré de toile à beurre ou de mousseline.

Rabattez les coins et nouez-les à l'aide de fil afin d'obtenir un petit sac.

Laissez couler un filet d'eau chaude sur votre flacon d'huile de sésame pour l'amener à température idéale (tiède).

INGRÉDIENTS

- 1 l de lait d'ânesse biologique
- 250 g de farine d'avoine
- 4 à 6 cuillerées à soupe de farine de lin
- 2 grosses racines de gingembre frais
- 1 carré de toile à beurre ou de toile de mousseline
- un peu de fil blanc ou de ficelle
- 150 ml d'huile de sésame

La chaleur combinée de l'huile et du gingembre va faire transpirer le corps pour une action détoxiquante. La farine d'avoine aux vertus exfoliantes débarrasse la peau des cellules mortes. Enfin, la farine de lin, riche en vitamines A, D et E, va sécréter, sous l'effet de la chaleur, une substance adoucissante. Ce processus relaxant, utilisé également contre les rhumatismes, est vivement conseillé aux personnes menant une vie hyperactive !

Déroulé

Frottez vos mains l'une contre l'autre avec l'huile, puis passez-les sur tout le corps, des pieds à la naissance du cou, en procédant par mouvements circulaires.

Munissez-vous ensuite de votre petit sac.
S'il n'est pas assez chaud, passez-le au micro-ondes quelques secondes.

Appuyez sur le sac par légères pressions, sur tout le corps huilé, en insistant particulièrement sur les articulations et les zones de tension musculaire comme la nuque, le bas des reins.

Répétez l'opération jusqu'à ce que le sac refroidisse, puis glissez-vous dans un peignoir moelleux. Octroyez-vous ensuite 10 minutes de repos bien mérité.

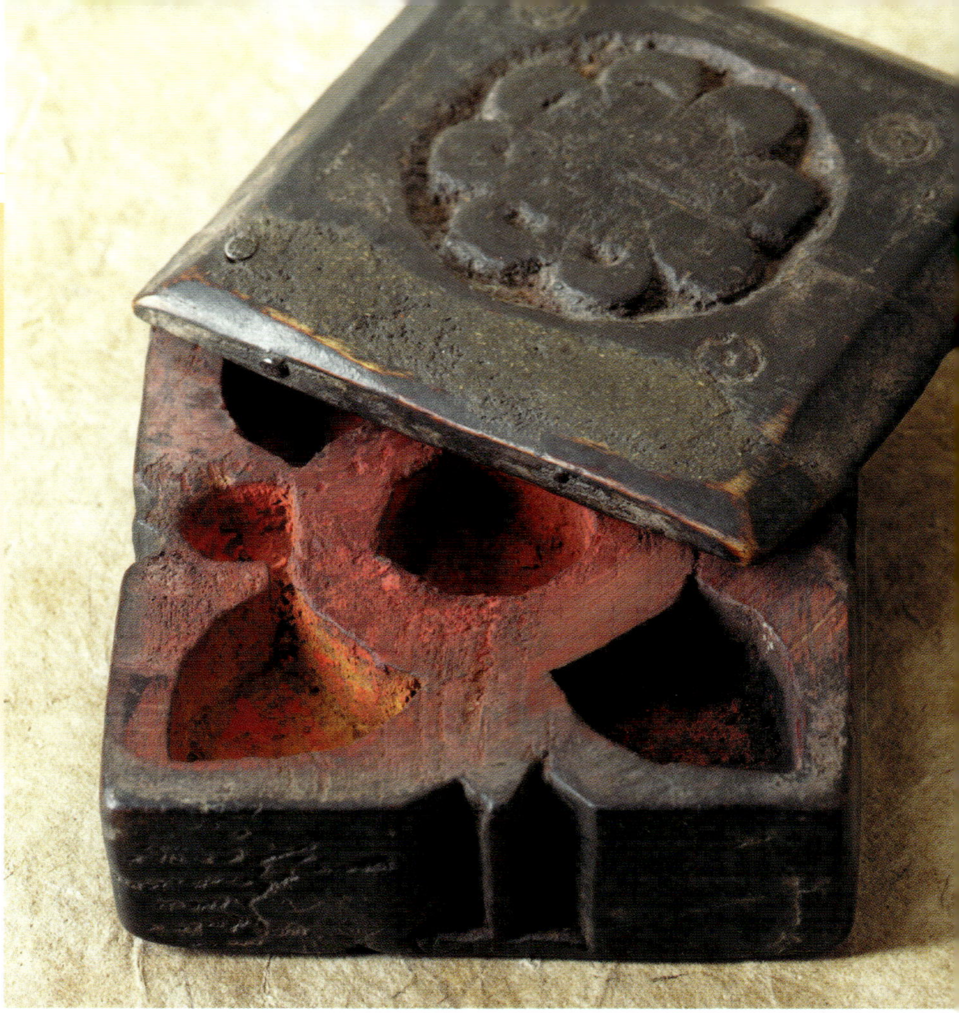

Méli-mélo

Lustrez vos cheveux

Objet de toutes les attentions, les cheveux des femmes, souvent tressés, sont ornés de couronnes de jasmin, qui diffuse son pouvoir odorant jusqu'à la naissance des seins. Utilisée après le shampooing et à la place d'un soin, l'huile de coco, appliquée en petite quantité, lisse les écailles, hydrate le cuir chevelu et assure le maintien de la coiffure. Sous nos latitudes, on préférera effectuer le même rituel avec de l'huile de jojoba. Cette dernière, même si elle n'est pas prisée par les Indiennes, se révèle moins grasse, et donc plus facile d'application. Surtout, elle possède des molécules similaires à celles du sébum des cheveux et est en parfaite affinité avec celui-ci.

Le tika : POINT FORT DU MAQUILLAGE

Le tika, ou troisième œil, orne le front de la majorité des Indiens, hommes ou femmes, selon les régions. Pâte de bois de santal réduit en cendres, auquel on a ajouté un corps gras, il se décline dans toutes les couleurs, sous forme de barres verticales ou de petits points. Les femmes mariées choisissent de préférence la couleur rouge pour signifier leur statut. Elles en achètent également prêts à poser, strassés, brodés ou perlés. Ces derniers se nomment *bindi*. Vous en trouverez dans tous les quartiers indiens et aux expositions consacrées à l'Inde dans les grands magasins. Même si les hommes partagent le même patrimoine, chaque individu est unique. Les hindous considèrent que chacun a sa propre constitution interne et externe, ainsi qu'une idée personnelle de la spiritualité. Ceci à cause de la façon dont s'harmonisent les cinq éléments dans le corps.

Parfumez votre intérieur à l'odeur du sacré

Tout comme les couleurs, l'Inde fourmille d'odeurs : épices, saris, nourriture étalée sous le soleil, huile de coco... À ces odeurs profanes se mêlent quelques notes sacrées de myrrhe, de santal, de rose, de résineux. C'est ce délire olfactif qui évoque réellement le pays. Faites-vous des petits berlingots d'odeurs à disposer dans tout l'appartement. Remplissez des petits sacs de soie sauvage de la garniture suivante : pétales de roses séchées mêlés à un peu d'encens de bois de santal broyé et des graines de cardamome réduites en poudre. Le tout embaumera l'environnement pour votre plus grand plaisir olfactif.

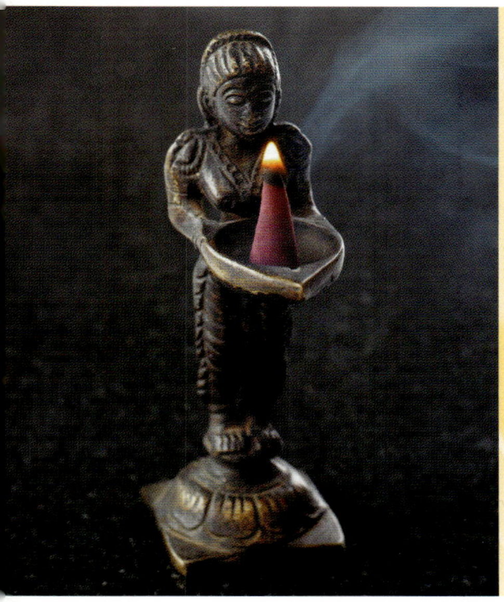

Massez dans le bon sens

Passer de l'huile tiède sur sa peau, c'est un moyen de pacifier et de neutraliser l'anxiété en se faisant un corps de satin. Initiez-vous à la technique : mains à plat sur l'abdomen, travaillez dans le sens des aiguilles d'une montre. Vous serez vite apaisée tout en gardant une attitude dynamique. Le sens de la vie, quoi !

Jouez les déesses

Les Indiennes se maquillent tous les jours, divinement. À l'image des fiancées de Krishna, elles optent pour la théâtralisation érotique de leur visage. Pour une interprétation personnelle, soulignez vos sourcils en les prolongeant vers les tempes, puis lustrez-les à l'huile sèche. Tapissez ensuite vos paupières d'une belle nuance brune ou améthyste. Le khôl, ou *kajal*, se pose au ras des cils inférieurs et supérieurs. Il fait le regard mouillé, moelleux. Le rouge à lèvres est impérativement myrtille, prune ou grenat, pour une bouche présente et sensuelle.

Purifiez votre organisme

Masques de kaolin, enveloppements d'herbes médicinales associés à des frictions : tous les soins visent à détoxiquer l'organisme en provoquant un effet de sudation. Ils plongent l'esprit dans un état second, un peu comme une fièvre salvatrice... Pour les hindous, la beauté vient aussi de l'intérieur. Du coup, pour purifier l'organisme, ils privilégient l'absorption d'infusions de citronnelle ou de gingembre qui, en augmentant la température du corps, accélèrent le métabolisme et favorisent la digestion. Autre « truc », ultrasimple : boire de l'eau chaude, jamais froide. À la température interne du corps, celle-ci ne heurte pas le bon fonctionnement des organes et assure une sorte de petit lavement quotidien. Dans le même ordre d'idées, histoire de ne pas laisser les toxines s'accumuler à la surface des muqueuses, les hindous se brossent la langue tous les jours. Un geste un peu surprenant, certes, mais hautement recommandé pour une hygiène irréprochable.

Baignez en eaux parfumées

La toilette est vécue comme une parenthèse nécessaire pour se retrouver et toujours... se purifier. Héritage du passé, lorsque la *maharani* consacrait deux heures à son bain. On prépare encore aujourd'hui aux futures épouses des bains remplis d'eau parfumée aux pétales de roses, agrémentés d'huile de noix de coco. Les Indiens pensent que les fleurs les relient au monde spirituel et représentent une sorte de purge contre les impuretés. Pas étonnant qu'ils privilégient la reine des fleurs, pour sa beauté bien sûr, mais aussi pour son action astringente et rajeunissante sur la peau. À essayer absolument.

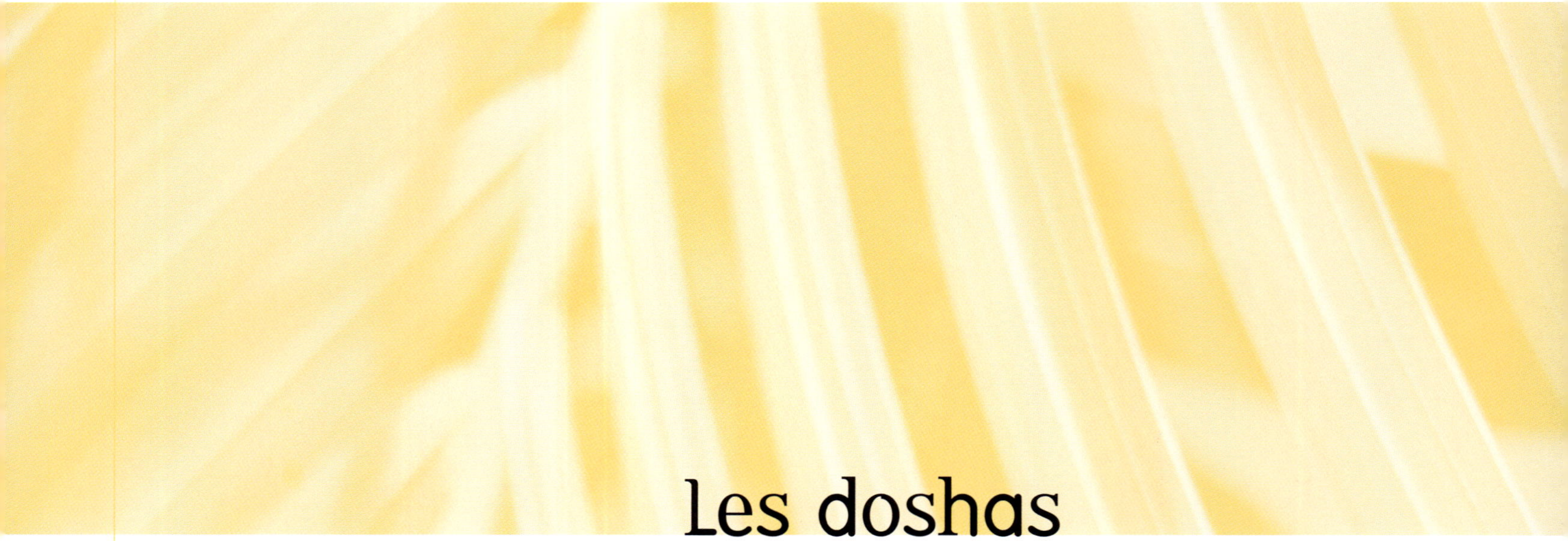

Les doshas

Kapha : TERRIEN

Le type *kapha* est plus souvent associé au masculin qu'au féminin. Bien charpenté, les pieds sur terre, il a pourtant tendance à développer une surcharge pondérale ainsi qu'un excès de sébum. Il purifie son épiderme grâce à l'*ubatana*, un soin lavant quotidien du visage et du corps préparé le jour même. Pour le fabriquer, mélangez du miel, de la farine de maïs et 2 yaourts jusqu'à obtenir une texture onctueuse. Mouillez le tout avec une infusion de tilleul et de sauge, et ajoutez le jus de 1 gros citron. Enduisez-vous ensuite le corps et le visage de la mixture, puis imprimez de petits mouvements circulaires avec les doigts. Lorsqu'elle aura agi, éliminez l'excédent avec de l'eau.

Vata : GRAND SENSIBLE

Si vous êtes de type *vata*, votre personnalité aérienne, votre sensibilité à fleur de peau se lisent sur votre visage, avec sécheresse cutanée et petites rougeurs à la clé. Pour les diminuer, les Indiennes coupent du persil frais qu'elles mélangent à 3 cuillerées à soupe de yaourt et à 2 gouttes d'huile essentielle de camomille. Elles laissent agir 10 minutes, puis enlèvent le résidu avec une lotion d'eau de petits boutons de roses.

Pitta : LE FEU SACRÉ

Le sujet de type *pitta* brûle de tout savoir de la vie et capte son entourage par son regard de braise. Il doit néanmoins calmer de temps en temps ses ardeurs sous peine de surmenage. Histoire d'apprivoiser votre épiderme, vaporisez un peu d'eau minérale. Préparez ensuite une mixture onctueuse en mélangeant au mixeur 2 pots de yaourt, 1 cuillerée à soupe de germe de blé moulu ou de farine de son avec 1 pincée de sucre, 1 filet d'huile de coco et 5 gouttes d'huile essentielle de camomille. Laissez agir 15 minutes sur votre visage, puis rincez à l'eau tiède.

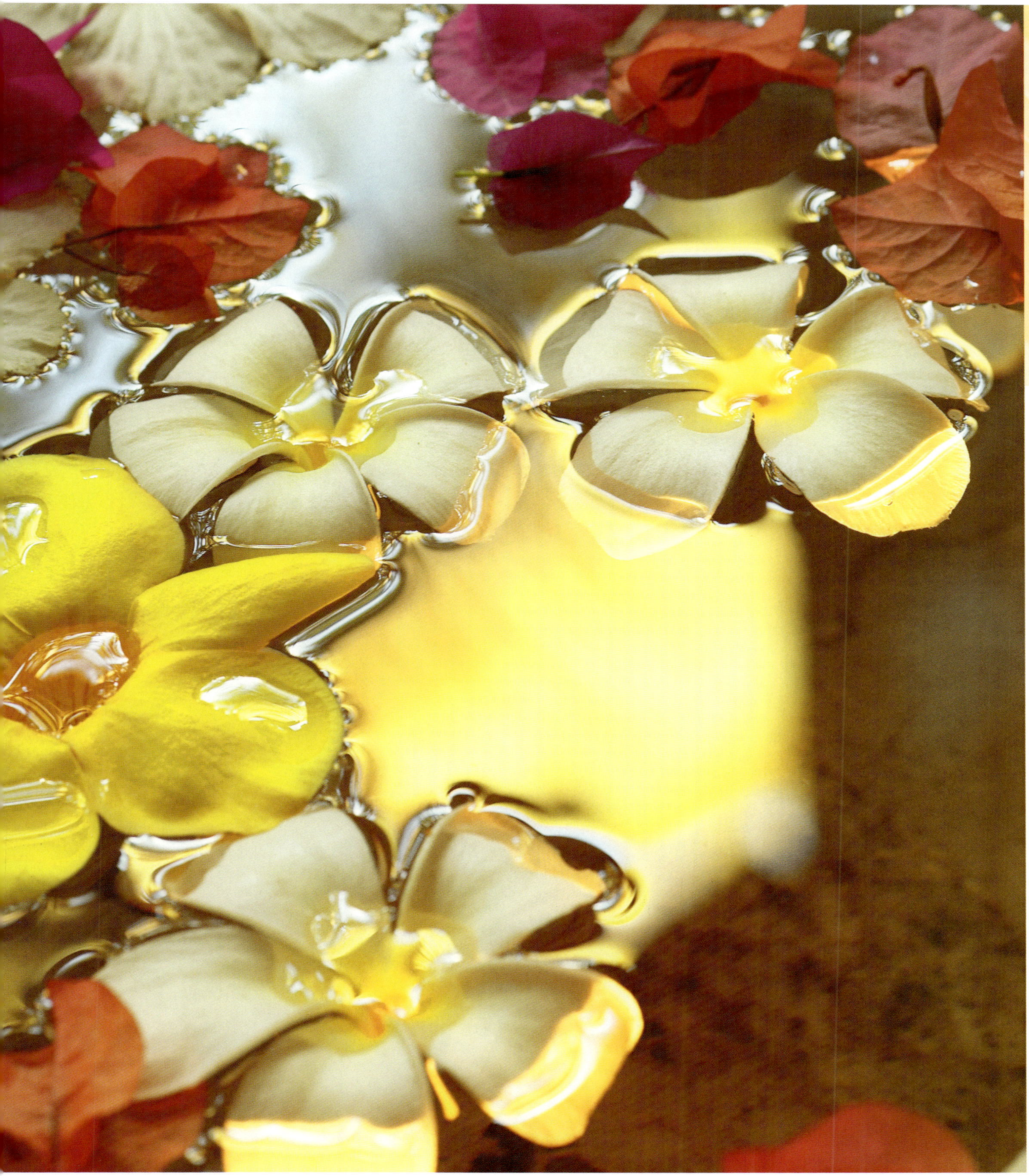

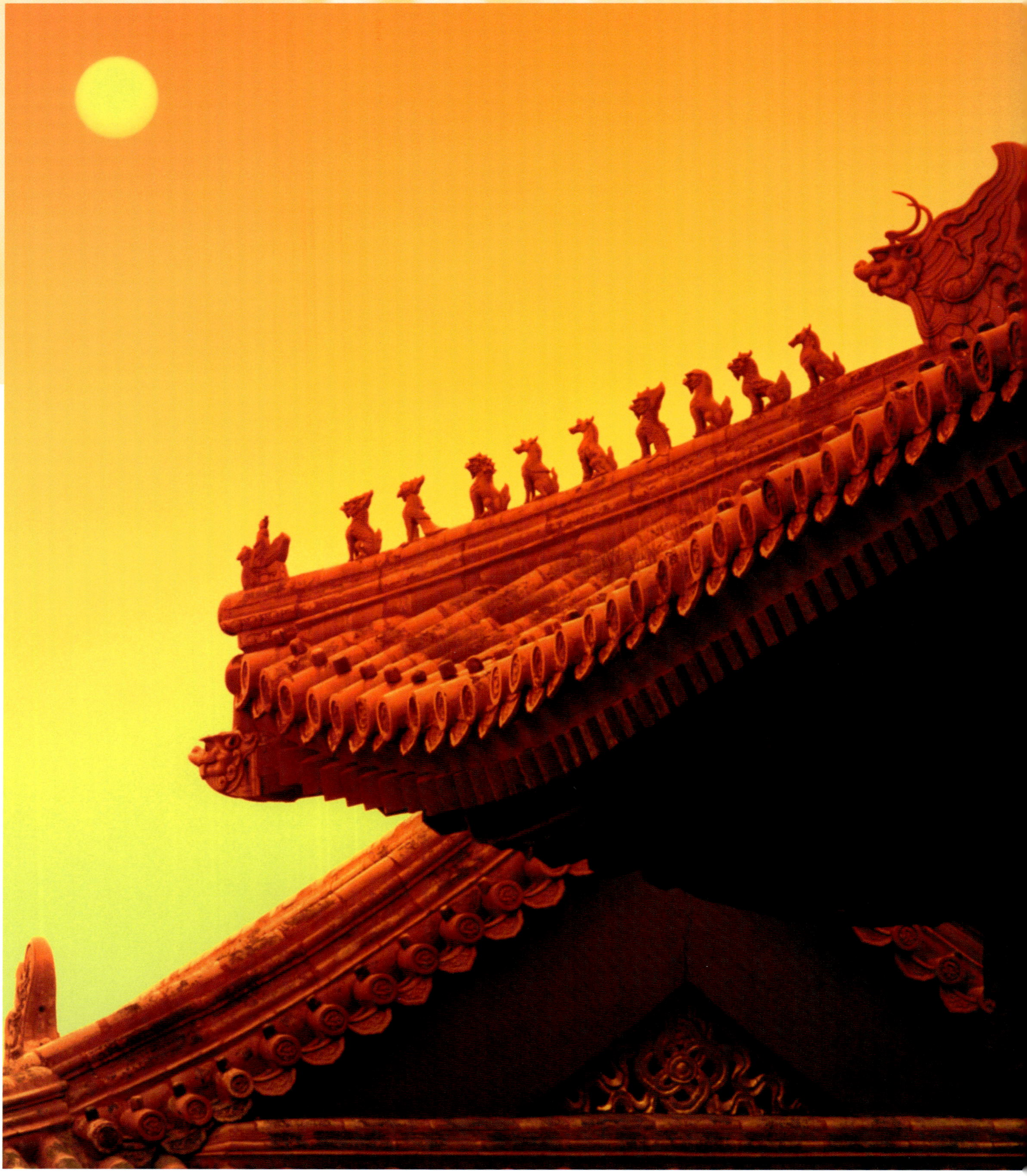

Chine

L'EMPIRE DU BIEN-ÊTRE

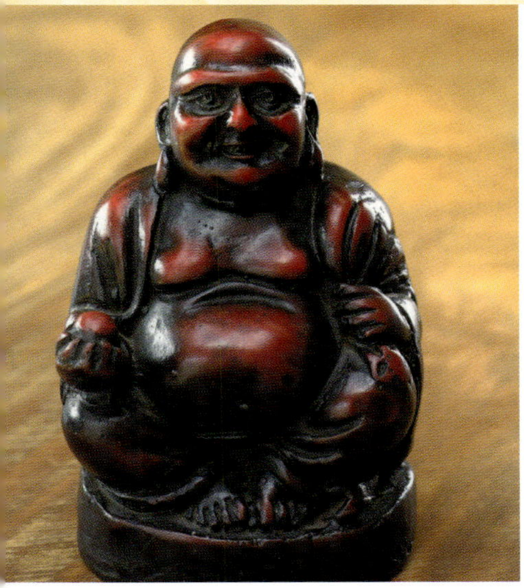

La beauté chinoise, millénaire, trouve ses racines dans les influences taoïstes, bouddhistes, puis confucianistes. Plus que partout ailleurs, l'esprit et le corps sont étroitement liés et de même nature. Il faut donc préserver son apparence au même titre que son mental. Les fondateurs de cette médecine du bien-être, comme Houang Ti – que l'on nommait le « souverain jaune » –, imaginent toutes sortes d'exercices physiques et de principes diététiques, sortes « d'élixirs d'immortalité », pour que les hommes mènent une longue vie.

Le corps humain représente un microcosme, une métaphore de l'univers tout entier. Il est doté de pouvoirs merveilleux et c'est sa métamorphose, et non celle de l'âme, qui donne accès à l'immortalité.

Selon le taoïsme, l'énergie qui circule dans le cosmos et dans l'homme est appelée souffle vital ou *qi*. Sans cesse en mouvement, elle purifie, conserve et augmente la puissance du corps et de l'esprit. C'est ce souffle que l'on cherche à maîtriser par le biais de techniques de respiration et de massage.

Une autre maîtrise du corps, presque de l'ordre de la mutilation, est la pratique étrange du pied bandé pour les femmes, appliquée dès le Vᵉ siècle et jusqu'à la révolution culturelle. La voûte plantaire atrophiée, la femme chinoise doit s'adapter à un nouvel équilibre. Elle sautille plutôt qu'elle ne marche, ce qui entraîne un basculement de la hanche hautement érotique. Considérés comme des lotus d'or par les poètes, ces petits pieds « sublimés » sont en adéquation avec l'idéal chinois. C'est un moyen pour la femme d'établir un contact privilégié et aérien avec le sol et la nature.

Les concubines élégantes se maquillent aussi avec de la poudre de riz, se laquent les ongles et les dents de noir pour mieux faire ressortir la pâleur du teint.

La pharmacopée chinoise vise à rétablir la bonne circulation des énergies yin (féminin) et yang (masculin), deux vertus complémentaires et nécessaires à la perfection. Elle se rétablit sous l'action d'ingestions, de fumigations ou de bains de plantes.

Enfin, les Chinois apprécient la nature exubérante et ses couleurs changeantes tout au long de l'année. Ainsi, dans les jardins du plaisir harmonieux situés dans toute la Chine, on retrouve les symboles taoïstes et confucéens, entre bambous jaillissants, montagnes et fleurs. Il est dit que pour trouver la beauté intérieure il faut déposer dans ces lieux un petit sachet de thé au cœur d'une fleur de lotus. On le recueillera le lendemain, lorsque celui-ci se sera imprégné du parfum suave des lichens, puis on le dégustera…

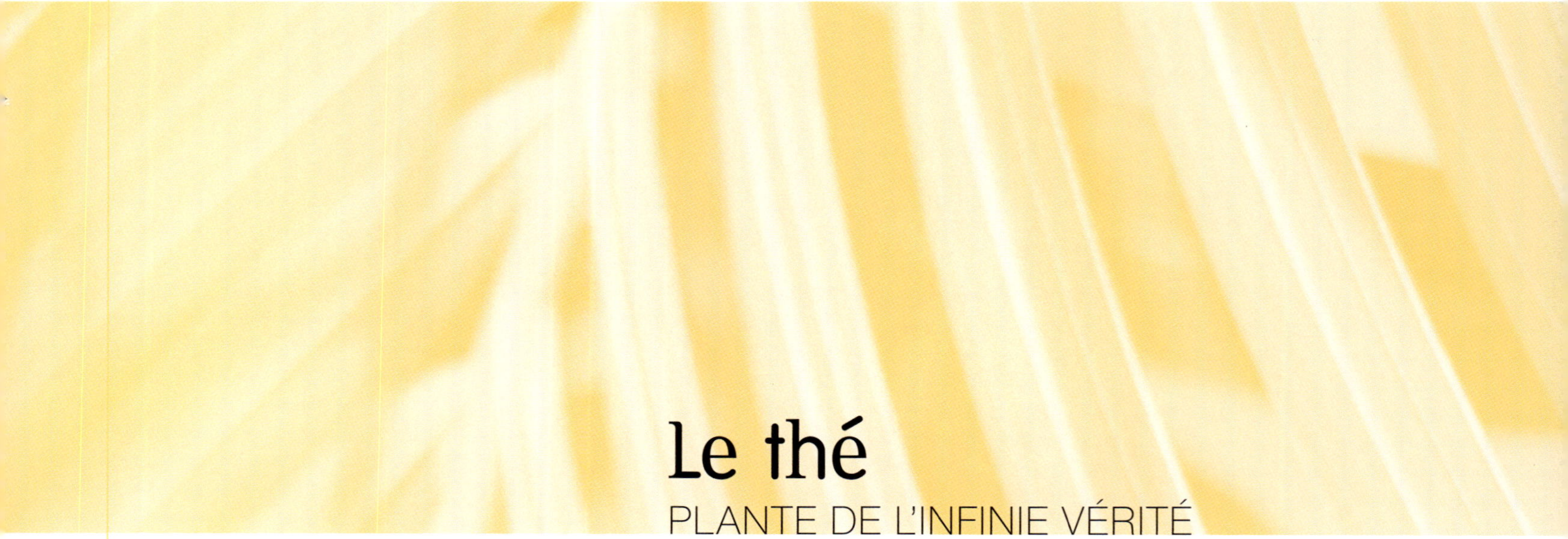

Le thé

PLANTE DE L'INFINIE VÉRITÉ

Lorsque Mao Tsé-toung interdit les maisons de thé, il s'attaqua au patrimoine culturel de la Chine ancienne. Pour le Grand Timonier, boire du thé était synonyme de perte de temps, d'improductivité, d'oisiveté, parce que cela incarnait l'idéal taoïste de communion avec la nature, de plaisir, de liberté.

Emblématique de l'Asie, le théier appartient à la famille du camélia. Il possède de belles feuilles vertes ainsi que des petites fleurs blanches et parfumées. Comme le vin, c'est en fonction de la qualité du terrain et du climat qu'il révèle sa personnalité. Oolong, Souchong ou Yin zhen, chaque variété impose son bouquet d'arômes végétaux plus ou moins nuancés d'amertume.

Outre le plaisir du palais, boire du thé favorise un bon métabolisme. Riche en tannins et en polyphénols, des molécules antioxydantes qui luttent contre les radicaux libres, il veille à préserver la jeunesse. Ainsi l'absorption régulière agit comme un véritable élixir de beauté. Ajoutez à cela des vitamines B1, B2, des oligo-éléments (phosphore, manganèse, potassium, fluor, cuivre) : cette association agit directement sur le système immunitaire, sanguin, nerveux et digestif.

Les Chinoises, initiées aux jeux de la coquetterie, humectaient également leur épiderme du précieux breuvage.

Ainsi, sous la dynastie Song, le thé blanc, rare et précieux, était cueilli par de jeunes vierges munies de ciseaux d'argent dans les hautes montagnes de la province de Fujian. Le bourgeon, doux comme de la soie, agrémentait l'eau du bain des concubines. Aujourd'hui, la cosmétologie à base de thé vert et de thé blanc a franchi les frontières avec l'essor de lignes de soins antivieillissement et calmants.

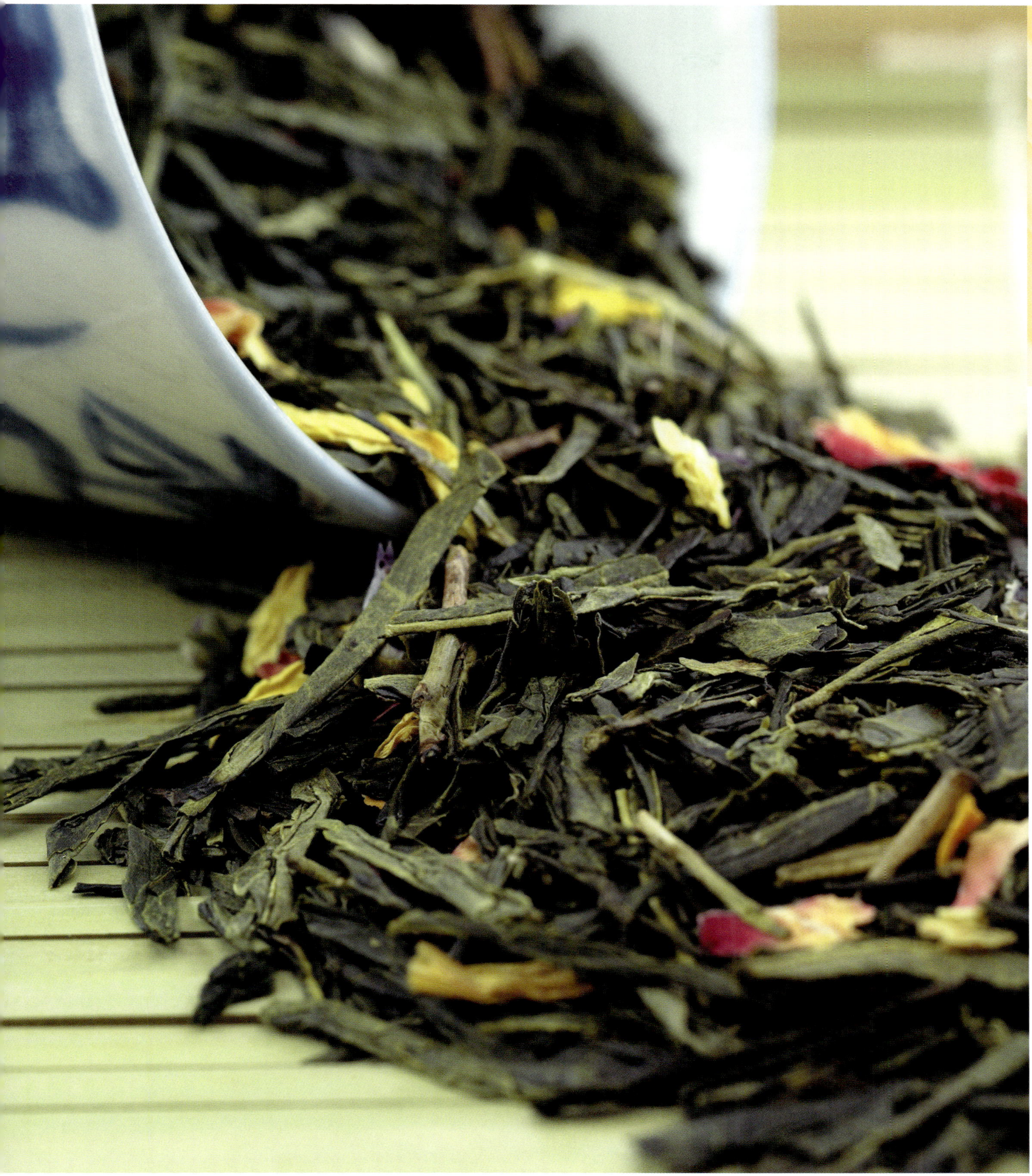

INGRÉDIENTS

Pour le thé

- Une eau claire, non calcaire, à la saveur parfaitement neutre afin de permettre aux tannins de trouver leur point d'équilibre
- 2 cuillerées à café bombées de feuilles entières de thé (type Yunnan tuocha)
- 1 tasse à thé chinoise et son couvercle
- 1 bouilloire

Pour les compresses

- 2 sachets de thé vert

Pour le massage

- Une huile de base de sésame dans laquelle a macéré un dé de gingembre frais
- 1 petit disque de jade, d'agate ou d'améthyste

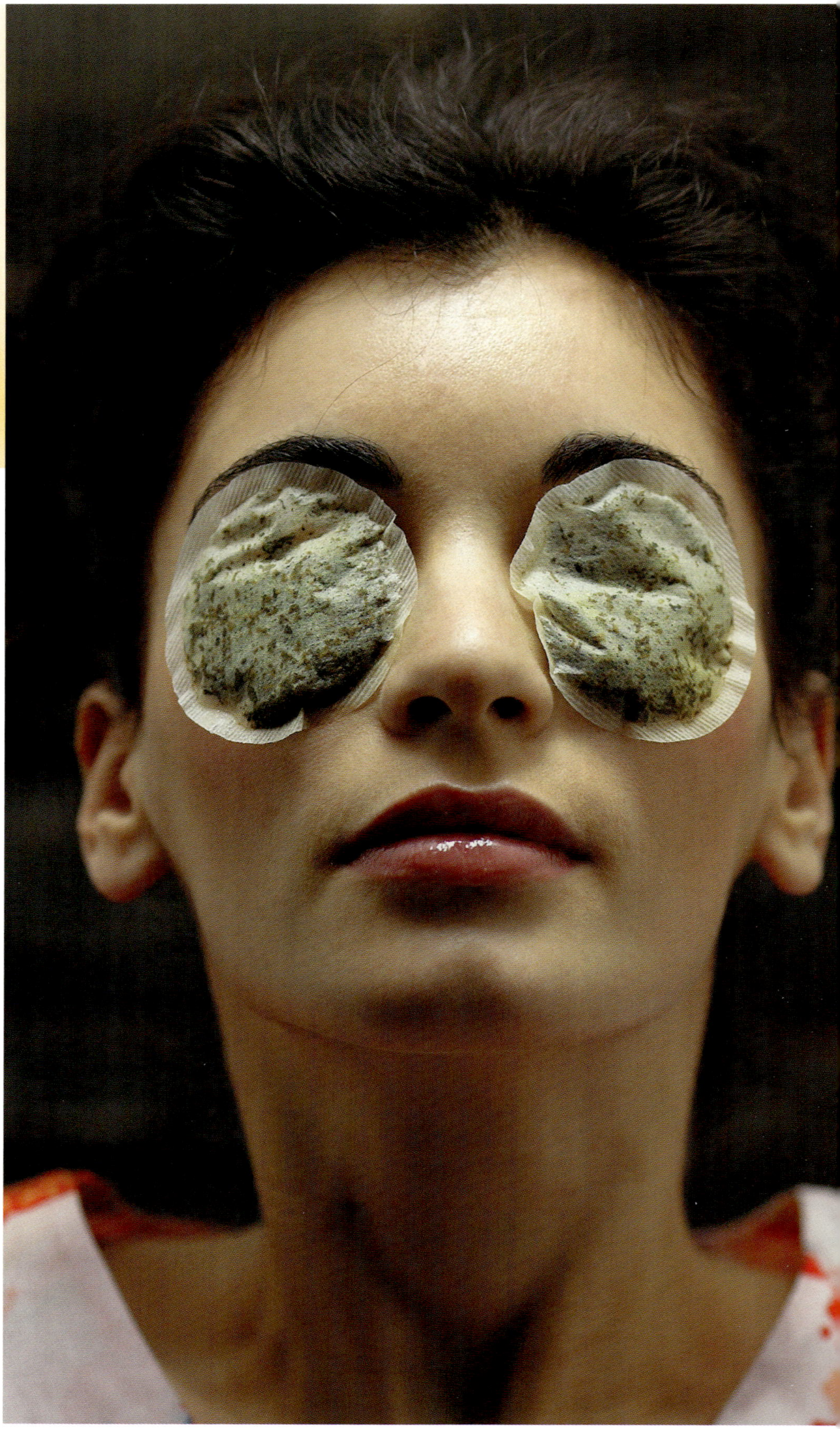

T'quei mien-pou

LA VOIX DE L'HARMONIE UNIVERSELLE

Préparation

Inondez la théière et le récipient d'eau brûlante pour provoquer de la vapeur.

Disposez les feuilles de thé au fond d'une tasse.

Versez l'eau frémissante sur le thé en effectuant un joli mouvement ascendant puis descendant. Répétez l'opération trois fois afin de brasser le mélange et de permettre ainsi aux feuilles de déployer leur saveur.

Recouvrez d'un petit couvercle et laissez infuser 5 minutes (dans la tradition taoïste, le couvercle représente le ciel).

Déroulé

Confortablement installée sur le sol, préparez-vous un thé dans les règles de l'art ! La cérémonie du thé s'impose comme un petit rituel, une communion avec la nature. On chasse les pensées de la journée pour se ressourcer. C'est le moment idéal pour débuter le soin du visage.

Trempez votre pouce droit dans l'huile de sésame au gingembre. Massez-vous le crâne en « poussant » de la glabelle à la fontanelle, en répétant le mouvement 36 fois. Puis avec les deux pouces, divergez vers les bosses frontales et opérez de petits va-et-vient vers les tempes (36 fois chacune). La stimulation de ces points, situés sur le méridien gouverneur, aide au relâchement.

Travaillez ensuite tout le contour des yeux en effectuant un petit mouvement circulaire périphérique lent et léger, à l'aide d'un disque de jade. Terminez en effectuant des petits pincements qui participent à la détente et au raffermissement du visage.

Apaisée, vous pourrez alors appliquer 2 sachets de thé vert tièdes sur vos paupières. Laissez agir 10 minutes. Pour que la détente soit totale, appliquez un tout petit peu de crème hydratante sur l'ensemble du visage afin de parachever le soin.

Lors de cette cérémonie, vous avez laissé le thé s'exprimer…

Cette introduction vise à une relaxation complète. Le massage du visage effectué avec de l'huile de sésame antioxydante et du gingembre tonifiant vise, lui, à décrisper les traits. Enfin, le roulement du disque de jade et les compresses de thé vont décongestionner les yeux. Le jade, chen yu, *pierre associée au principe yang, est considéré comme apaisant et sert, pour les Chinois, de pont entre le monde physique et le monde spirituel.*

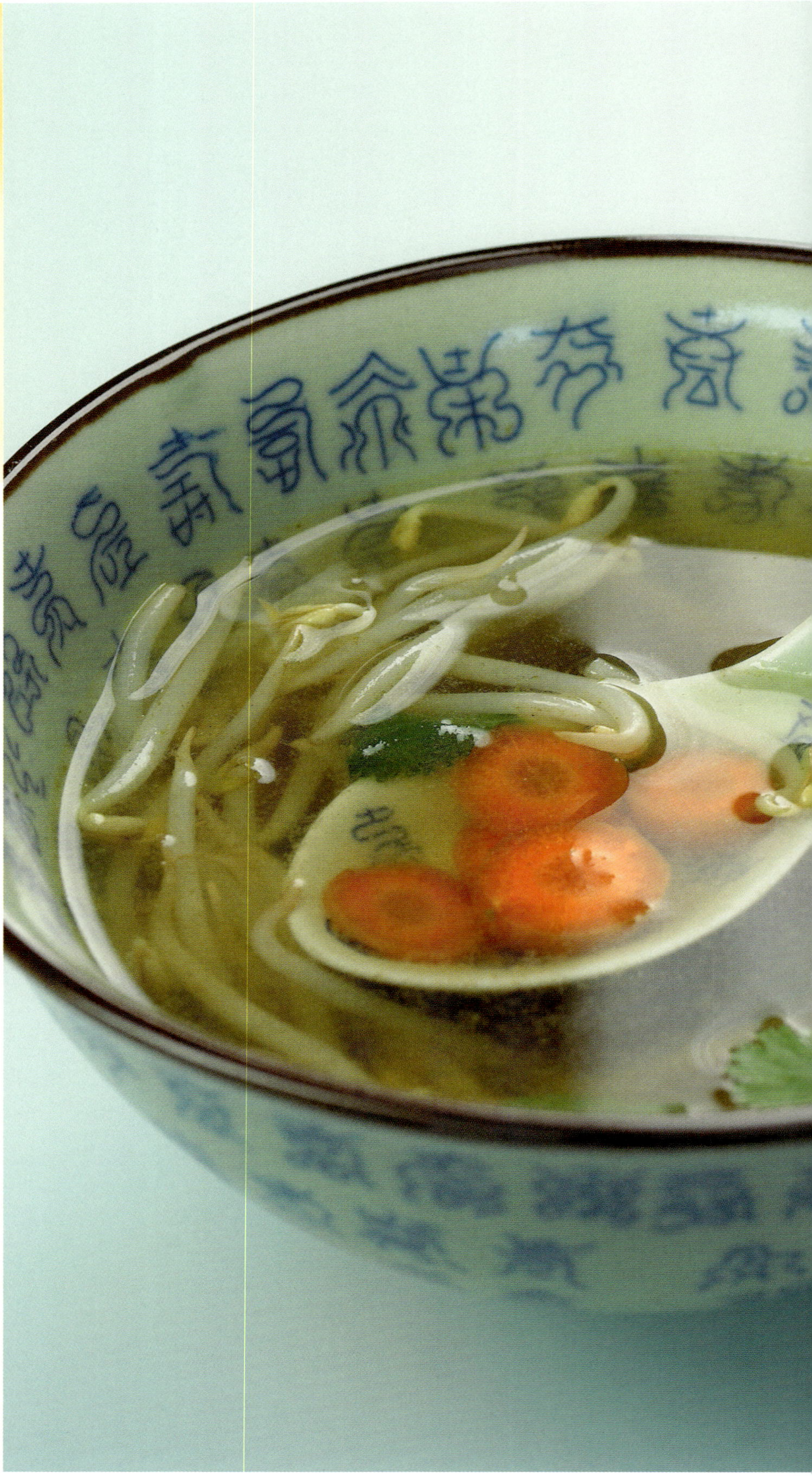

Les potages

BREUVAGES ANTI-ÂGE

La préparation de soupes constitue la forme la plus élaborée de la beauté chinoise. Il existe des centaines de recettes traditionnelles destinées à éclaircir le teint et à favoriser l'élasticité de la peau. Les Chinois partent du principe que chaque plante agit sur un organe précis, comme, par exemple, l'artichaut sur le foie. Il est d'usage de consommer des aliments de saveurs différentes afin de ne pas renforcer un organe au détriment d'un autre. Les soupes jouent donc sur l'association de deux composants de principes contraires. Ainsi, la gentiane amère et la réglisse douce, par leurs actions opposées, élimineraient la chaleur des intestins. Les dattes chinoises, douces, associées aux algues, salées, fortifieraient l'estomac et favoriseraient l'absorption de la nourriture.

Les soupes peuvent aussi reposer sur le mariage des cinq saveurs (amère, acide, douce, piquante, salée), pour recréer la notion d'harmonie universelle et activer la circulation du *qi*, les cinq saveurs ayant chacune une affinité particulière avec la peau.

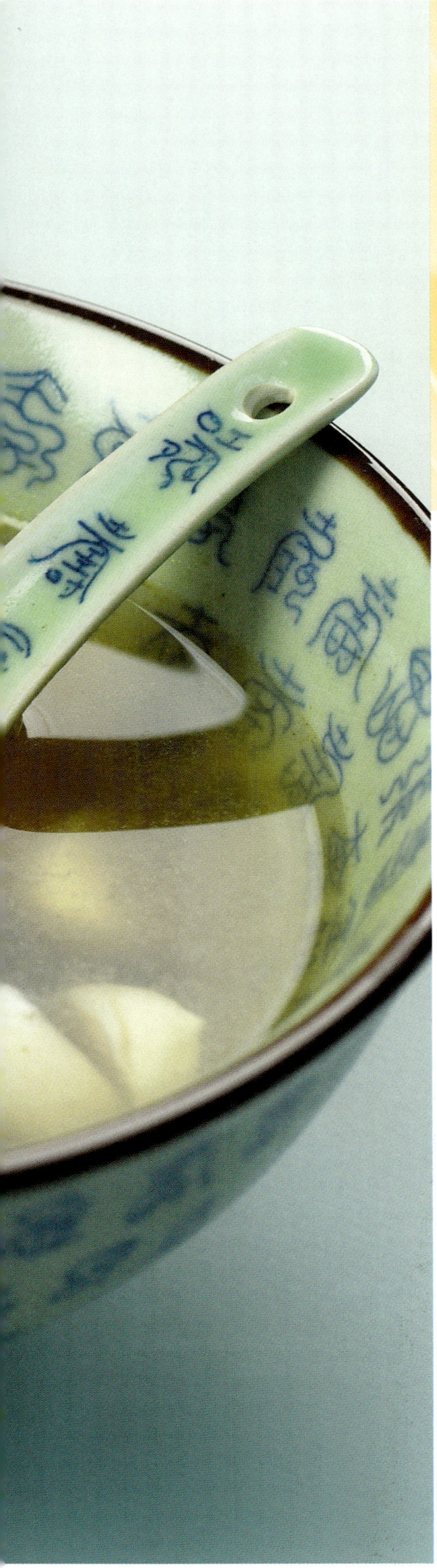

Soupe chinoise aux cinq saveurs

INGRÉDIENTS

- 2 cuillerées à soupe de pousses de soja
- 3 carottes
- 1 gousse d'ail
- 1 bouquet de coriandre
- 150 g de champignons shiitake
- 1 cuillerée à soupe d'huile de sésame
- 0,5 l de bouillon de légumes
- un peu de sauce soja

Déroulé

Mettez les pousses de soja dans une passoire, puis versez dessus 1 litre d'eau bouillante. Égouttez et réservez.

Émincez les carottes en petits dés, hachez la gousse d'ail, effeuillez la moitié du bouquet de coriandre.

Dans une casserole, faites chauffer l'huile et faites-y revenir l'ail et les champignons. Ajoutez les dés de carotte et le bouillon de légumes. Versez les pousses de soja dans la soupe, assaisonnez avec la sauce soja, puis parsemez de coriandre.

L'absorption de ce potage a un impact sur la peau dans le sens où il modifie l'énergie qui circule à travers le corps. Par ailleurs, les aliments nutritifs parviennent jusqu'à l'épiderme via les capillaires sanguins et agissent sur la qualité de la peau. Le shiitake, par exemple, renferme des substances qui peuvent abaisser le taux de cholestérol et stimuler la synthèse de collagène et donc l'élasticité de l'épiderme en révélant un étonnant pouvoir revitalisant et protecteur. Enfin, le soja, riche en isoflavones, a une structure et une action proches des œstrogènes. Il agit sur les désagréments dus aux dérèglements hormonaux.

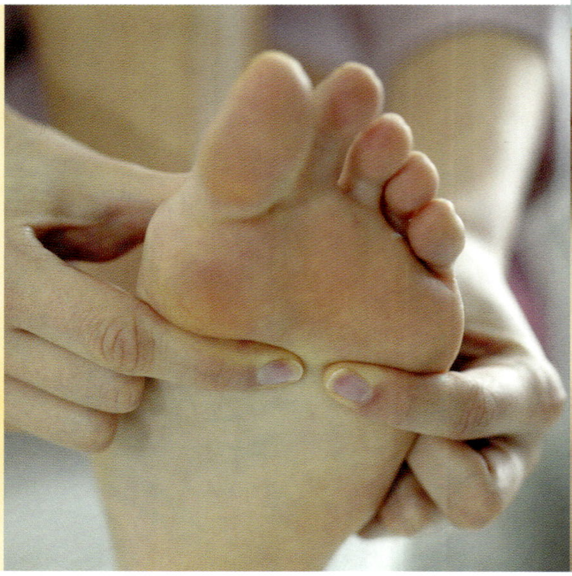

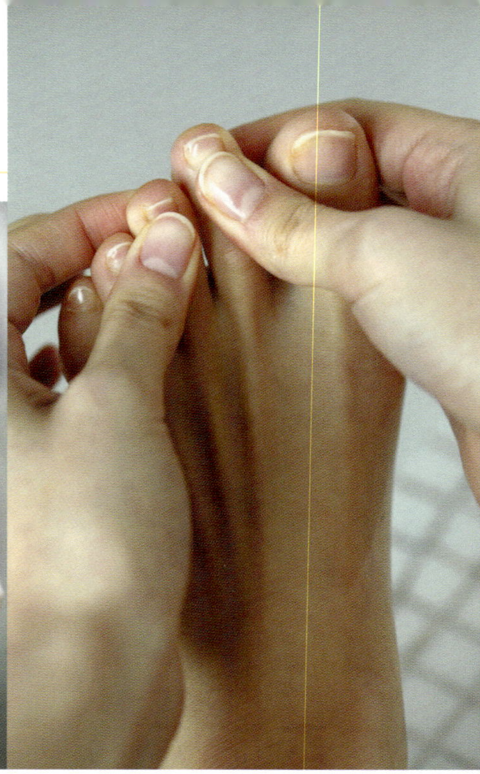

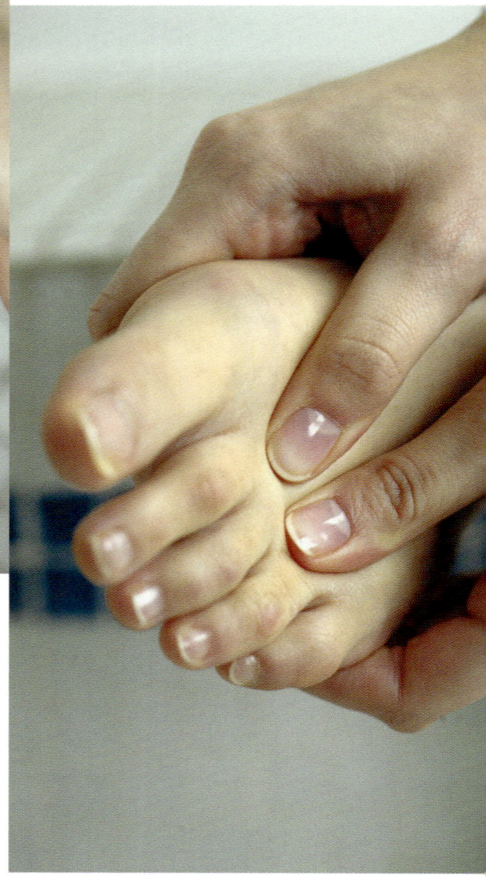

La réflexologie et les soins des pieds

LE RAFFINEMENT ULTIME

En Orient, le pied symbolise la terre et possède une aura spirituelle. Le toucher, c'est atteindre l'âme d'une personne. Le berceau de la réflexologie se trouve dans l'Égypte ancienne, environ 2 500 ans avant Jésus-Christ, mais c'est en Chine qu'elle s'est développée de façon spectaculaire et qu'elle continue à exister, immuable et singulière. Pour s'en rendre compte, il suffit de déambuler dans les ruelles de Shanghai, de Luoyang ou dans les quartiers chinois de Singapour, San Francisco ou Bangkok. Là, ce sont des dizaines de petites échoppes qui témoignent de l'attachement des Chinois à cette méthode qui parle du souci de soi, et qui entend soigner l'homme en stimulant des zones réflexes du pied.

La réflexologie part du principe que l'organisme entier est projeté comme un reflet sur les mains, les oreilles et les pieds. Chaque organe est donc représenté par un point précis appelé zone réflexe, situé sur la voûte plantaire. Lorsqu'un organe fonctionne mal, cette zone devient ultrasensible au toucher. Cette sensibilité, considérée comme une réponse, indique un trouble. En stimulant la zone, le praticien va tenter d'agir sur le problème et de rééquilibrer l'énergie. Il est possible d'effectuer soi-même quelques pressions sur certaines zones réflexes. Un automassage et une mise en beauté restent une parenthèse exquise dans une journée. De plus, dans la culture chinoise, le visage n'est pas seulement l'espace compris entre le menton et le front. Cela va bien au-delà. Prendre soin de ses pieds va décrisper comme par magie les traits du visage, et c'est souvent le corps tout entier qui va se dénouer et retrouver sa sérénité.

INGRÉDIENTS

Pour le gommage

- 3 cuillerées à soupe de yaourt biologique
- 8 gouttes d'huile essentielle de myrrhe
- 4 gouttes d'huile essentielle de mandarine
- 2 cuillerées à soupe de riz réduit en poudre

Pour le massage et les points de réflexologie

- Un filet d'huile de sésame
- 1 oignon
- 5 dés de gingembre frais
- des boules de *chi cong* ou un petit boulier chinois

Pour le bain

- 1 l d'eau
- 5 gouttes d'huile essentielle de mandarine
- 1 poignée de fleurs fraîches

Massage, stimulation et mise en beauté du pied

Préparation

Dans une jatte, battez le yaourt avec l'huile essentielle de myrrhe et de mandarine, puis incorporez le riz moulu. Réservez.

Dans un bol, mélangez l'huile de sésame avec 1/2 oignon haché et 5 dés de gingembre. Laissez macérer une bonne heure.

Dans une bassine, versez 1 litre d'eau et ajoutez le mélange d'huiles essentielles et de riz, puis les fleurs.

Déroulé

Munissez-vous de votre pâte. Refermez vos deux mains sur l'ensemble du pied et effectuez des lissages pour détendre et relaxer la voûte plantaire tout en procédant au gommage. Rincez abondamment.

Avec l'huile, imprimez des mouvements concentriques sur la plante des pieds et sous les orteils afin de rééquilibrer les petits coussinets de graisse qui nous assurent un bon équilibre (exactement comme ceux des chats). Massez chaque orteil séparément. Serrez-les, effectuez des mouvements de haut en bas et tirez dans l'axe. Effectuez ensuite des points de pression soutenue sur les différentes zones réflexes en vous déplaçant progressivement vers le talon. Pratiquez des petites rotations des chevilles dans tous les sens en vous astreignant à 10 mouvements de pointe/flexion pour faire circuler le sang. Vous pouvez également faire rouler sous vos pieds des boules de chi cong. Elles stimuleront les terminaisons nerveuses, accompagnées par le tintement musical qu'elles produisent.

Pour terminer, trempez les pieds dans l'eau de fleurs, puis séchez-les avec précaution.

La stimulation des zones réflexes par le gommage, le massage et les boules de chi cong va faire circuler l'énergie véhiculée par les méridiens, débloquer les tensions et activer la circulation sanguine. L'huile essentielle de mandarine, antiseptique, va assainir la peau. Le fruit tire d'ailleurs son nom du Mandarin. Elle était prisée des hauts dignitaires de l'Empire chinois et offerte en cadeau en signe de respect.

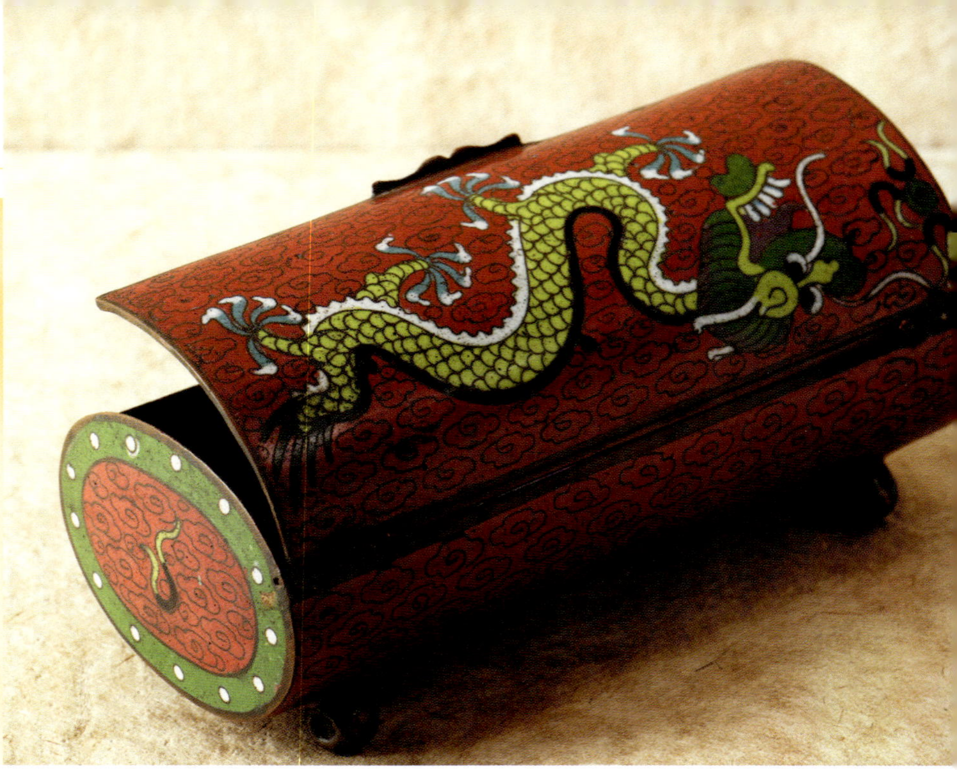

Méli-mélo

La pilule aux cinq parfums

Du temps des concubines, les femmes séduisaient avec le parfum naturel de leur corps. Pour lui apporter un fumet délicat, elles mâchaient, à jeun, des racines, des fleurs et des herbes odoriférantes spécifiques et non toxiques. Pour suivre le principe du taoïsme, elles répétaient l'opération, selon un petit rituel, pendant cinq jours pour parfumer l'haleine, dix jours le corps, vingt-huit jours – la durée du cycle menstruel féminin – les vêtements et couvertures en contact avec leur peau. À ce stade, elles exhalaient une suavité particulière. Le parfum, emprisonné dans les pores de la peau, dégageait lentement sa saveur narcotique pour mieux hypnotiser l'entourage. Vous pouvez vous parfumer « de l'intérieur » en absorbant, sans risque, un peu de poudre d'anis étoilé ou des clous de girofle. À moins que vous ne préfériez vous régaler d'une fleur de lotus ou de gingembre confit.

Bijou de peau

Dans la province du Yunnan, on introduit des petits rouleaux de fleurs de lotus, de jasmin ou de prune séchée dans le lobe percé des oreilles. Tels des bijoux éphémères à la senteur fugace, ils parent les femmes alors que leur odeur s'évanouit et vient se nicher dans le cou de leur hôte.

Bambou bienfaisant

Beauté emblématique de l'empire du Milieu, Yang Guifei avait le goût du bain et des coiffures en pivoine. Femme fatale au destin tragique sous le règne de l'empereur Tang Xuanzong, elle prenait grand soin de prévenir les rougeurs nuisibles à son teint de porcelaine. Pour ce faire, elle se lavait tous les jours le visage avec de l'eau dans laquelle avaient mariné des pousses de bambou.

Sachet de bienfaits aux épices et orchidées

Comme Xishi, beauté légendaire de la Chine ancienne, on peut aussi se déplacer avec des petits sachets odorants, remplis d'épices et de fleurs d'orchidée.
Cette dernière, la reine des plantes odorantes, dont Confucius fit l'éloge de la beauté, ne dévoile son parfum qu'à certaines heures de la journée, et, fait encore plus surprenant, change d'odeur, passant d'une saveur vanillée le matin à des accents de lilas le soir. Musqué ou fleuri, son arôme envoûtant et élégant symbolise la perfection.
Pour emprisonner ses senteurs, il suffit de garnir des coupons de soie avec de la poudre d'encens (de la résine d'oliban) mélangée à des boutons de roses pulvérisés, des orchidées réduites en poudre et du gingembre moulu. Formez une petite bourse et fermez-la à l'aide d'un cordon formant un double nœud. Ce petit berlingot, placé à la ceinture ou glissé près des sous-vêtements, imprégnera votre corps et le guidera dans sa quête de transports amoureux.

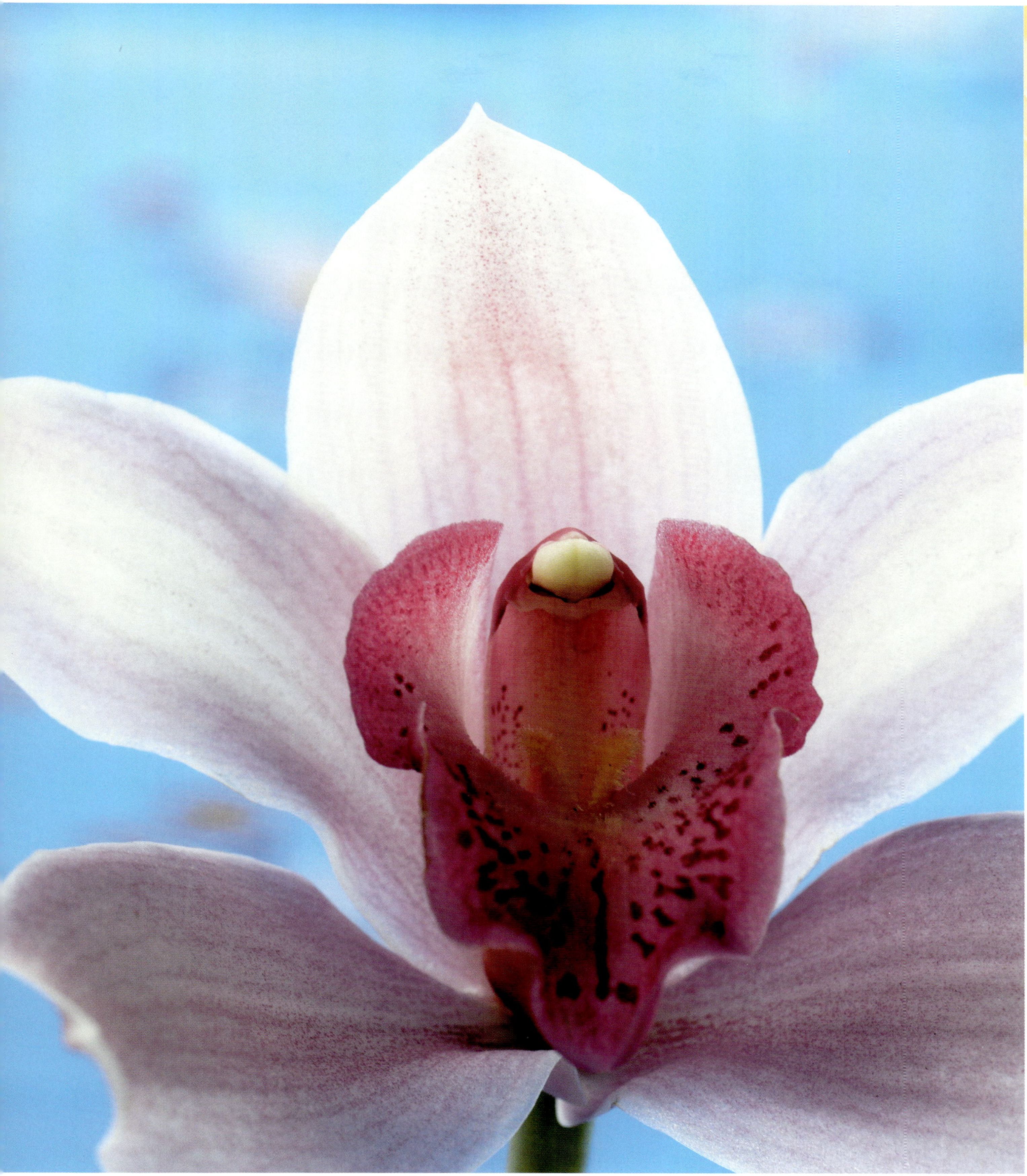

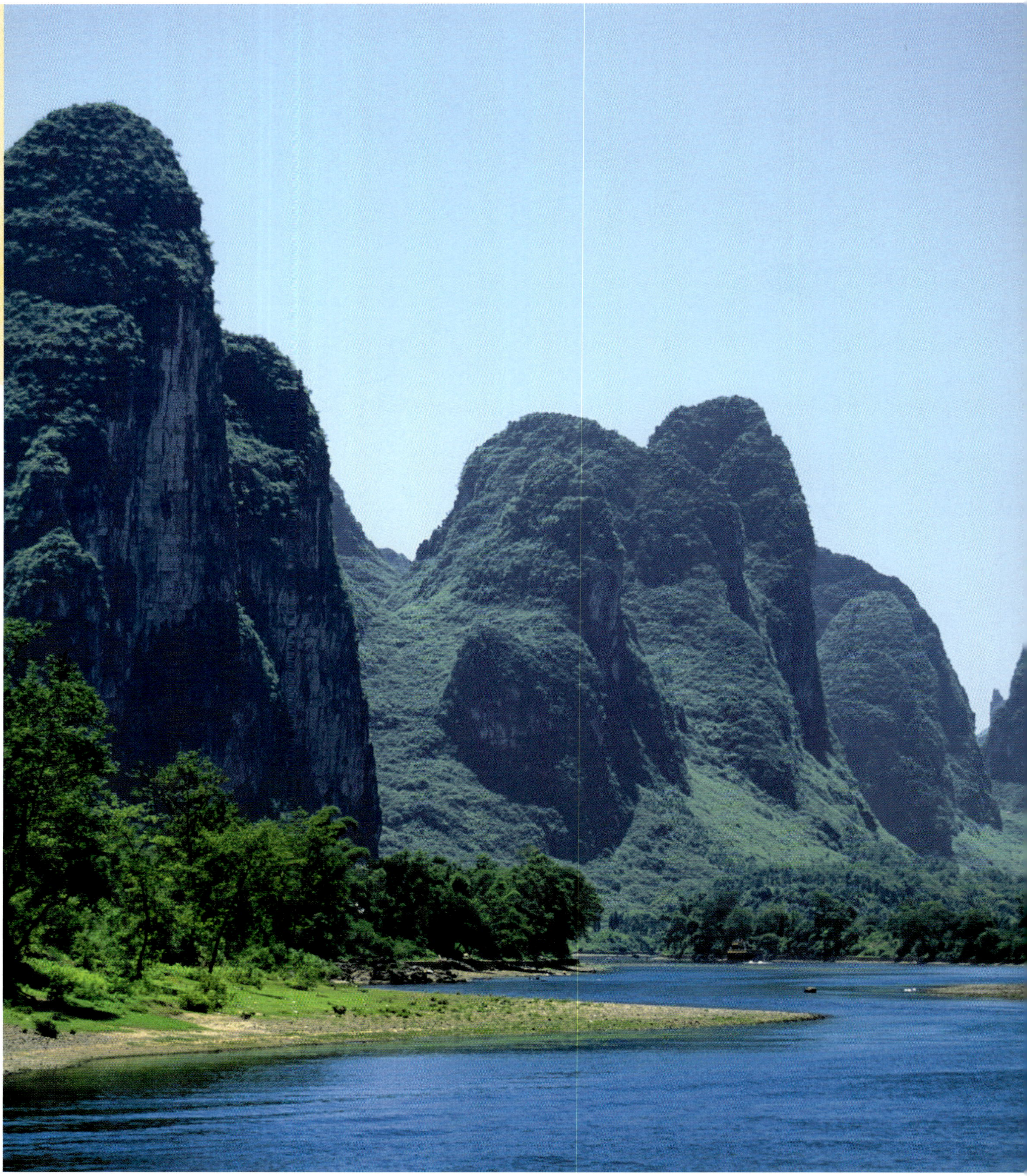

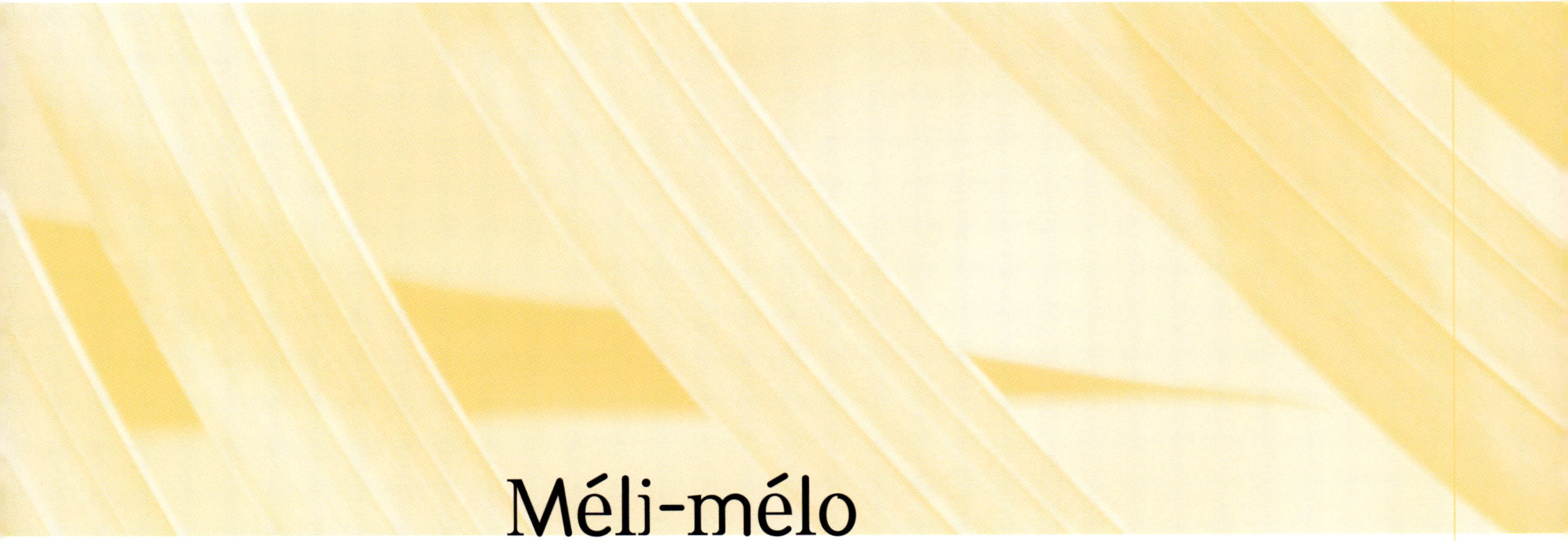

Méli-mélo

Chignon ornemental

La coiffure et l'épilation sont deux éléments fondamentaux du rituel nuptial. La fiancée abandonne sa frange de petite fille au profit d'un front dégagé qui signe sa nouvelle sensualité. Les cheveux, montés en chignon, comme pour évoquer les fleurs sacrées de pivoine et de lotus, sont lustrés d'huile de sésame. Le front et le visage sont parfaitement épilés au fil, une technique rapide de virtuose qui se pratique encore aujourd'hui dans les rues de Beijing.

Rouleaux relaxants

Point d'orgue du bien-être chinois, des petits rouleaux de serviette-éponge délicatement parfumés complètent un soin du visage ou la toilette. Dans un plat, versez 250 millilitres d'eau de fleurs d'oranger et 5 gouttes d'huile essentielle de citronnelle ou de jasmin. Trempez-y vos carrés d'éponge. Après les avoir fermement essorés, placez-les sur le compartiment en osier d'un panier-vapeur. Mettez l'eau de trempage dans le compartiment métallique du bas et laissez bouillir. Vérifiez que la température soit bien chaude, mais pas brûlante. Disposez vos petites serviettes sur le visage, les yeux bien fermés, et laissez le charme opérer. Ce voyage immobile, gorgé de bienfaits, élimine les dernières impuretés ou le surplus de crème, et tonifie l'épiderme.

L'aura du lotus

Belle, légère, la fleur de lotus peuple le monde imaginaire des mariages chinois et annonce sagesse et bonheur dans le couple. Symbole de beauté, sa blancheur immaculée, laiteuse, évoque le lait maternel. Les Chinois s'en servent donc pour nourrir l'épiderme. De ses graines et de son rhizome, ils tirent des actifs comme les osides, de la vitamine C, des flavonoïdes qui, une fois mélangés à une base de glycérine, distilleront de nombreux bienfaits pour la peau. En Europe, ce sont les étamines des fleurs, contenant des composés aromatiques, qui sont utilisés en cosmétologie. Vous pouvez ainsi trouver des huiles végétales enrichies d'extrait de lotus qui adoucissent et décongestionnent l'épiderme, ou des eaux végétales succulentes, au parfum suave et poudré.

Bain porte-bonheur

La veille de leur mariage, les futures épouses chinoises se lavent dans un bain d'infusion de pomélos (pamplemousses). Elles font d'abord bouillir l'écorce d'environ 1 kilogramme de fruits avec un peu de pulpe dans 2 litres d'eau. Puis elles la filtrent et la jettent au dernier moment dans un bain à 32 °C. Le pomélo, censé protéger des maléfices, revitalise le corps, et ses propriétés bactéricides assainissent la peau.

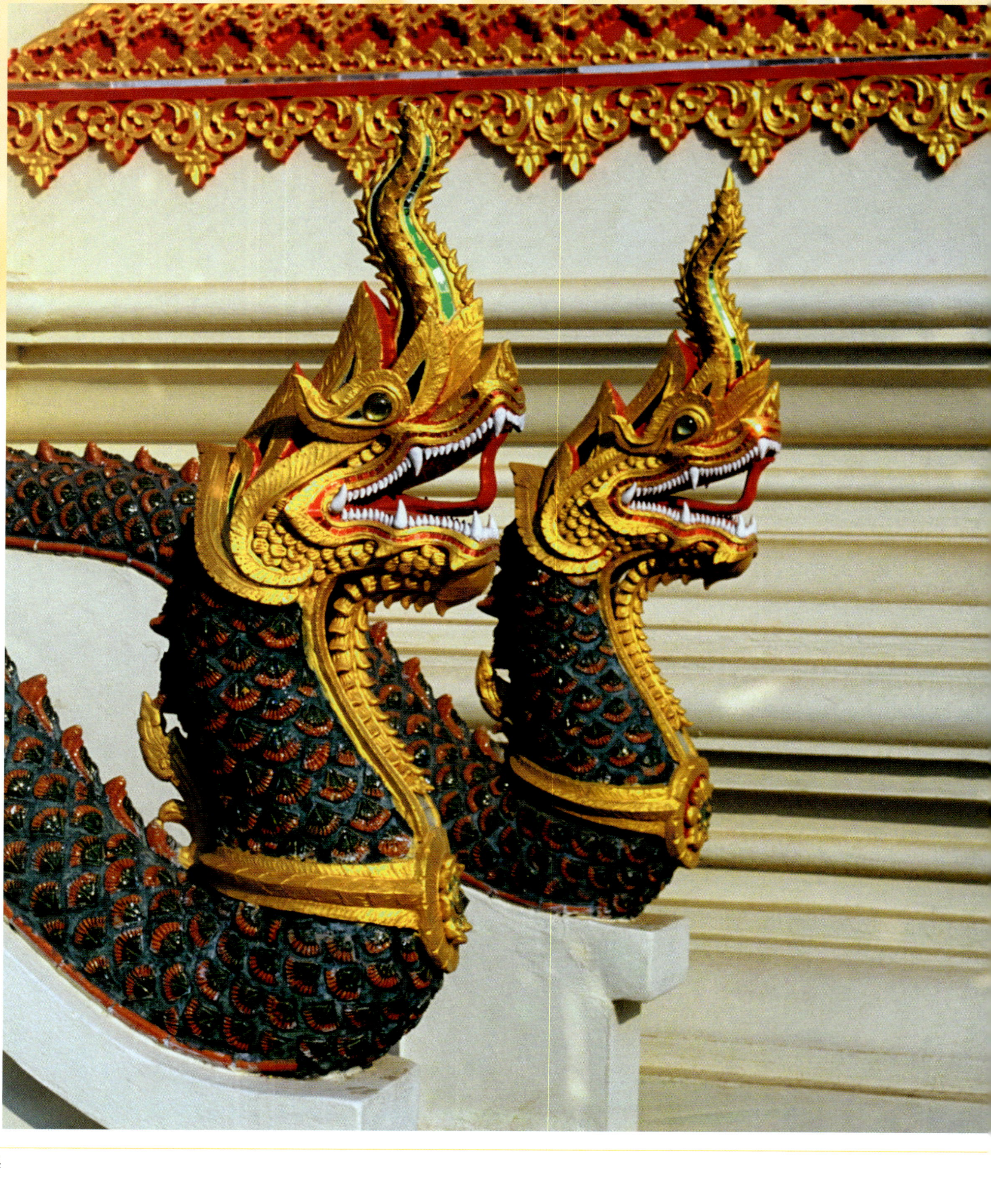

Thaïlande

LE ROYAUME DES SENS

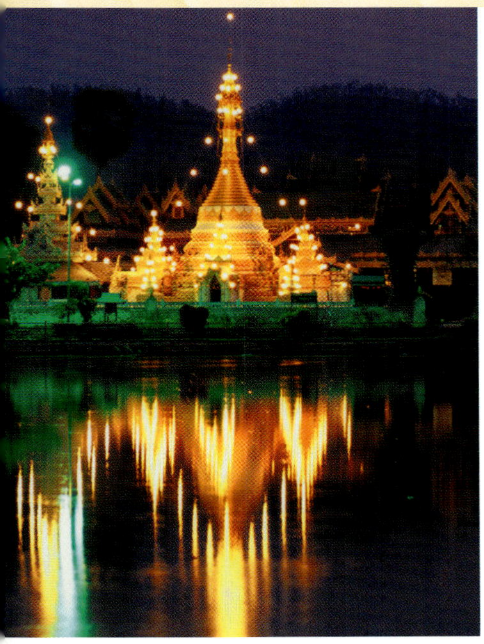

Sawatdii khâa. Bonjour et bienvenue au pays du sourire. À leur façon de superposer les mains sur le cœur pour accueillir un hôte, les Thaïlandais traduisent la grâce et l'élégance de leur patrie. En effet, derrière ce que les Occidentaux prennent pour la simple manifestation d'une hospitalité bienveillante, se cache une pensée millénaire, empreinte de douceur et de sagesse. Sans jamais dissocier nature et religion, les Thaïlandais naissent et grandissent dans un souci constant d'esthétique et de spiritualité, comme si leur paraître et leur paix intérieure devaient se calquer sur le monde qui les entoure. Montagnes finement ciselées, plaines aux rizières d'argent, plages et lagons paradisiaques... Il est vrai que le Créateur a particulièrement été inspiré en façonnant le royaume de Siam. Conscient de ce don du ciel, ce peuple, issu du sud de la Chine et d'obédience bouddhiste, emboîte son pas sur celui de l'univers. Le respect des éléments passe par celui de l'équilibre entre le corps et l'esprit. Étroitement liés, la souffrance du premier résulte d'un dysfonctionnement du second. Fondés sur ce principe, les rituels thaïlandais s'articulent autour de quatre axes :

- Le support nutritionnel ;
- L'usage interne et externe des herbes ;
- Le support spirituel (méditation et principes bouddhistes) ;
- Le massage, pivot du traitement physique.

Vieux de 2 500 ans et hérités de Jivaka Kumar Bhaccha (nommé aussi dans certains textes Shivago Komarpahj, éminent phytothérapeute indien et ami personnel de Bouddha), les secrets de ces fondements ont traversé les siècles. Détenus et transmis oralement par les moines, ils s'appliquent encore dans toutes les classes de la société. Ainsi, rares sont les Thaïlandais qui ne pratiquent pas régulièrement la méditation. Leur nourriture, d'un raffinement extrême, s'élabore en fonction des vertus médicinales des ingrédients. Les maladies bénignes ou le stress se guérissent grâce aux infusions, jus, cataplasmes, bains de vapeur et massages aux herbes.

Autre aspect de l'art de vivre thaïlandais : une quête permanente de perfection esthétique. Traduite à l'échelle sociale par le folklore et l'architecture, elle se sacralise chez les femmes. Dès leur plus jeune âge, elles apprennent à préserver leur capital beauté. Toute disposée à y contribuer, la nature leur offre ses joyaux. Parmi les épices, fruits et plantes dont les Thaïlandaises se servent pour s'embellir, on compte une herbe aux mille vertus : l'incontournable lemon-grass.

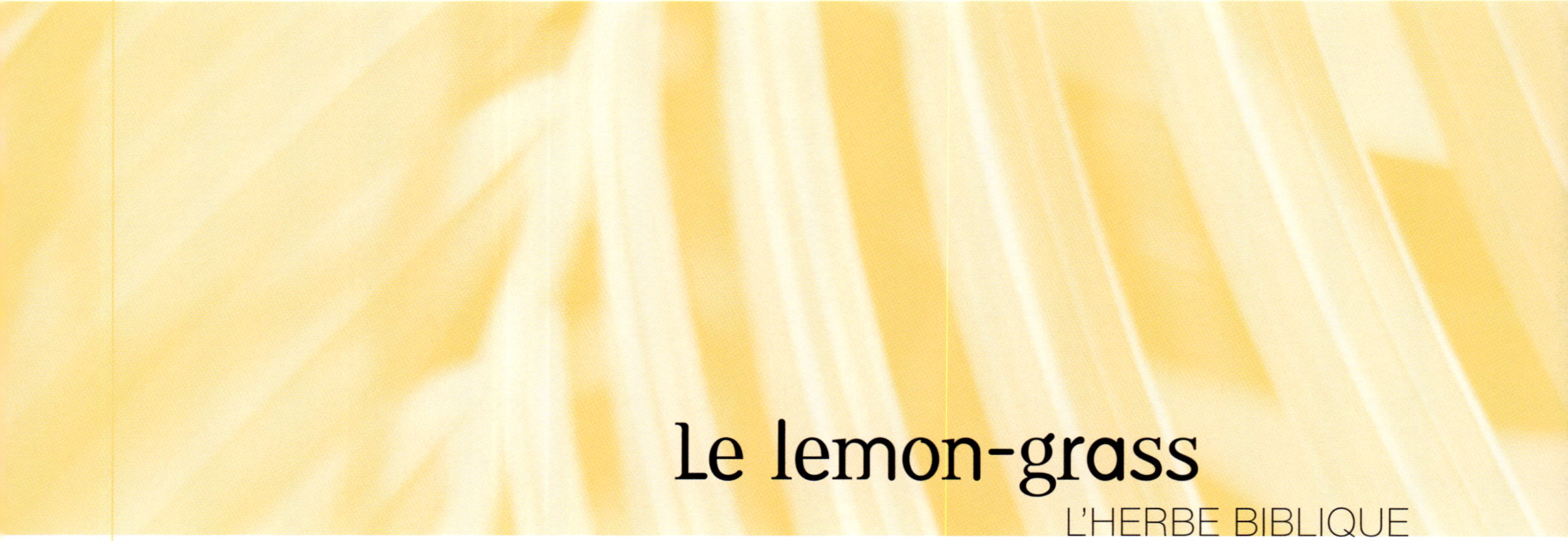

Le lemon-grass

L'HERBE BIBLIQUE

Sédatif, digestif, anti-inflammatoire et antiparasitaire, le lemon-grass se retrouve donc naturellement en tête de liste des ingrédients qui constituent les plus célèbres rituels thaïlandais.

Herbe à citron, citronnelle, verveine des Indes, poudre de sereh, schénanthe, jonc odorant... On ne compte pas les noms de baptême de cette plante millénaire. Cité maintes fois dans l'Ancien Testament et prisé pour ses vertus cosmétiques et médicinales depuis l'Égypte ancienne et l'Antiquité gréco-romaine, le lemon-grass est pourtant présumé d'origine indienne. De culture spontanée, cette herbe, nommée *ta-krai* en thaï, s'est largement répandue dans toutes les régions tropicales. Elle s'est inscrite en Thaïlande dans l'art culinaire, la médecine traditionnelle et les rituels esthétiques.
En effet, d'une odeur et d'un goût voisins de la verveine et du citron, on utilise son bulbe pour parfumer des plats. Infusées, ses feuilles désaltèrent, facilitent la digestion, apaisent les sens et éloignent les moustiques. Finement broyées, elles libèrent une huile essentielle aux multiples fonctions. Grâce à ses principaux constituants – 80 % de citral, linalol, géraniol, myrcène, citronellal –, cette essence provoque une importante vasodilatation. Desquamante à l'état pur, elle est fortement diluée avant ses utilisations topiques. On l'incorpore donc à des huiles végétales avant de pratiquer des soins tels que le massage sur l'abdomen, pour tonifier le système digestif, ou les frictions sur les tempes et les sinus pour soulager migraines et sinusites. Par ailleurs, ses agents purifiants assainissent l'épiderme et se révèlent très efficaces sur des peaux à tendance acnéique. Enfin, diffusée en parfum d'intérieur, elle invite à la relaxation.

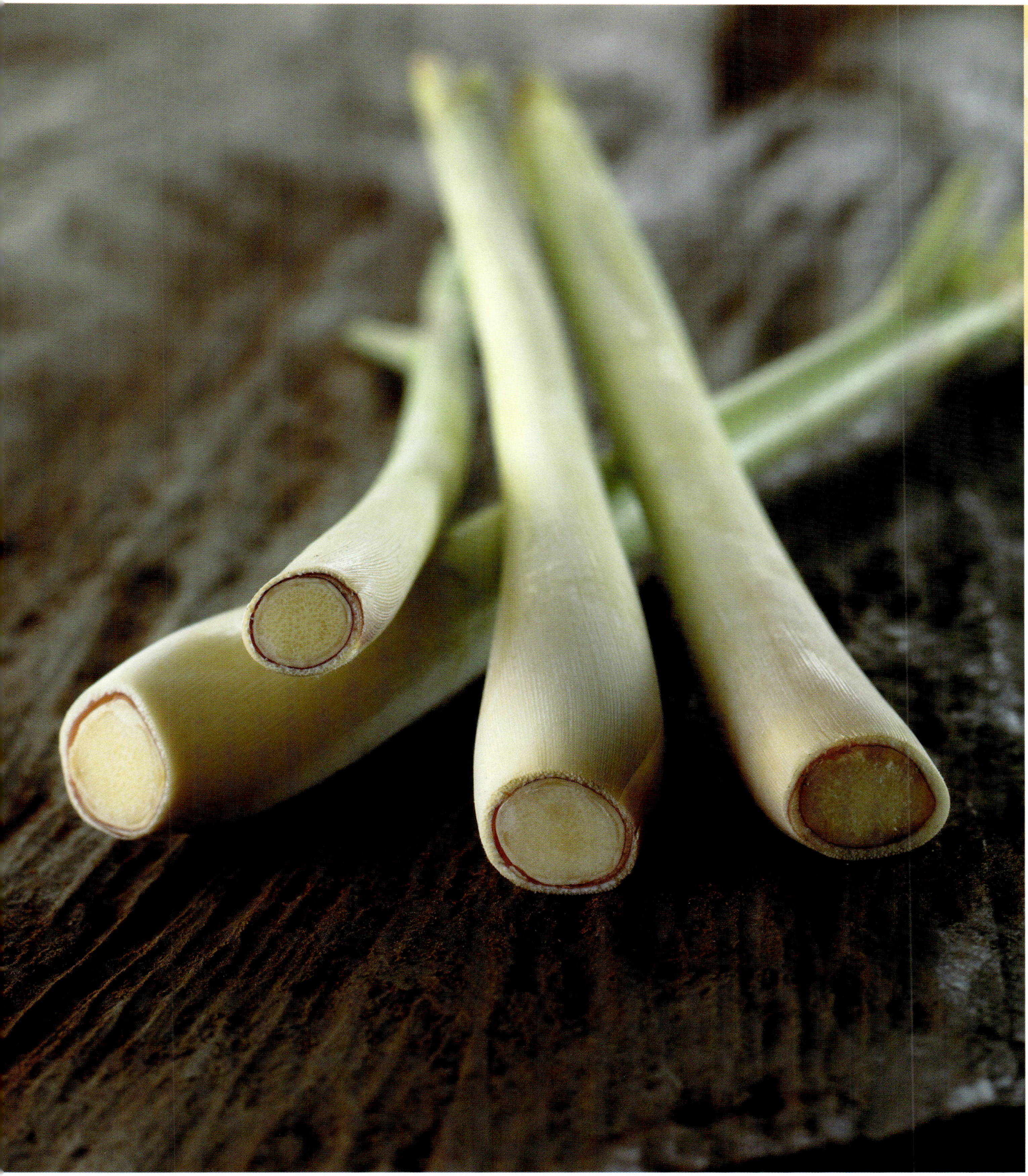

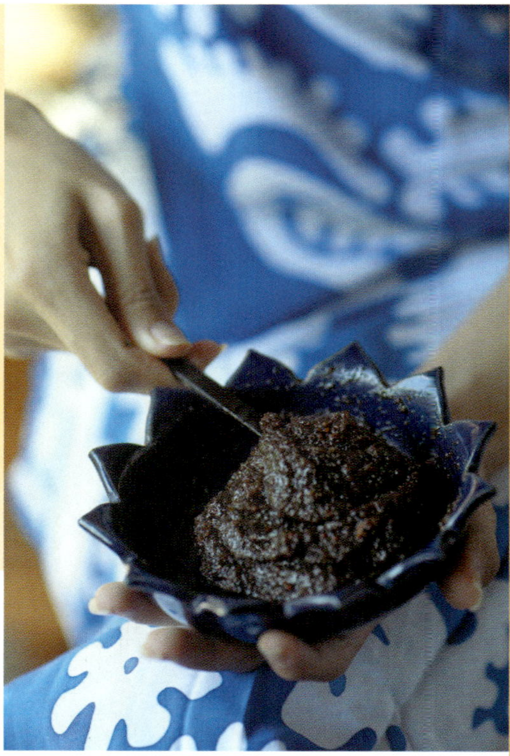

INGRÉDIENTS

Pour le gommage :
- 1 coupelle
- 1/2 verre de graines de sarrasin
- 1/2 verre de graines de sésame
- 4 tiges de lemon-grass
- 1 poignée de fleurs de camomille
- 2 cuillerées à soupe de miel

Pour les tampons :
- 2 pièces de coton d'environ 30 cm²
- 1 marmite
- 1 passoire
- 2 écorces de citron vert
- 4 tiges de lemon-grass
- 2 racines de gingembre
- 2 petits morceaux de camphre
- 2 tamarins frais
- quelques feuilles d'eucalyptus
- 2 petits rhizomes de curcuma

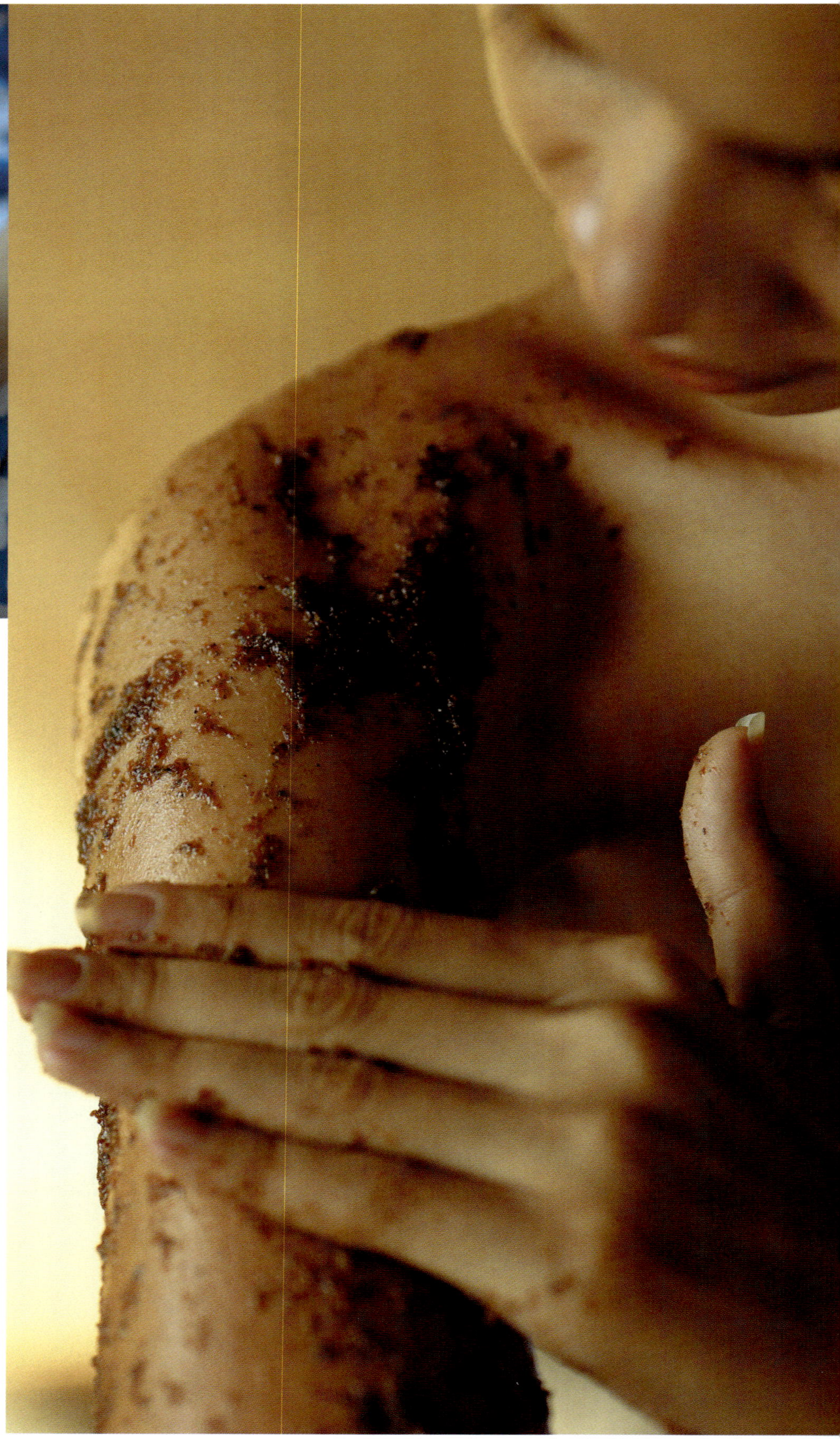

Le gommage aux herbes et le massage aux tampons de Siam

PLAISIR EXTRÊME DU CORPS ET DE L'ESPRIT

Préparation

Le gommage

Mixez les ingrédients végétaux jusqu'à l'obtention d'un hachis compact. À l'aide d'une cuillère, incorporez ensuite le miel à votre préparation.

Les tampons

Remplissez votre marmite d'eau et portez à ébullition. En attendant, hachez finement les ingrédients, puis répartissez la mixture à parts égales dans les carrés de coton. Joignez les coins du tissu et torsadez-les afin d'obtenir deux bourses parfaitement hermétiques. Fermez les manchons avec un bout de ficelle. Placez les tampons dans la passoire au-dessus de la marmite.

Déroulé

Trempez votre main dans la préparation gommante et effectuez des mouvements circulaires sur l'ensemble du corps.

Passez sous la douche pour ôter les résidus du gommage et séchez-vous parfaitement. Libérée de ses impuretés grâce au sarrasin, la peau a déjà profité des vertus nourrissantes du sésame, assainissantes du miel et du lemon-grass et apaisantes de la camomille.

En prenant soin de ne pas vous brûler, appliquez un tampon chaud sur vos pieds. Tapotez d'abord, puis appuyez quelques secondes en le tournant sur la peau, comme si vous souhaitiez le visser à votre corps. Glissez ensuite la bourse sur tout le membre. Recommencez les mêmes gestes jusqu'à ce que vous ayez parcouru tout le corps. Dès que le tampon tiédit, remettez-le au-dessus de la marmite et continuez votre massage avec l'autre. Si vous rencontrez une douleur musculaire (reins, nuque), n'hésitez pas à insister sur la zone. En revanche, si vous souffrez de problèmes veineux, n'insistez pas sur les jambes.

Sous l'effet de la chaleur, les muscles se décontractent et optimisent le flux sanguin (flux énergétique dans la culture asiatique). Mieux irrigué, le tissu musculaire se débarrasse de ses toxines. Par ailleurs, les actifs libérés par les plantes pénètrent facilement grâce à l'exfoliation. Diffusées par la vapeur, les fragrances aromatiques du camphre et de l'eucalyptus augmentent les bienfaits du massage par des sensations olfactives agréables. Pratiqué par les moines de campagne depuis la nuit des temps, ce massage aux herbes chaudes, devenu un rituel de la beauté thaïlandaise, a des visées essentiellement curatives. Les villageois ont en effet recours à ce soin pour tous types d'affections.

Méli-mélo

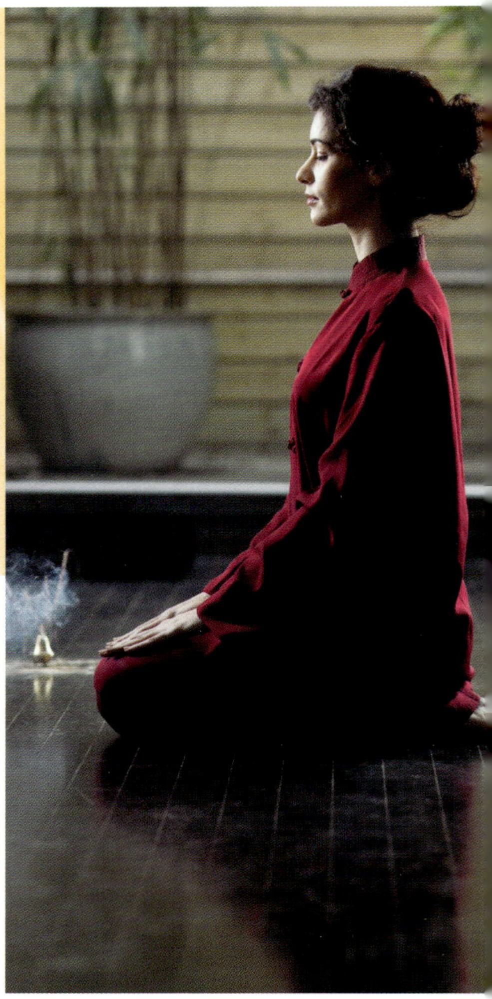

Méditer selon Bouddha

En quête de sagesse et de spiritualité, le prince Siddharta Gautama est le premier à avoir emprunté le chemin de la méditation. Cinq cents ans avant Jésus-Christ, il quitte son palais et parcourt l'Inde. À Bodh-Gaya, il rencontre des *sidu*, et selon les rites de ces ermites, s'installe sous un arbre avec ses pensées pour seule nourriture. Sa réflexion dure six ans. Soudain, un jour, son esprit s'illumine et atteint le Nirvana : le plus haut degré de la sagesse. Il change alors de nom et devient Bouddha. En sanscrit, *bodhi* signifie éveil. Ainsi naît l'art de la méditation. Depuis, il a la réputation d'élever l'âme de ceux qui le pratiquent. Plus qu'une pieuse observance, il est entré dans le quotidien des Thaïlandais comme la clé de la sérénité. Quels que soient l'heure ou le lieu, ils s'isolent par la pensée et rythment leur respiration pour détendre le corps et calmer l'esprit. Une technique aussi facile à apprendre qu'à pratiquer : les mains à plat sur les cuisses, installez-vous le plus confortablement possible, assise sur une chaise, ou au sol dans la position du lotus, ou à genoux, les fesses posées sur les talons. Les yeux fermés, concentrez-vous sur votre respiration. C'est en régulant le souffle que le rythme cardiaque ralentit (baisse de la tension artérielle) et permet la détente. Pour ce faire, respirez profondément par le ventre. Ne pensez à rien, sauf à visualiser l'air qui passe de vos narines à votre estomac. Comptez de 1 à 10, puis de 10 à 1, à chaque inspiration et expiration. Ce décompte achevé, concentrez-vous sur un son ou visualisez une image plaisante, mais ne laissez pas libre cours à vos pensées, au risque que l'une d'entre elles soit négative. Pour décompresser, vous pouvez méditer partout et quand bon vous semble. Mais la régularité est un gage d'efficacité. Ainsi, un quart d'heure quotidien au réveil ou au coucher entretient la quiétude.

Le shampooing à la bergamote

Dans les campagnes, les recettes naturelles n'ont jamais laissé place à la cosmétique occidentale. Ainsi, en guise de shampooing, les Thaïlandaises continuent d'utiliser des feuilles de bergamote. Cueillies à même l'arbre, elles les frottent sur leurs cheveux, émulsionnent avec un peu d'eau et rincent abondamment.

Un remède antipollution

Sans cesse en ébullition, les villes grouillantes de Thaïlande souffrent autant que leurs habitants du manque d'air pur. Sans jamais perdre de vue l'importance accordée à leur peau, les citadines combinent les vertus antiseptiques de la papaye à celles anti-inflammatoires de l'ananas pour nettoyer leur épiderme malmené. Pour réparer les dégâts causés par l'atmosphère humide et polluée, elles exfolient leur visage avec les pulpes broyées et mélangées de ces deux fruits. Puis, pour apaiser et hydrater la peau, elles l'enduisent avec de la sève d'aloe vera, achetée fraîche sur un marché flottant.

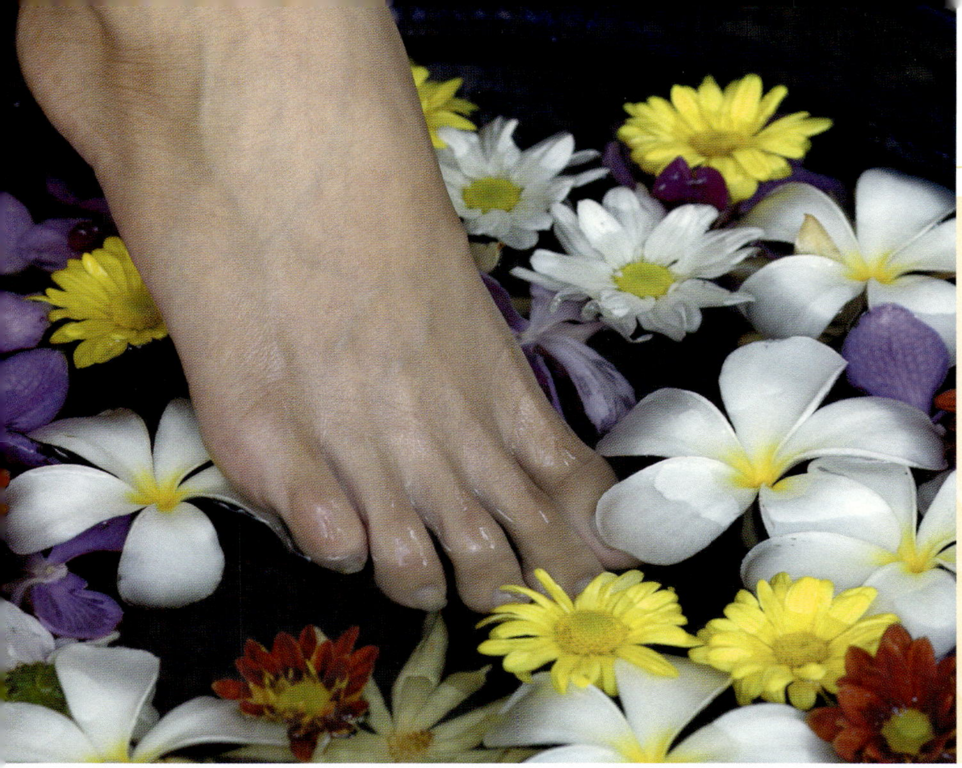

L'avocat
RÉGAL DES CHEVEUX

Si l'on se délecte volontiers de sa chair mœlleuse, l'avocat n'en demeure pas moins un des ingrédients phares de la cosmétique asiatique. La pulpe abonde en effet de protéines, de lipides et de sucres. Une composition ultranourrissante. Pour soigner leur chevelure, les Thaïlandaises utilisent ce fruit. Elles réduisent en purée une moitié d'avocat bien mûr et la mélangent à un petit verre d'huile de sésame ou de coco. Après le shampooing, elles appliquent ce cataplasme sur leurs cheveux, puis les entourent avec une serviette chaude. La chaleur permet aux actifs gras de pénétrer dans la tige pilaire. Elles laissent le masque posé un quart d'heure. Une fois rincés à l'eau tiède et séchés, les cheveux affichent souplesse et brillance.

Immersion dans des vapeurs relaxantes

En prélude ou en conclusion d'un *nuad bo'rarn* – légendaire massage local –, les bains de vapeur aux plantes sont très courants en Thaïlande. Si les bouquets varient en fonction des besoins, le principe reste le même : s'imprégner des principes actifs des plantes conduits par la vapeur. Fervents adeptes de ce soin, les Thaïlandais pratiquent le plus souvent chez eux la version relaxante. Pour ce faire, plongez dans une grande marmite d'eau bouillante deux poignées de marjolaine, autant de lavande et d'ylang-ylang. Fermez la porte de votre cuisine et, en sous-vêtements, asseyez-vous confortablement. Restez ainsi jusqu'à ce que toute l'eau s'évapore.

Voile de tendresse sur le corps

Les Thaïlandaises choisissent également des produits naturels pour exfolier leur corps. Débarrasser l'épiderme des cellules mortes, l'assainir, l'hydrater et le rafraîchir : telle est la mission du gommage suivant. Mélangez 2 cuillerées à soupe d'avoine, 1 verre de lait entier, 2 cuillerées à soupe de poudre de riz, 1 pincée de curcuma, 1 cuillerée à soupe de miel et 1 tranche de pastèque. Passés au mixeur, ces ingrédients se transforment en une pâte gommante qui est appliquée sur le corps en mouvements circulaires. Cette étape achevée, reste à prendre une douche et s'enduire d'un filet d'huile de coco.

Corps à corps avec des herbes chaudes

Contre les douleurs musculaires, les Thaïlandais se concoctent des cataplasmes aux plantes. Ils préparent un hachis de racines et d'herbes fraîches (gingembre, cannelle, camphre, ail et ortie) qu'ils font chauffer sans les faire cuire afin de préserver intacts les principes actifs. Ils enveloppent ensuite leur préparation dans un linge fin, humide et chaud et laissent posée le plus longtemps possible la préparation sur la zone à traiter.

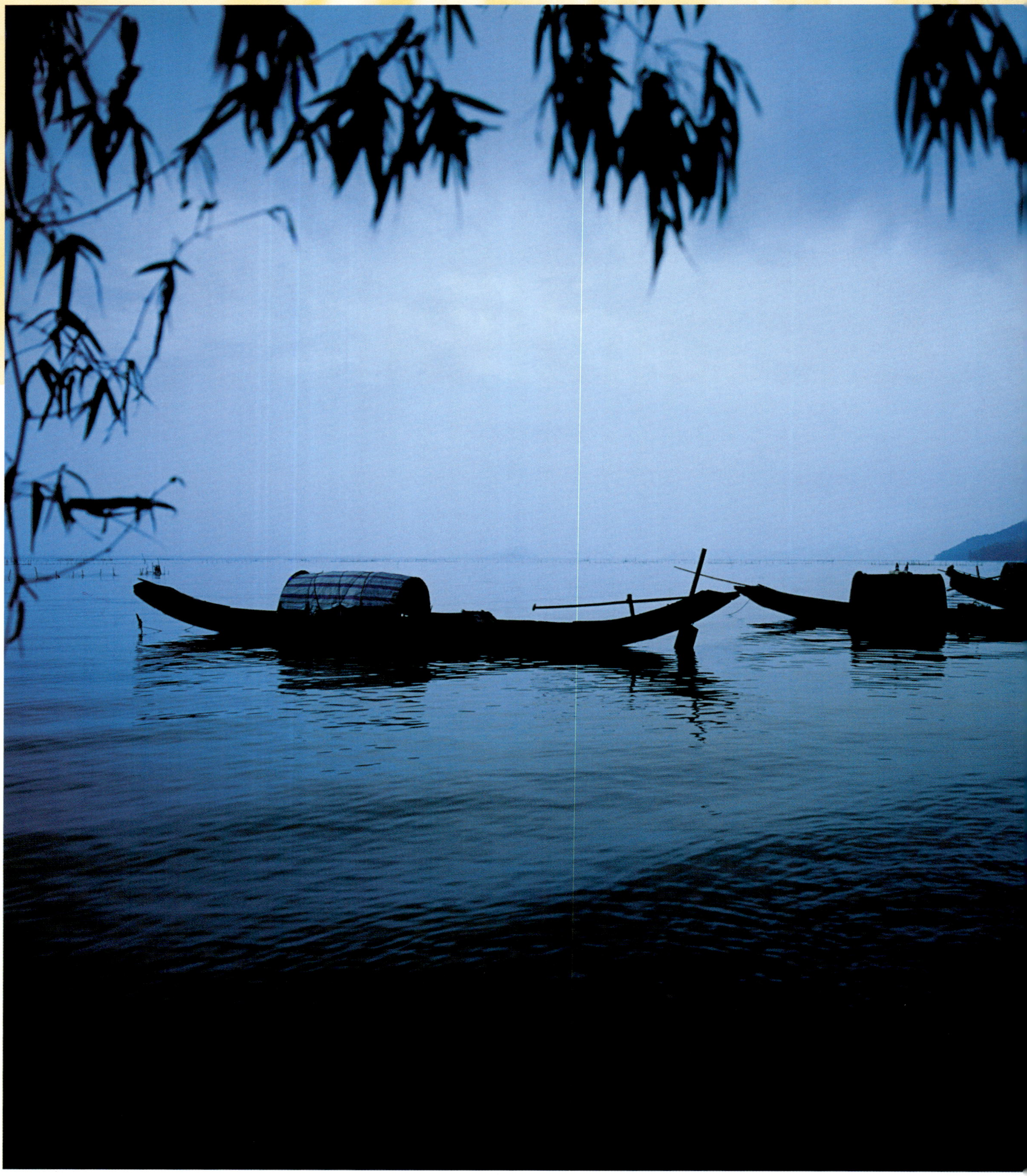

Viêt-nam

LE CULTE DE LA NATURE

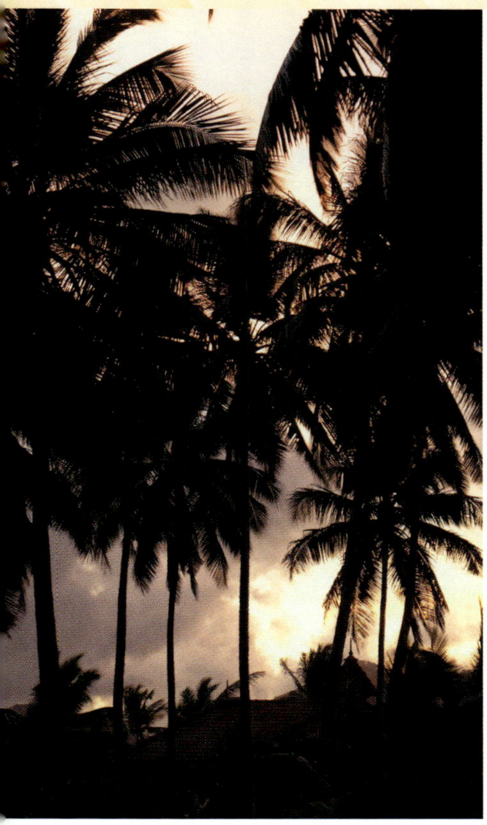

Il suffit de se délecter des écrits de Marguerite Duras pour avoir du Viêt-nam une vision romanesque. Comme si Confucius et Bouddha s'étaient donné la main pour bâtir sur cette terre un royaume de pureté, le Pays du Dragon révère l'héritage millénaire d'une nature toute-puissante. Rizières inondées, deltas, montagnes et forêts l'habillent de mystères pour les Occidentaux, mais dictent à son peuple les lois de la vie. Ainsi, des grandes villes aux petites campagnes, on respecte les cycles végétaux. On se soigne, s'embellit et se nourrit des fruits de la terre. En un mot, on fait corps avec l'univers, en prenant soin de ne pas perturber les énergies yin et yang qui le régissent.

Dessinée par dix siècles d'occupation chinoise, la culture vietnamienne reflète *de facto* le souvenir de l'envahisseur : une religion principalement bouddhiste et confucianiste, dans laquelle s'emboîtent les cultes de la famille, de la pureté, de la sagesse et du beau. De ce dernier, les femmes ont la primeur. Riches, pauvres, citadines ou paysannes, qu'importe. Toutes partagent le souci d'être belle et en bonne santé.

Leurs secrets mélangent médecine traditionnelle ancestrale (phytothérapie) et rituels esthétiques. Ainsi, pour protéger la peau des bactéries et conserver sa douceur, enfants et jeunes filles sont baignés dans l'eau de pluie. Adultes, les femmes se plongent dans un bain de plantes antiseptiques et relaxantes et le concluent par une friction de curcuma sur le corps. Outre ses propriétés cicatrisantes, ce rhizome magnifie l'épiderme d'un voile ambré. Un hommage à la carnation d'or des héroïnes chantées dans les mythes, comme la sublime Quan Am, symbole de miséricorde.

En consacrant à leur peau toute leur attention, les Vietnamiennes font leur possible pour ne pas laisser le temps avoir raison de leur beauté. Aussi fuient-elles les rayons du soleil et entretiennent-elles leur épiderme avec les fruits du jardin, dont la papaye.

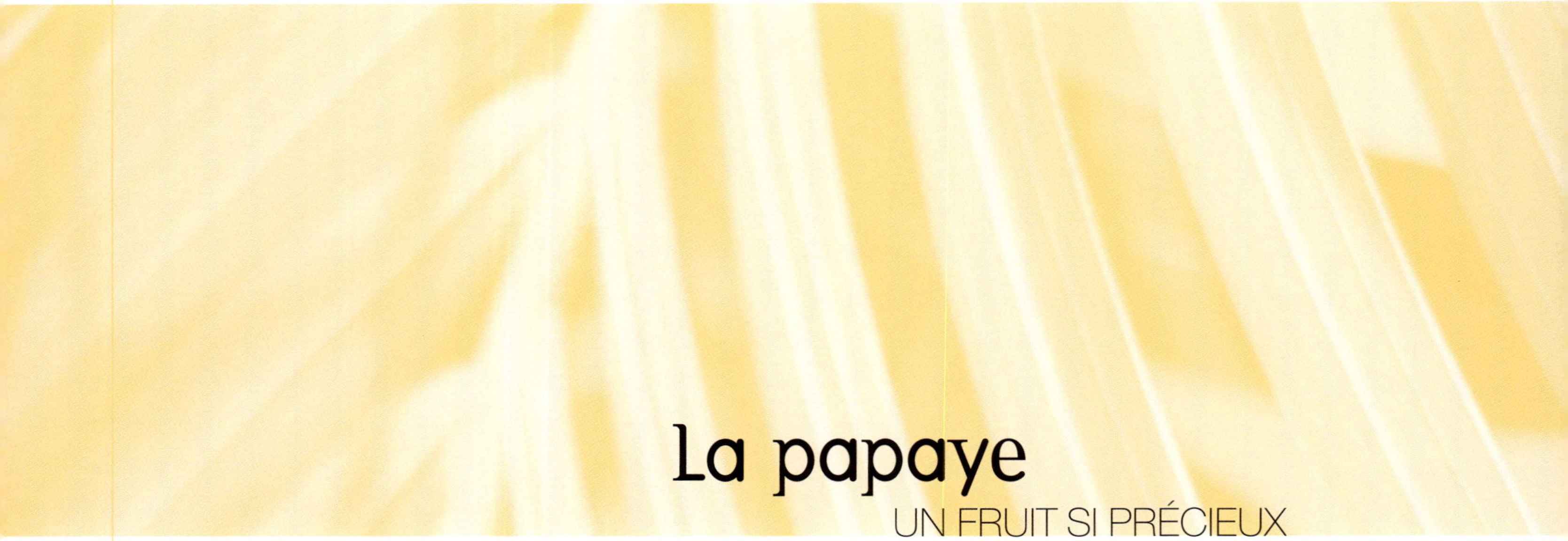

La papaye
UN FRUIT SI PRÉCIEUX

Parmi les denrées dont les navigateurs espagnols du XVIe siècle chargent les cales de leurs galions pour subsister pendant les traversées, on compte la papaye. Rapporté des Caraïbes, ce fruit délicieux est connu depuis longtemps des Sud-Américains pour ses prouesses curatives.

Sa chair nourrit et soulage les paresses digestives, son jus sèche verrues et cors au pied. Ses feuilles, appliquées à même la plaie, désinfectent et accélèrent la cicatrisation. On s'en sert même pour conserver et attendrir les viandes. Adopté par les émules de Christophe Colomb et introduit en Malaisie et aux Philippines vers 1580, le papayer – ou arbres à melons – trouve rapidement, dans toute l'Asie tropicale, une nouvelle terre d'accueil.

Riche de promesses, la papaye s'inscrit en tête de liste des remèdes chinois, thaïlandais et vietnamiens. De la médecine traditionnelle aux rituels de beauté, il n'y a qu'un pas. Les Vietnamiennes le franchissent intuitivement : ce qui est bon pour le corps l'est forcément pour la peau. Aux purées d'avocats, rondelles de carottes, de tomates ou de concombres qu'elles utilisent déjà en soin de beauté, s'ajoute la pulpe de papaye. Son secret ? Une combinaison exceptionnelle de vitamine C (anti-infectieuse), de caroténoïde (vitamine A d'origine végétale, antioxydante), de potassium, de magnésium, de fer et de calcium.

Unis dans la lutte contre le vieillissement cellulaire, ces actifs renforcent la barrière cutanée et, comme un bouclier, la protègent.

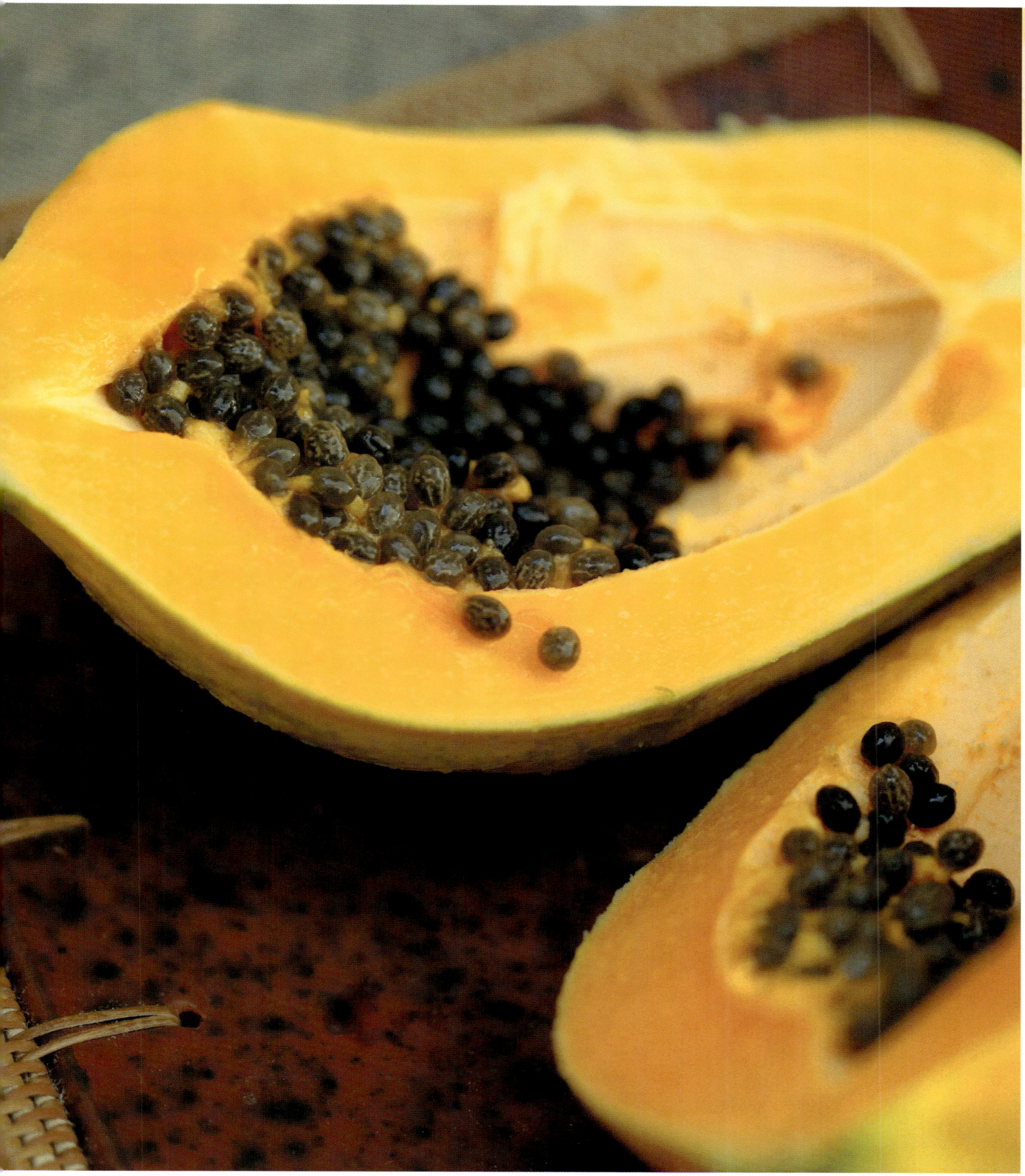

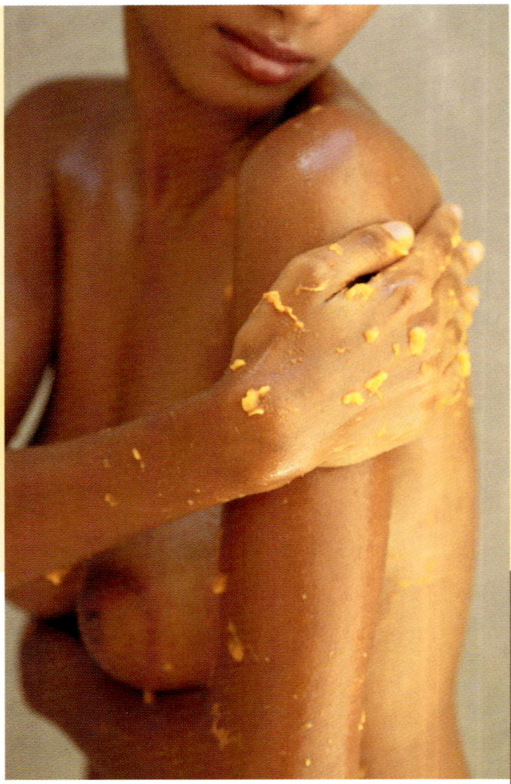

À raison d'une fois par semaine, ce soin contribue à entretenir l'éclat de la peau. Les acides de fruit contenus dans la papaye ôtent en douceur les cellules mortes. Par ailleurs, les vitamines et minéraux qu'elle contient sont parfaits pour apaiser et réhydrater l'épiderme après de trop longues expositions au soleil. De son côté, le « bain de bienfaits », tel qu'on le nomme au Viêt-nam, ne se contente pas d'agir sur la nervosité. En effet, la chaleur dilate les pores, ce qui optimise la pénétration des actifs émollients et assainissants de la papaye.

INGRÉDIENTS

- 2 papayes mûres
- 2 bols à café
- 2 fines gazes de coton
- 1 petite cuillerée à café de curcuma ou 1 blanc d'œuf
- 1 branche de menthe sauvage
- 1 tige de citronnelle
- 1 poignée de feuilles de pamplemoussier
- 1 branche de basilic pourpre
- 1 morceau de bambou

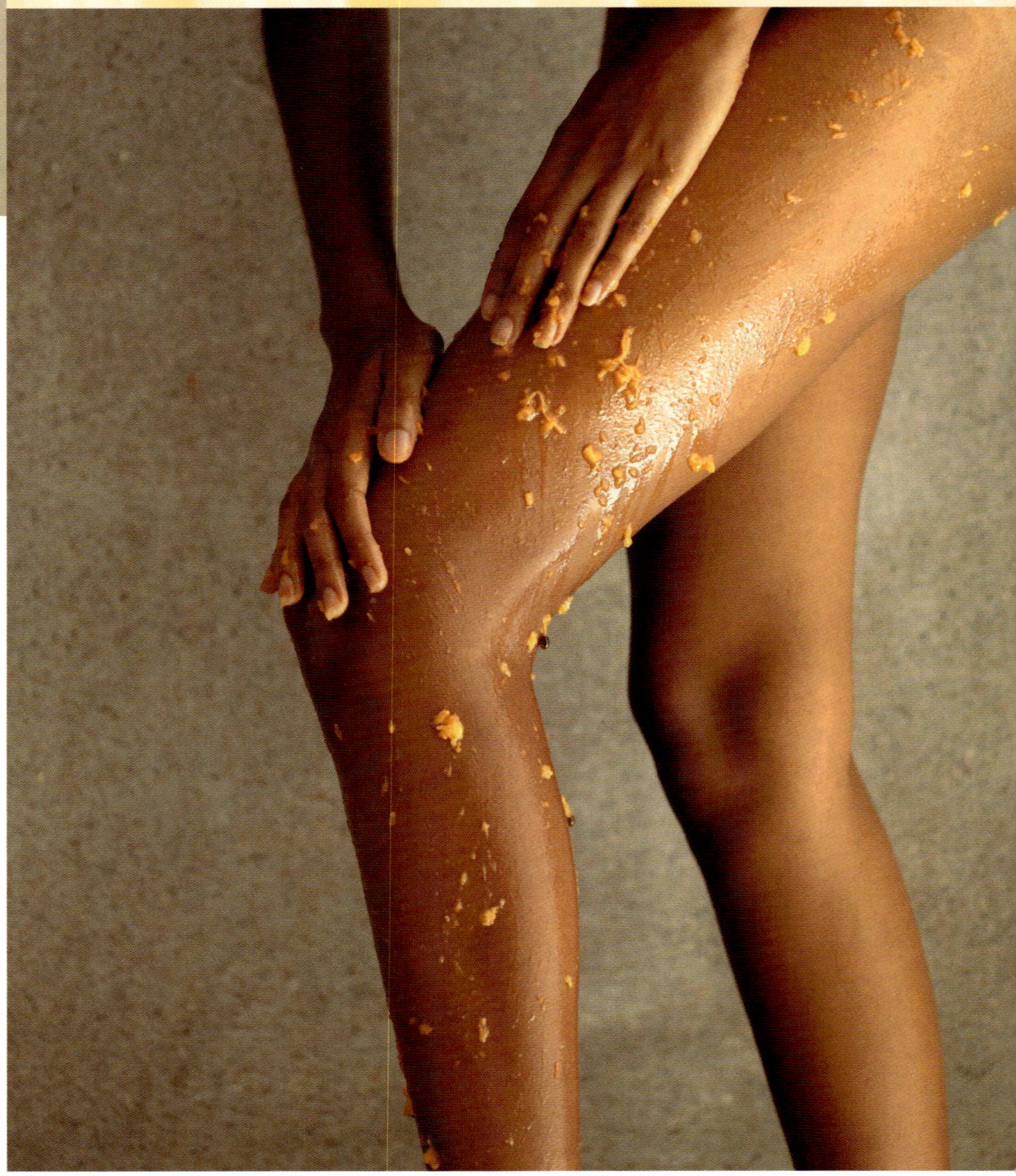

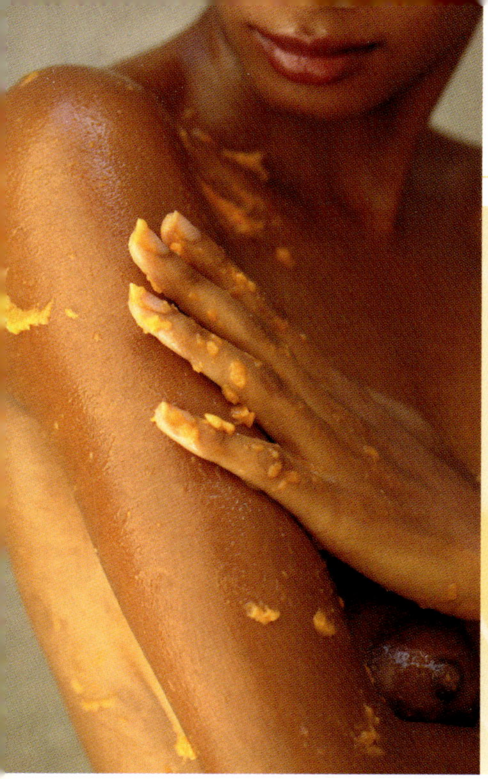

Le soin à la papaye et aux plantes

L'ÉLIXIR D'UNE PEAU PARFAITE

Préparation

Les papayes

Choisissez plutôt des produits issus de l'agriculture biologique. Vous éliminez ainsi tous risques de réactions cutanées, provoquées par des agents chimiques. Épluchez les papayes, ôtez les pépins et passez la pulpe au mixeur. Partagez la mixture dans les bols, 1/3 dans l'un, 2/3 dans l'autre. Le premier servira pour le visage, le second pour le corps.

Le masque

Pour compléter l'efficacité du masque pour le visage, les Vietnamiennes ajoutent à la papaye 1 cuillerée à café de curcuma pour assainir la peau ou 1 blanc d'œuf pour lisser les traits. Quelle que soit l'option choisie, il suffit de bien mélanger le fruit à l'autre ingrédient. Pour le corps, utilisez la papaye nature.

Le bain

Déposez au milieu d'une gaze de coton les ingrédients suivants : feuilles de menthe, basilic et pamplemousse, bambou et citronnelle coupés en petits morceaux. Joignez les bords du tissu et fermez la bourse à l'aide d'une ficelle. Plongez le sachet dans un verre d'eau bouillante et laissez infuser 10 minutes. L'infusion servira à agrémenter l'eau du bain. Retirez la bourse et accrochez-la sous le robinet de votre baignoire.

Déroulé

Destination détente. Faites couler votre bain à une température ne dépassant pas 38 °C. En glissant sur le petit sachet d'herbes, l'eau chaude libère des arômes enchanteurs pour la sérénité des sens. Une fois la baignoire remplie, ajoutez le verre d'infusion.

Juste avant de vous glisser dans le bain, nettoyez votre visage à l'aide d'un coton imbibé d'eau minérale. Pour le sécher, recouvrez-le d'un mouchoir en papier et pressez avec les paumes sans frotter. Dépliez une gaze en coton sur le visage, et appliquez uniformément la préparation du masque, en évitant le contour des yeux et de la bouche. Allongez-vous dans la baignoire et octroyez-vous 20 minutes de détente. Pendant ce temps, les actifs du masque vont agir.

Sortez du bain et rincez le masque à l'eau fraîche, puis emmitouflez-vous dans un peignoir préalablement chauffé sur un radiateur. Allongez-vous un petit quart d'heure, le temps de laisser les actifs relaxants des plantes achever leur mission.

Pour conclure cette séance en beauté, il ne vous reste plus qu'à offrir à votre corps un ultime délice. Celui de le caresser avec la pulpe de papaye. Commencez par l'étaler sur les jambes, de bas en haut. Sur le ventre, effectuez des mouvements dans le sens des aiguilles d'une montre. En appuyant légèrement, vous profitez ici d'un mini-massage abdominal. Terminez votre application sur le buste et les bras, puis attendez 2 ou 3 minutes avant de vous rincer sous la douche.

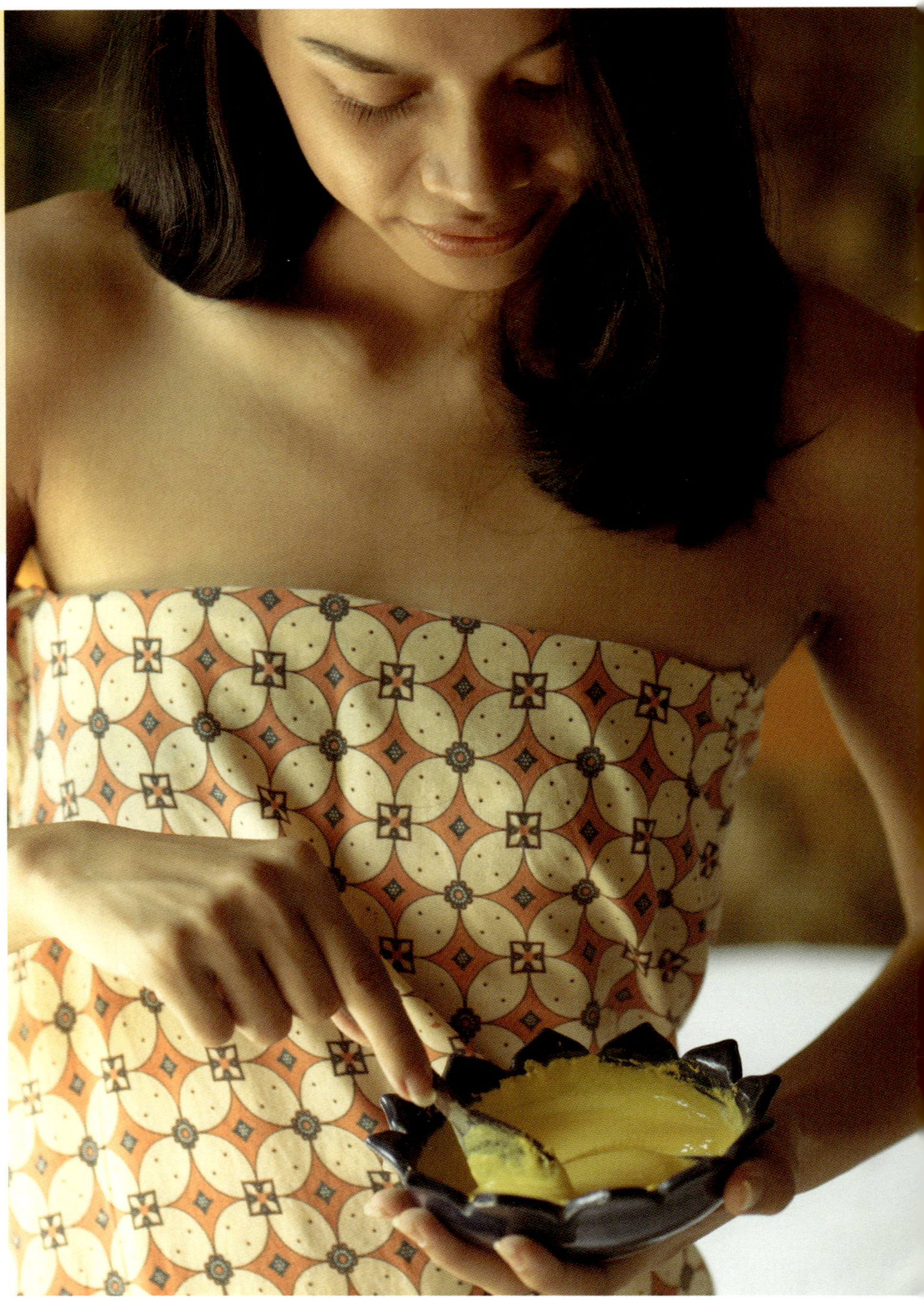

Méli-mélo

Douceur capillaire

Aussi courants que peut l'être le brushing dans nos salons de coiffure, les shampooings au *bo-kêt* s'inscrivent sur toutes les cartes des instituts vietnamiens.
Du nom latin *Gleditsia*, ces petits haricots noirs possèdent de puissantes propriétés adoucissantes et antipelliculaires. Grillés quelques minutes dans une poêle, ils sont ensuite plongés dans 1 litre d'eau et portés à ébullition. Tiède, le bouillon est filtré. Puis, versé par rasades, il accompagne un massage du cuir chevelu. Si cette pratique a traversé les siècles, celle qui consistait à donner du volume aux cheveux avec l'eau fermentée de rinçage du riz a disparu au début du XXe siècle. En revanche, les femmes parfument toujours leur chignon en y plantant des morceaux de gingembre frais ou de vétiver.

Brillance extrême pour les cheveux

Pour sublimer leur chevelure de nature plutôt sèche, les Vietnamiennes font appel aux vertus nourrissantes des fruits de plum, des petites prunes vietnamiennes. Écrasées à la main, ces sterculiacées libèrent un jus huileux. Appliqué quotidiennement sur les longueurs et pointes, cet onguent local renforce la tige pilaire et lisse les écailles.

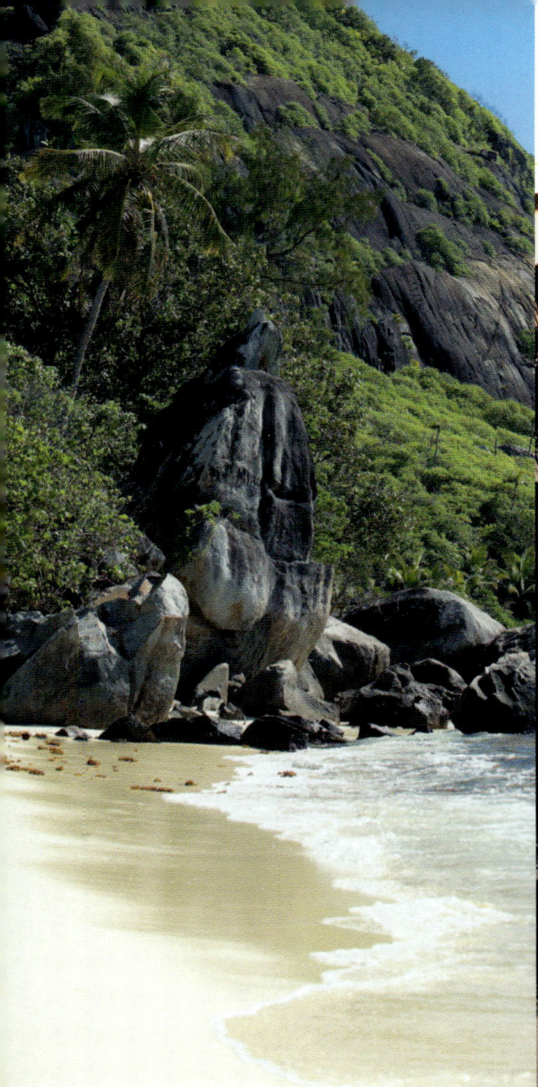

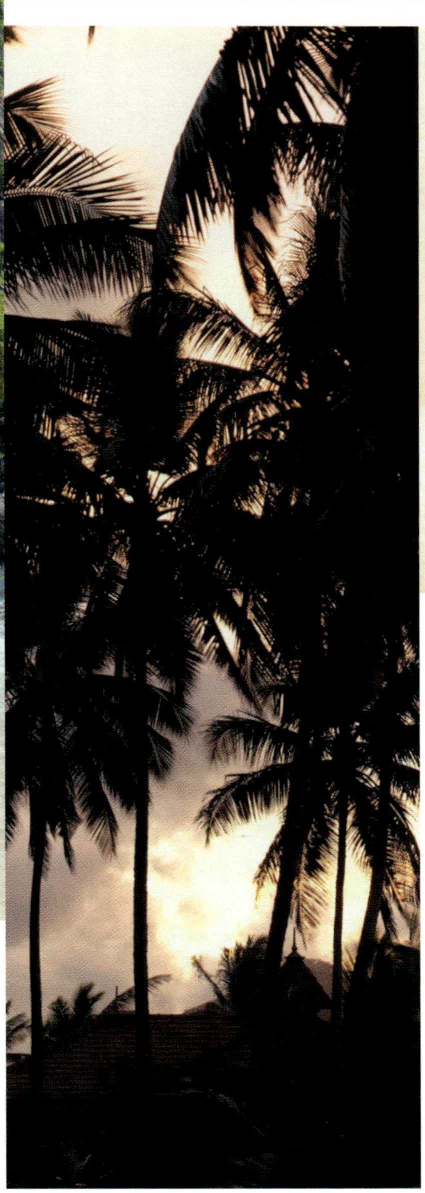

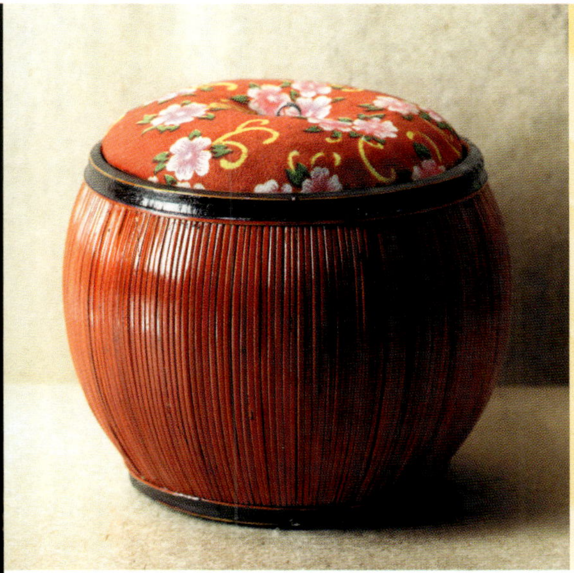

Rêves de lotus

Emblème bouddhiste, synonyme de beauté, de pureté et de sérénité... Plus que toute autre plante aquatique, le lotus fait partie intégrante du Viêt-nam. Peint par les artistes, dégusté confit ou en thé dans les fêtes traditionnelles, humé dans les temples pour, disait-on jadis, annihiler les ardeurs des moines, le *liên* (nom vietnamien) est aussi un incontournable de la pharmacopée. En effet, en guise de somnifère, les Vietnamiens ont l'habitude d'avaler en grande quantité des graines de lotus crues.

La sieste au concombre

Pour effacer toute trace de fatigue sur le visage, rien ne vaut, selon les Vietnamiennes, 1 heure de sieste avec 2 rondelles de concombre posées sur les paupières. Voici une version plus élaborée, mais très efficace, de cette astuce planétaire. Dans une casserole, faites chauffer pendant 5 minutes 12 rondelles de concombre non pelé dans 6 grammes de glycérine végétale. Recueillez l'ensemble dans une gaze et pressez pour en extraire le jus. Dans un bol, mélangez le liquide à 3 grammes de son de riz et à 4 gouttes d'huile de jojoba. Appliquez la pâte sur le visage et détendez-vous un bon quart d'heure avant de rincer. Hydratant grâce à la glycérine et à l'huile de jojoba, ce soin nourrit et rafraîchit les épidermes malmenés par le soleil.

Le plein d'énergie avec le dien cham

Moins connu que la version plantaire, le *dien cham*, ou réflexologie faciale, a été élaboré au Viêt-nam il y a plusieurs milliers d'années. Destinée à travailler les flux énergétiques comme l'acupuncture et le shiatsu, cette méthode traite soixante points-réflexes situés sur le visage et agit sur les petits maux quotidiens. Par exemple, contre la fatigue, le dien cham propose l'exercice suivant : au réveil, dans le lit, frottez vigoureusement les mains l'une contre l'autre pour les réchauffer, puis posez-les des deux côtés du nez en appuyant les majeurs sur la partie osseuse. Sans lâcher la pression, remontez les doigts en ligne droite, jusqu'à la naissance des cheveux. Bien à plat, glissez les mains sur le front et placez-les sur les oreilles. Massez-les pour les réchauffer et descendez jusqu'à ce que les paumes se rejoignent sur la pointe du menton. Recommencez cet exercice une dizaine de fois.

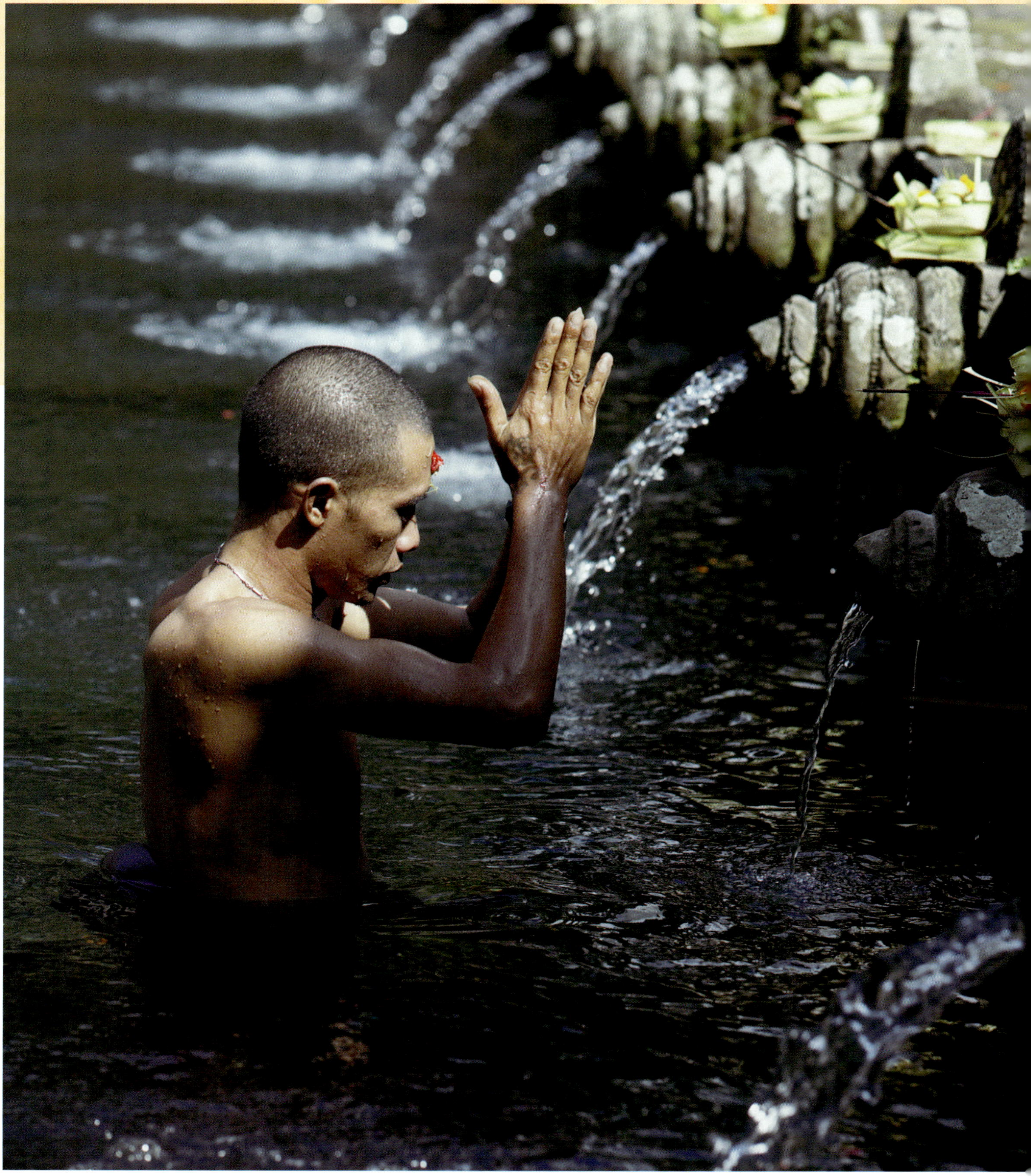

Indonésie

TERRE DE RITUELS

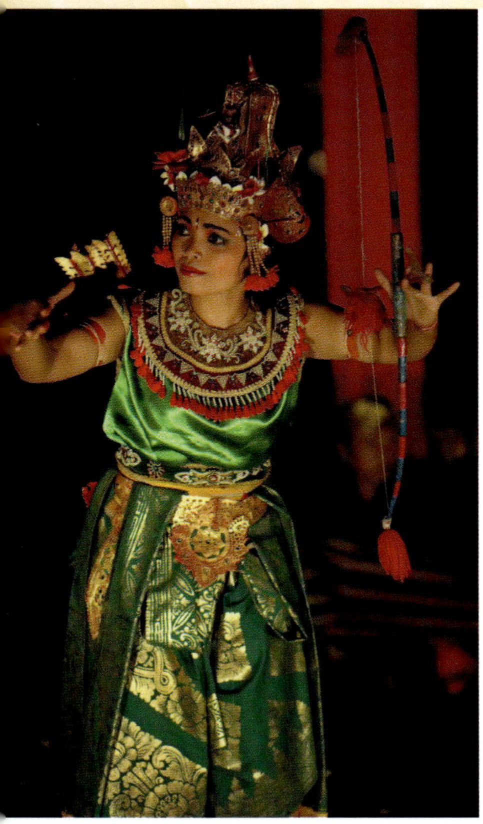

Rizières en forme de marches qui dégringolent des collines et sculptent les paysages graphiques, volcans qui semblent évoquer la colère des dieux, ciel dense et parfois ombrageux où perce un soleil brûlant, jungle tropicale, inquiétante et sublime : l'Indonésie, imprégnée de spiritualité, offre la vision d'un paradis un peu étrange.

Le plus grand archipel du monde dispose d'une diversité culturelle incroyable et les multiples ethnies qui l'ont peuplé y ont laissé, chacune, un peu de leur âme. À chaque royaume son histoire, ses princes, ses sultans… À chaque île son obédience : bouddhiste, hindouiste, musulmane.

Nulle part ailleurs la population ne semble à ce point mobilisée par les rituels, les cérémonies. Parmi toutes les influences, c'est l'hindouisme qui a le plus imprégné les manifestations de son côté magique.

Processions, sacrifices, offrandes, ici, les hommes implorent la faveur des dieux en effectuant des danses de transe *sanghuyang*, qui symbolisent l'ultime combat entre le bien et le mal.

Ces ballets furieux s'opposent à la grâce du *lelong*, la plus jolie des danses balinaises, pratiquée par des jeunes filles. Sanglées dans leur habit de brocard doré, elles effectuent avec leurs poignets déliés de longs mouvements langoureux et virevoltent, légères. Toute la mythologie de l'île repose sur des histoires de princesses capturées pour leur splendeur, puis libérées par des oiseaux de providence.

Les Indonésiennes cultivent donc l'art de la beauté avec ferveur et s'offrent depuis toujours les soins les plus raffinés. L'apogée fut retranscrite au XVIIe siècle à Java, dans un rituel de purification et de séduction destiné aux futures mariées, le *javanese lulur*. Prodigué dans le cadre feutré des palais, ce soin s'est aujourd'hui « démocratisé ». Par sa richesse et sa durée – il dure parfois plusieurs jours –, il rythme le passage de la vie de jeune fille à celle de femme, et permet aux futures épouses d'apprendre de leurs aînées les secrets de la vie intime.

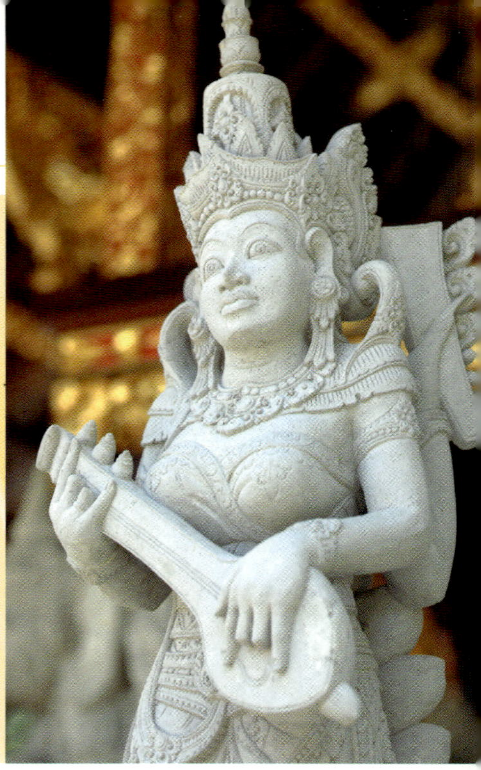

Curcuma et yaourt

L'ALCHIMIE EUPHORISANTE DE L'ÉPICÉ ET DU LACTÉ

La croyance dans les vertus du lait fermenté est partagée par tous les peuples d'Asie. Sous le nom de dabhi *ou* lassi*, le yaourt est considéré comme une nourriture divine dotée d'un grand prestige, car il est générateur de santé et de jouvence. En beauté, on l'utilise par analogie pour son côté onctueux, comme hydratant ou rafraîchissant. Riche en acides gras, il nourrit et assouplit l'épiderme. Le lactose – ou sucre de lait – provenant de l'acide lactique agit, lui, comme un exfoliant doux, car son pH correspond très exactement à celui de la peau. Débarrassée tout en douceur de ses cellules mortes, celle-ci va pouvoir se régénérer…*

Dans les entrailles de la terre indonésienne accidentée fermente une nature voluptueuse. Parmi les girofliers, muscadiers, caféiers, pousse le curcuma – ou turmeric –, une plante tropicale d'environ 1 mètre de hauteur, aux larges feuilles vertes veinées. Si ses fleurs jaune pâle ont la délicatesse des feuilles de soie, c'est de son rhizome terreux que l'on extrait une substance magique. Sous des dehors grossiers, cette racine aux mille vertus recèle des trésors. Elle était traditionnellement employée en Inde dans la pharmacopée ayurvédique pour son effet yang. En effet, sa saveur piquante, avec une réminiscence de zeste d'orange et une note poivrée, réchauffe les corps et stimule le métabolisme. Utilisée en décoction comme tonique, elle entre également, en Chine et à Java, dans la composition de baumes anti-inflammatoires pour la peau.
Une fois passée à la vapeur, la racine de curcuma est pelée puis pulvérisée. La « poudre d'or » obtenue est d'autant plus prisée que sa teinte affiche un safran soutenu. C'est donc probablement dans le soin du javanese lulur qu'elle exprime le mieux sa noblesse. Non contente d'échauffer les sens, elle titille l'épiderme en le nimbant d'une belle couleur de miel, propre à enflammer l'imaginaire.

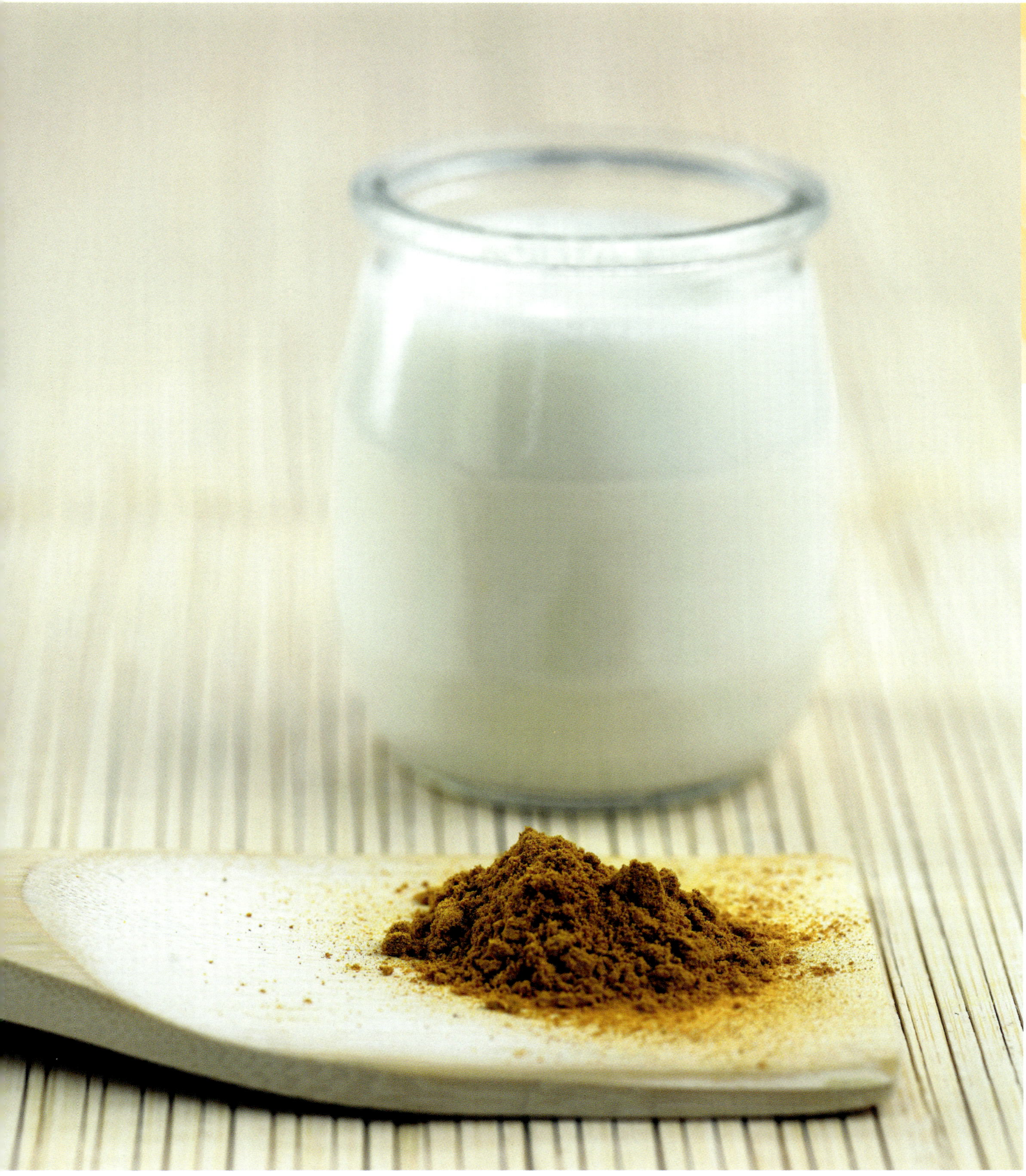

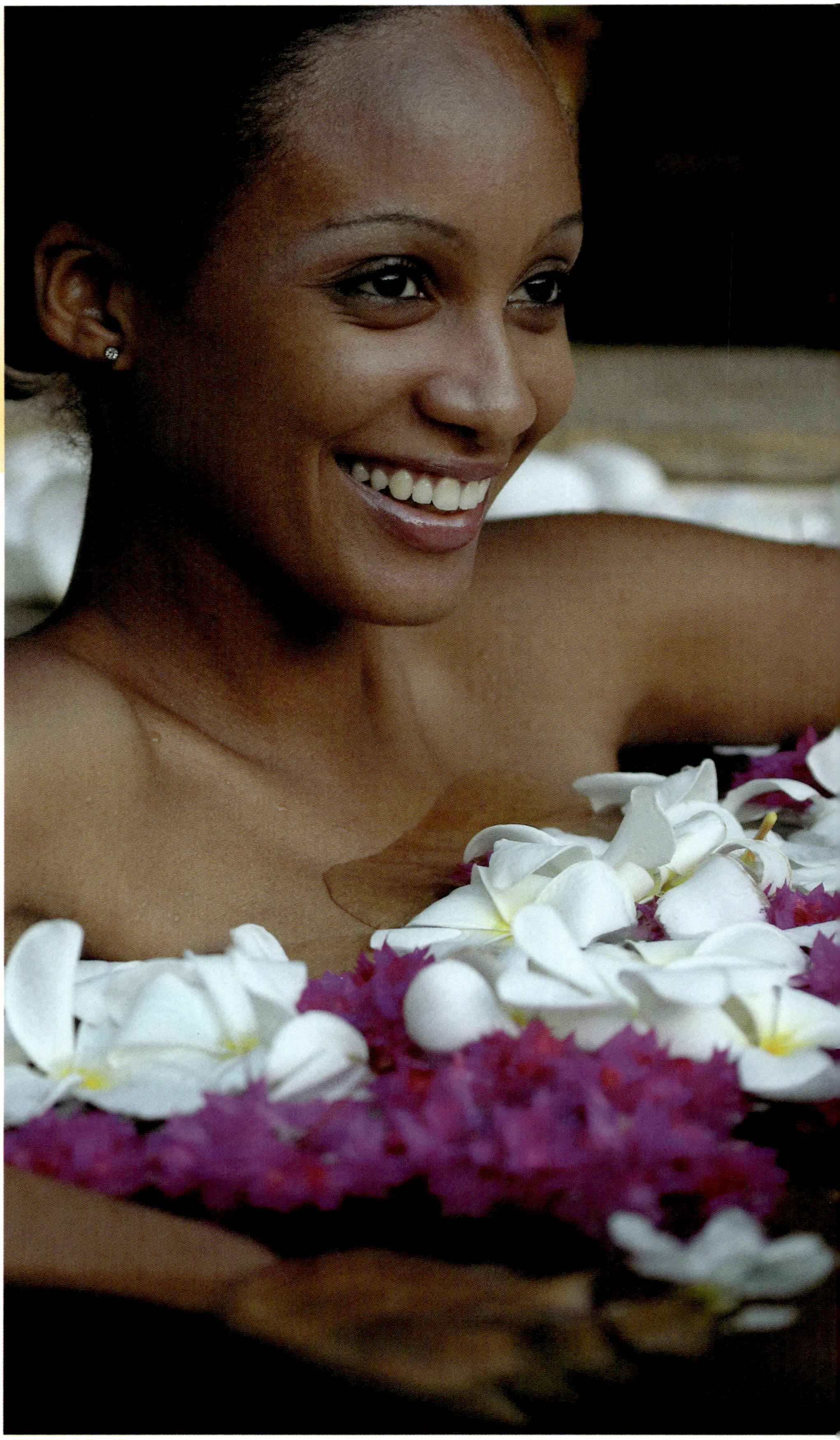

INGRÉDIENTS

- Quelques gouttes d'huile essentielle de jasmin
- une huile de base de sésame, de coco ou de jojoba
- 1 sachet de ferment lactique
- 1 l de lait entier biologique
- 100 g de riz rond réduit en poudre
- 1 racine de gingembre frais
- 15 g de curcuma ou de safran
- une belle sélection de fleurs exotiques (frangipanier, rose, jasmin...)
- quelques feuilles de basilic ou de menthe

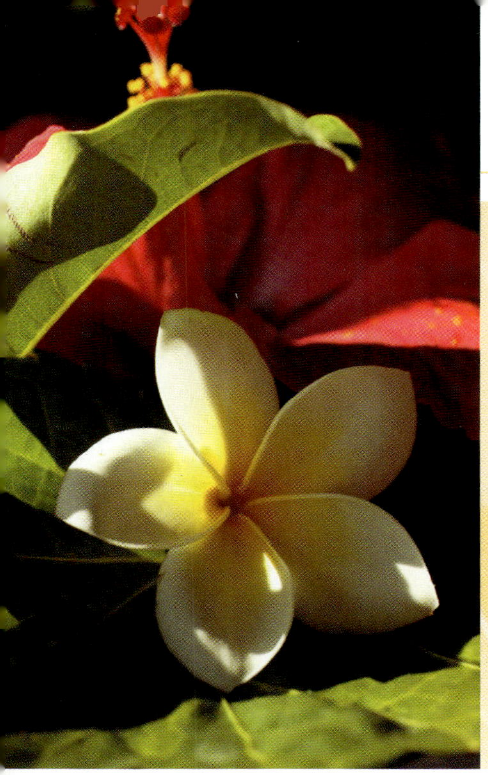

Javanese lulur

L'HYMNE À L'AMOUR

Préparation

Pour l'huile
Diluez quelques gouttes d'huile essentielle de jasmin dans l'huile de base de votre choix, puis faites-la chauffer en versant un filet d'eau chaude sur la bouteille.

Pour le yaourt
Diluez le sachet de ferment lactique dans l'équivalent d'une tasse à café de lait à température ambiante. Faites bouillir 1 litre de lait. Maintenez à petit feu pendant 30 minutes. Laissez-le tiédir, puis incorporez doucement la petite mixture ferment lactique-lait. Remplissez des bocaux de verre que vous placerez dans une Cocotte-minute avec un peu d'eau. Couvrez en laissant chauffer au bain-marie, c'est prêt.

Pour le gommage lulur
Broyez les grains de riz au moulin à café afin d'obtenir une poudre fine. Mixez le gingembre, ajoutez le curcuma ou le safran. Ajoutez un peu d'huile pour lier le tout.

Déroulé

Versez un peu d'huile tiède au creux de vos mains, puis frottez-les l'une contre l'autre pour optimiser la chaleur.

Travaillez ensuite sur tout le corps, de bas en haut, avec les paumes des deux mains, en larges mouvements. Massez assez vigoureusement la masse musculaire et réservez aux articulations un traitement plus doux consistant en de légers mouvements circulaires.

Direction la baignoire. Toujours huilée à souhait, humidifiez légèrement votre corps. Munissez-vous de votre gommage, puis procédez à une exfoliation en règle, en insistant sur les zones rêches du corps, à savoir les coudes, les genoux et la plante des pieds.

Plongez avec délectation vos doigts dans votre pot de yaourt et frottez délicatement votre peau. L'acide lactique va permettre d'atténuer la coloration excessive du curcuma.

Immersion en eaux parfumées : après un rinçage soigneux, laissez couler l'eau, le temps et... relaxez-vous. Versez dans votre bain une pluie de roses, de fleurs de frangipanier, de jasmin, ainsi que quelques feuilles de basilic ou de menthe pour leur côté astringent.

La peau va retrouver un grain tout doux au toucher par l'action combinée de la vitamine E et des acides gras contenus dans l'huile de massage et le yaourt, du gommage exfoliant et purifiant, et des acides de fleurs qui complètent l'action de renouvellement cellulaire. Elle bénéficie également d'un bel aspect satiné et doré. Chavirée par tant de plaisir, elle sera fin prête pour d'autres délices.

Méli-mélo

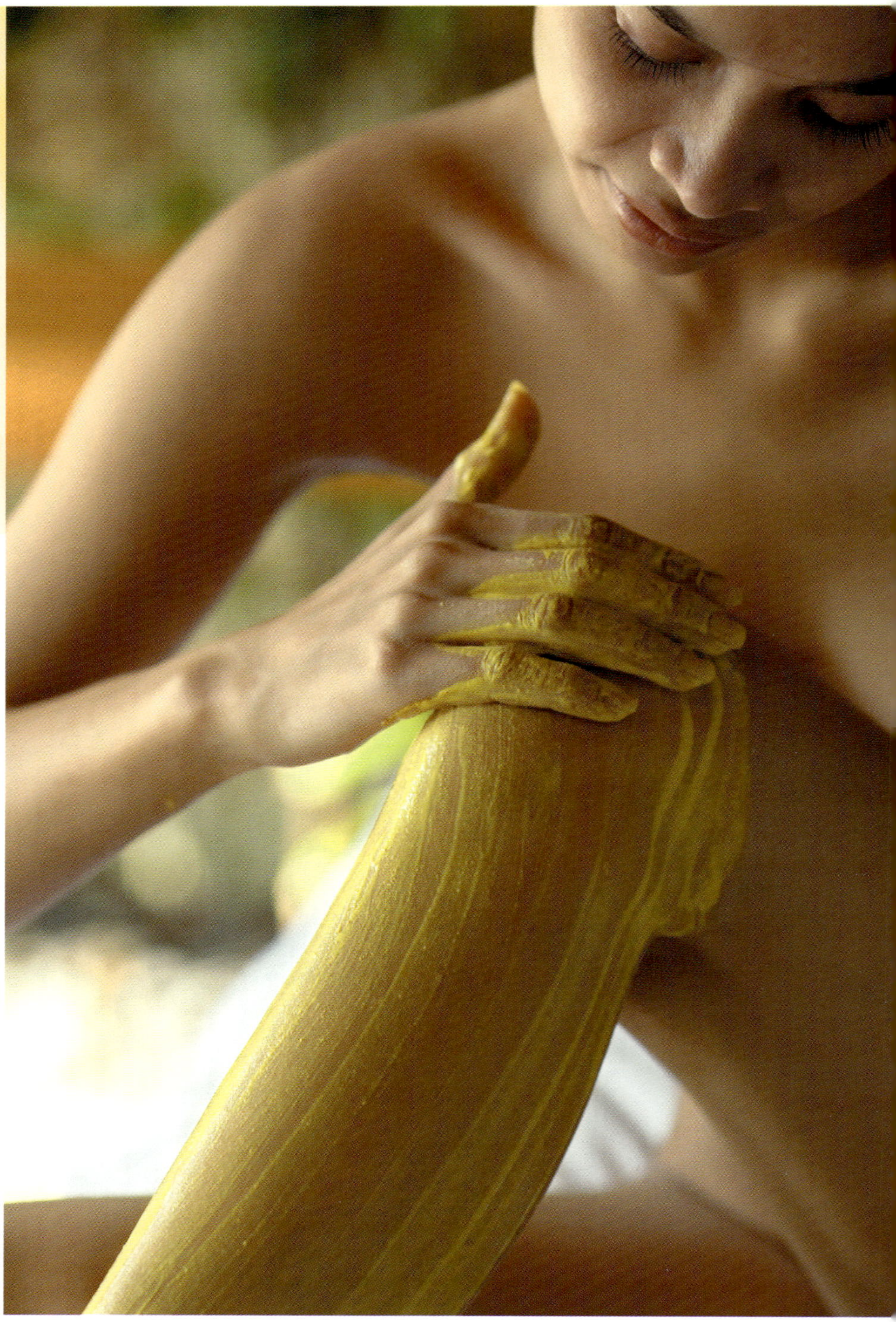

L'art du soin du corps

Dans les plaines fertiles de Java, les paysans qui travaillent dans les champs utilisent le *boreh*, un gommage-enveloppement à base d'épices et d'herbes pour détendre les muscles endoloris par l'effort et réchauffer le corps à la saison des pluies, lorsque l'humidité est à son paroxysme. Pour vous réchauffer au cœur de l'hiver, mélangez dans un bol 1 poignée de gros sel, 1 noix muscade réduite en poudre, de la poudre d'amandes, une goutte d'huile essentielle de patchouli, quelques clous de girofle broyés. Les mains bien à plat sur votre corps, procédez par mouvements circulaires et activez ainsi les fonctions métaboliques de la peau. Laissez ensuite la pâte sécher sur vous afin que le concentré aromatique réchauffe votre corps et détende vos muscles. Rincez soigneusement.

Un gommage qui réveille les sens

Autre variante de gommage revigorant utilisé cette fois-ci dans les montagnes de Bali : le gommage au café pour le corps. Procurez-vous du café Kopi Bali, passez-le au moulin, humectez-le d'huile de jojoba et procédez au gommage.

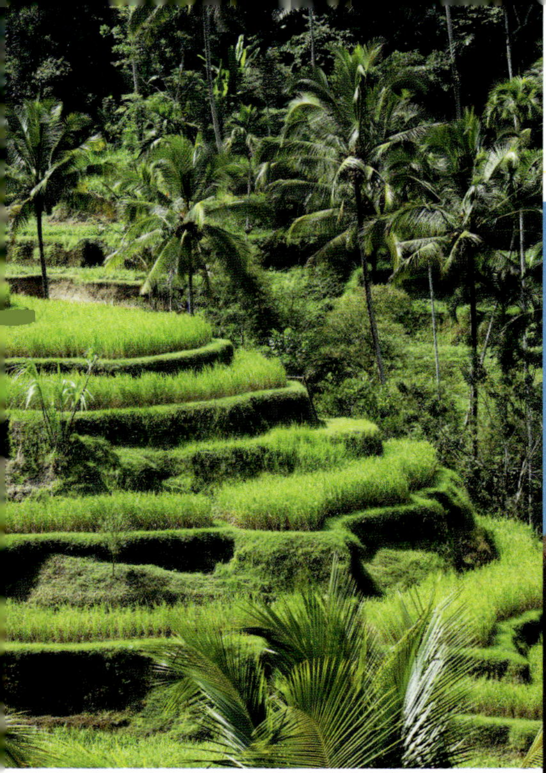

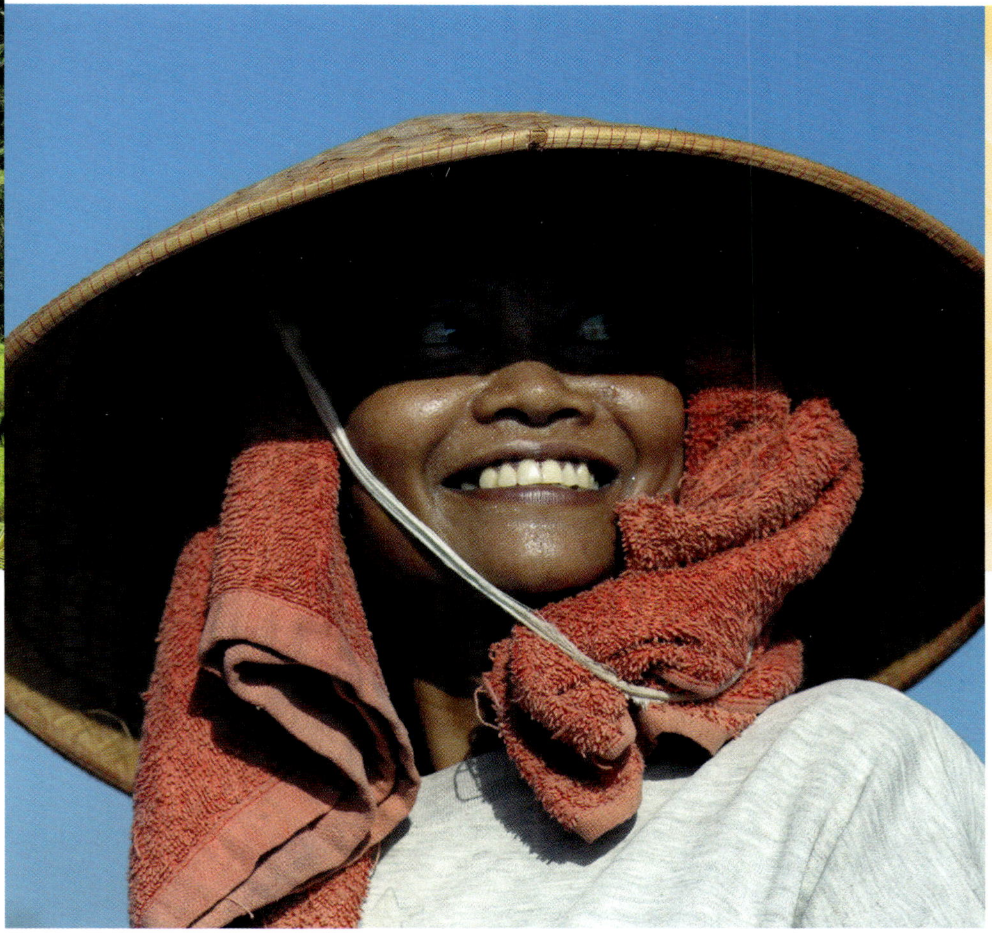

Lotion de pluie de fleurs

Comme en Inde, en Orient ou dans certains pays asiatiques, la beauté est vécue de manière religieuse. La purification par l'eau relie l'homme à la nature, à l'élément, à l'univers... On trouve donc dans les rituels de l'île de Bali toutes sortes de lotions où sont infusés des pétales de fleurs de jasmin, de gardénia, de freesia et de lys blanc. Pour profiter pleinement de cette parenthèse caresse, mélangez délicatement 0,5 l d'eau, où auront infusé ces fleurs pendant une journée, avec 1 bouchon d'eau de rose, 1 goutte d'huile essentielle de citronnelle et 1 goutte d'huile essentielle de jasmin.

Un cocktail de senteurs et de saveurs

Hérité de la tradition ancestrale du javanese lulur – voir page précédente – , le *jamu* est une boisson qui conjugue tous les plaisirs : celui du goût, du regard et de l'odeur. Elle est prescrite pour tonifier le corps et stimuler la circulation sanguine. Dans une carafe, versez 1 litre de limonade. Ajoutez-y un soupçon de curcuma, 3 clous de girofle, du jus de gingembre frais, 1 jaune d'œuf, 3 tiges de jasmin en fleur soigneusement lavées. Râpez le zeste de 1 citron, laissez macérer 2 heures au frais puis servez.

La richesse olfactive des fleurs blanches

À Bornéo, entre couleuvres paradis, grenouilles planeuses et dragons volants, alors que la chaleur exacerbe cette fureur animale, la jungle est dominée par des notes insistantes de fleurs de frangipaniers et de bougainvilliers, qui envahissent le sol. Les Indonésiennes considèrent ces fleurs comme un don des dieux et se tressent des couronnes blanches et odorantes qui parfument leur corps. Leur pouvoir olfactif est tellement puissant qu'il suffit d'en porter en collier toute une nuit pour embaumer des jours durant.

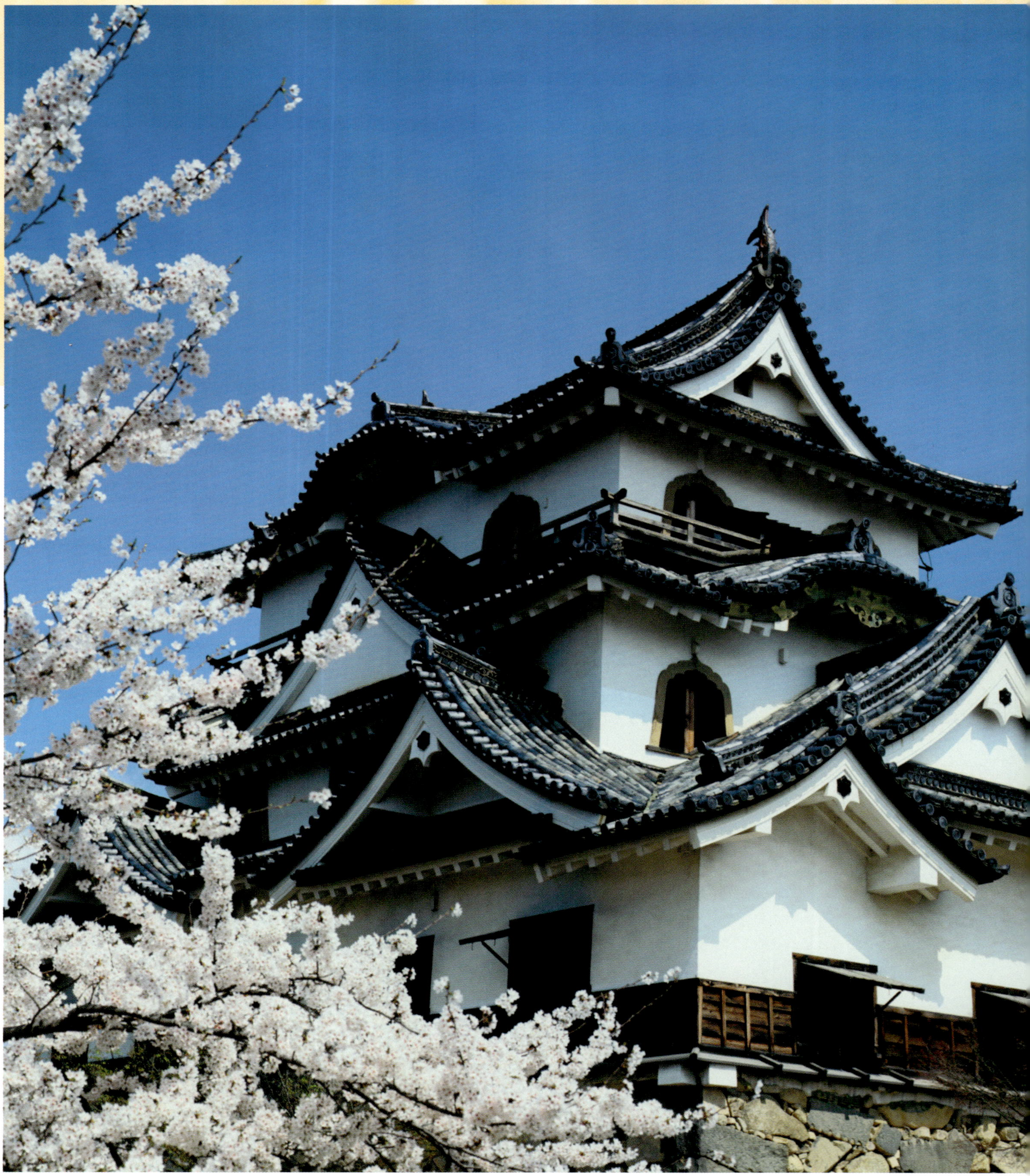

Japon

TERRE DE PARADOXES

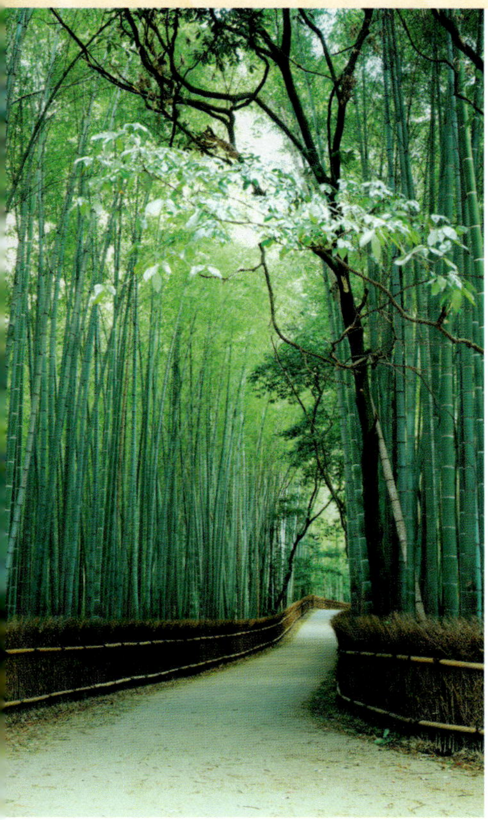

Esprit, nature, corps et apparence sont les quatre conceptions qui affirment l'identité japonaise. Qu'on se lave, qu'on hume de l'encens, qu'on s'adonne aux arts martiaux ou que l'on se maquille, chaque acte est effectué selon un rituel précis et codifié. Il dépasse alors sa fonction et porte la personne à se projeter dans une autre dimension, celle du sacré.

Le pays du Soleil-Levant est influencé par le bouddhisme, le taoïsme, le confucianisme, le zen et le shinto. Cette dernière religion indigène, importée de Chine au VIe siècle, reconnaît une nature spirituelle à l'homme, mais également à la faune qui l'entoure. Oiseaux, papillons et serpents sont autant d'esprits qu'il faut vénérer. Le shinto scande les étapes de vie de l'individu, de sa naissance à sa mort, et lui enseigne comment vivre dans la pureté, l'harmonie et le respect des saisons. L'homme doit donc prendre le plus grand soin de son corps et de son apparence pour parvenir à un idéal de communion avec la nature.

Alors, on laisse flotter son esprit au cœur des rizières, des sources chaudes volcaniques, de la brume et des cerisiers en fleurs. À moins que l'on ne recrée chez soi le monde et ses merveilles naturelles en s'adonnant à la cérémonie du thé, de l'encens ou de l'arrangement floral.

L'utilisation en cosmétique d'ingrédients tirés du sol de la terre japonaise, comme le riz, le *yuzu* ou l'huile de fleurs de camélia, est également source de bien-être.

Le souci de l'apparence, lui, atteint son paroxysme dans les rituels de beauté propres aux geishas. Figures emblématiques du Japon traditionnel, elles firent leur apparition à Edo vers la fin du XVIIe siècle et n'en finissent plus, depuis, d'enflammer l'imaginaire.

Et si aujourd'hui, dans les rues de Tokyo, les petites sirènes excentriques jusqu'à outrance affichent un teint doré et des cheveux décolorés, on retrouve quelques-unes des obsessions japonaises. Celle de s'afficher comme une œuvre d'art vivante en ayant recours aux codes graphiques du maquillage, de se dissimuler pour mieux s'affirmer.

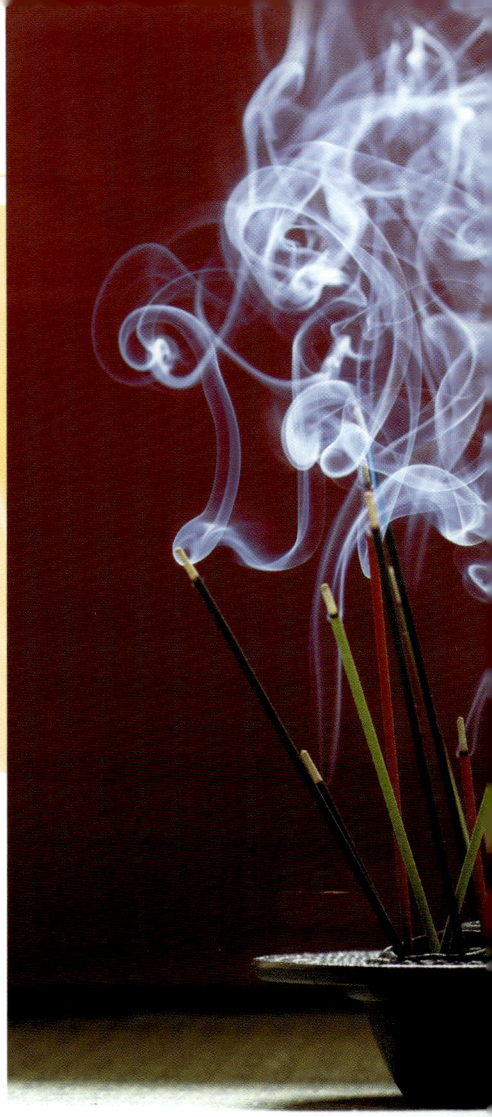

Insensé encens

Au VIe siècle, la combustion de divers bois précieux, comme le kyara, mélangés à de la chair de prune, à du miel, des épices, des résines, constituait l'essentiel de l'art de la coquetterie. Les courtisanes suspendaient leurs vêtements et défaisaient leur lourd chignon au-dessus des fumigations, afin que kimonos et cheveux s'imprègnent du parfum magique. L'encens devint un passe-temps d'élégants. À la cour impériale, princes et hauts dignitaires rivalisaient d'imagination pour créer leur propre senteur, censée s'harmoniser avec les rythmes de la nature. Codifiée par l'aristocrate Sanjonishi Sanetaka, cette cérémonie, le *kodoh*, célébrait l'éveil des sens. Les participants humaient différents mélanges, discutaient du caractère de chacun, et devaient reconnaître les résines entrant dans leur composition.

Dans l'univers des guerriers, cependant, l'utilisation de l'encens prend une autre dimension. Les samouraïs, influencés par le zen, préfèrent la simple combustion de bois purs pour atteindre la perfection. Là encore, des écoles vont naître et les amateurs vont confronter leurs goûts en matière de bois précieux.

Appréhendé différemment par toutes les élites, l'encens, au même titre que le thé ou les fleurs, devient l'élément central d'un cérémonial sophistiqué et enchanteur. Il se métamorphose en véritable arme de séduction.

Ainsi, il scande le temps tel un sablier, parfume la maison traditionnelle, les vêtements et les cheveux, purifie l'air et permet à l'homme d'accéder au divin. Il est vrai que ses volutes, lorsqu'elles montent vers le ciel, incitent à la contemplation, au-delà du monde immédiatement visible. Cet état de transcendance mène, paraît-il, à la voie de la beauté.

L'encens fait partie intégrante des rituels de séduction japonais. Ainsi les geishas, lorsqu'elles accèdent à leur statut, voient leurs gages évalués en fonction du nombre de bâtons d'encens consumés lors de leurs prestations…

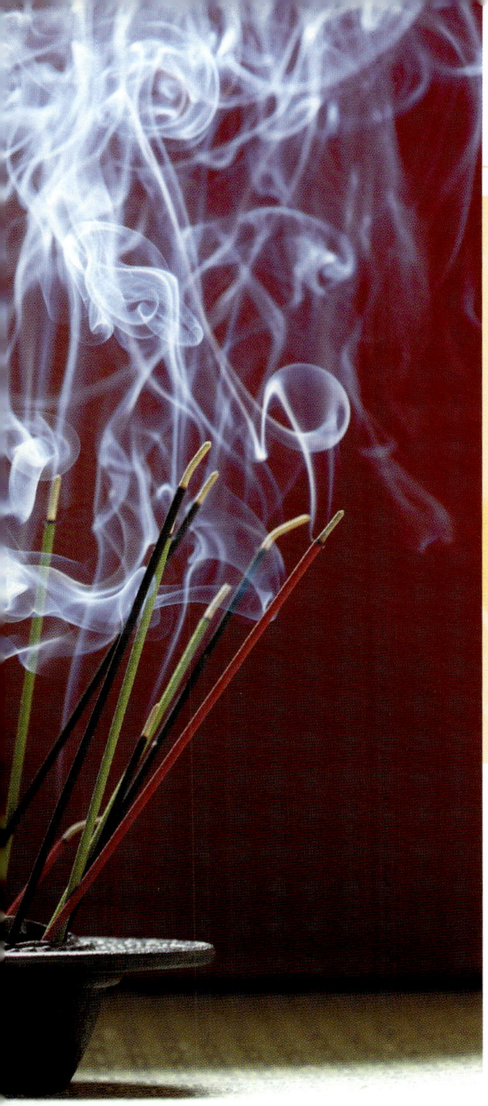

Un encens à soi

Déroulé

Comme pour la cérémonie du kodoh, laissez libre cours à votre imaginaire, et, en fonction des odeurs qui vous procurent le plus de bien-être, broyez le bois (ou un bâton d'encens 100 % bois), la résine et les épices. Humectez le tout de 2 gouttes d'huile essentielle de fleur et formez une petite boulette.

Saisissez un charbon à l'aide de la pince et suspendez-le au-dessus du feu jusqu'à ce qu'il blanchisse un peu.

Déposez-le dans le brûle-encens.

Posez sur le dessus du charbon votre mélange et refermez le couvercle de l'encensoir. Vous pouvez alors laisser votre composition se consumer lentement, alors que tout votre être s'imprègne de la fumée magique et que votre peau, vibrante, légèrement parfumée, attend l'autre.

Laissez votre esprit s'envoler dès les premières émanations. L'odorat a la particularité de transmettre les informations olfactives à la zone limbique du cerveau où siège notre faculté émotionnelle. Le bois de kyara augmente la fréquence des ondes alpha (ondes du repos). On observe alors une chute du cortisol, l'hormone responsable du stress.

INGRÉDIENTS

Pour le bois, choisissez entre
- Du bois de jinkoh, de kyara, de rakoku, de manaban ou de santal

Pour les résines, piochez entre
- La myrrhe, l'oliban, le storax, ou le benjoin

Pour les épices, tentez
- Le gingembre, la cannelle, le girofle ou la badiane
- 2 gouttes d'huile essentielle de rose, de fleur de lys, ou de lotus
- 1 rouleau de charbon à encens
- 1 pince
- 1 brûle-encens en fonte

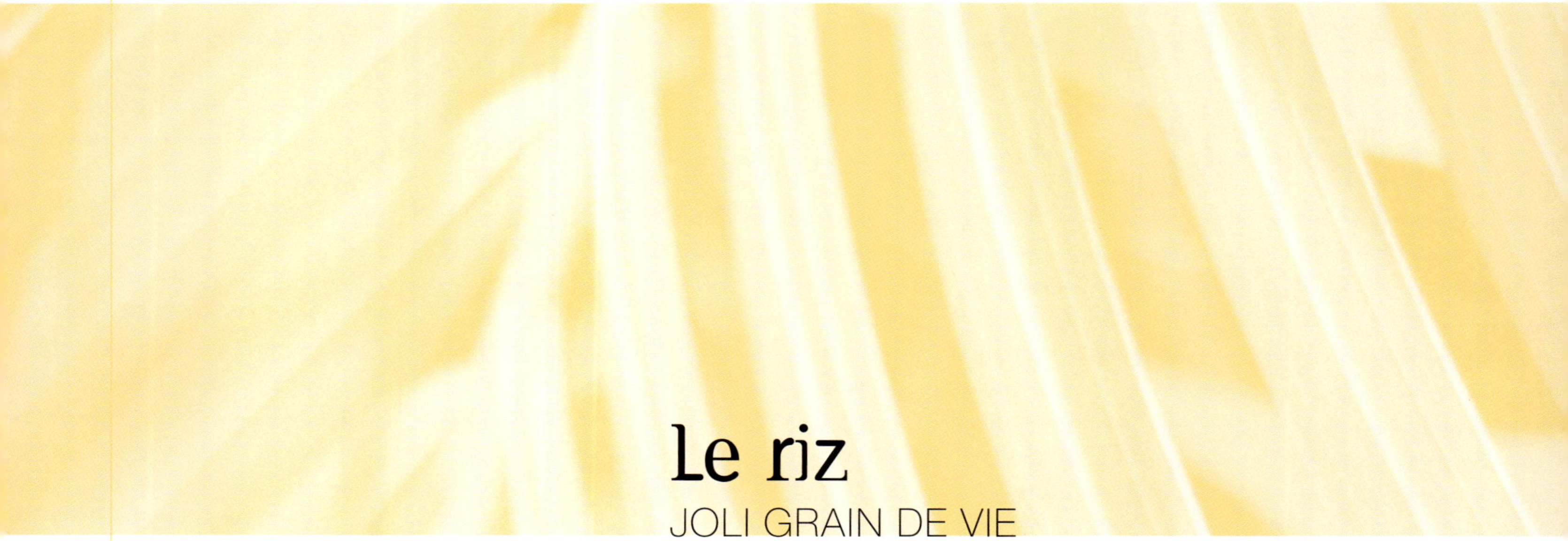

Le riz
JOLI GRAIN DE VIE

La tête au soleil, les pieds dans l'eau, le riz, implanté dans les deltas d'Asie, a façonné les cultures et les habitudes alimentaires des peuples qui le consomment.

Au-delà de son intérêt diététique, cette céréale aux longues tiges ramifiées demeure un puissant symbole du patrimoine japonais. Liée à la fertilité de la terre, elle est synonyme de reproduction. C'est pourquoi, lors de la fête du Riz, on pratique des danses de séduction autour d'un phallus géant. Par ailleurs, les Japonais la désignent sous le nom de « mère », et considèrent les riziculteurs comme des gardiens de la campagne, de la nature toute-puissante.

Les différentes variétés de riz offrent une vaste gamme de saveurs et d'inépuisables bienfaits diététiques (vitamine B, fer, phosphore, magnésium). Son utilisation en cosmétique dépend, elle, du type utilisé. Au Japon, on cultive principalement le *Japonica*. Pour pouvoir survivre au soleil, ses petites graines s'entourent d'une enveloppe brune, sorte de cocon protecteur du riz. On en tire une huile de son, utilisée pour ses propriétés régénératrices.

Par ailleurs, l'huile de germe de riz, riche en acides gras insaturés, hydratants et nourrissants, entre dans la composition de nombreux onguents. La fécule de riz ou amidon, incorporée depuis des siècles dans des poudres ou des cataplasmes, possède, elle, des propriétés nutritives et absorbantes.

Le riz, joli grain de vie, n'est donc pas seulement la base de l'alimentation en Asie. Il évoque aussi la quintessence de la beauté et s'associe, dans les rituels du *nuka*, aux plaisirs du bain japonais.

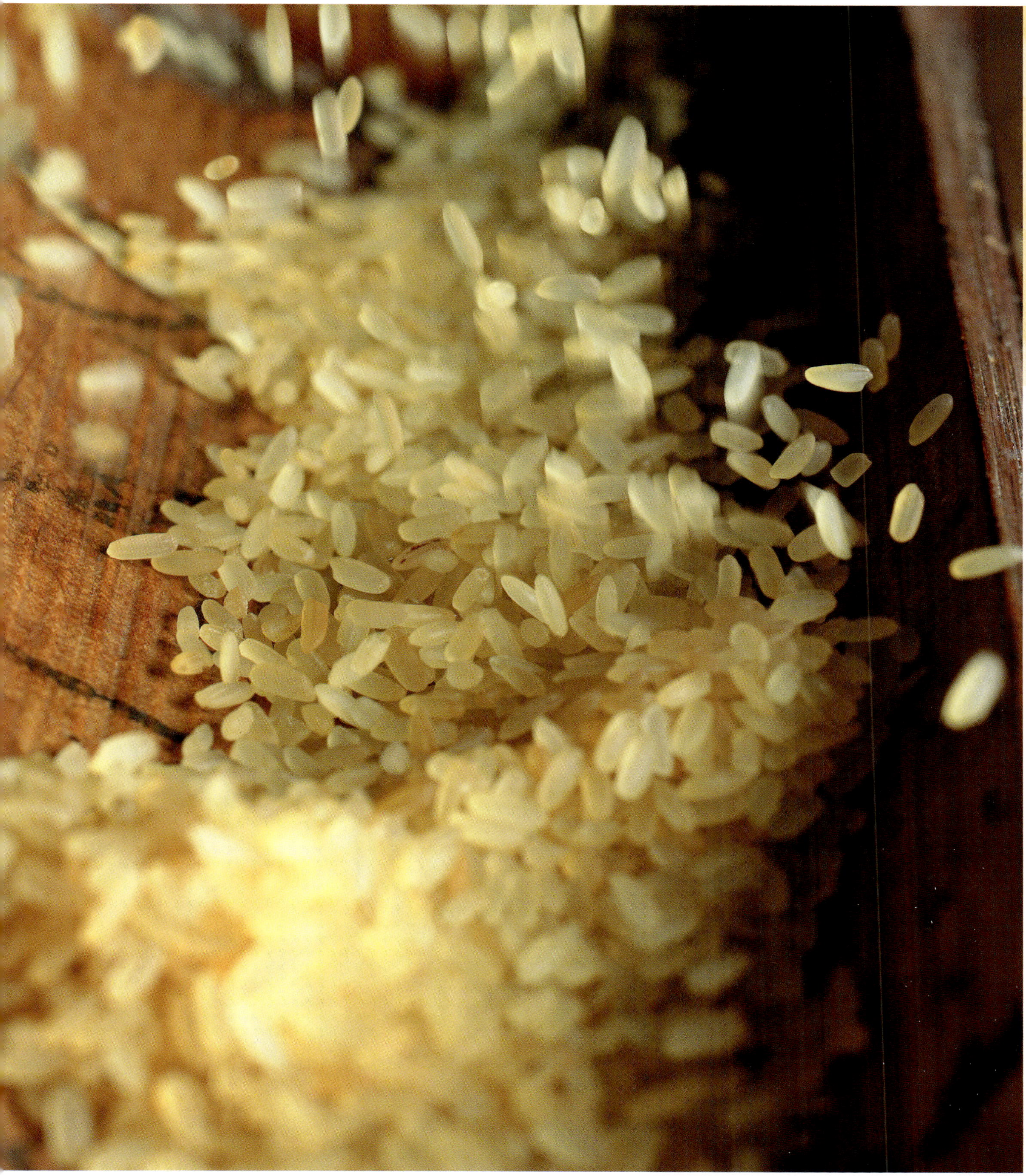

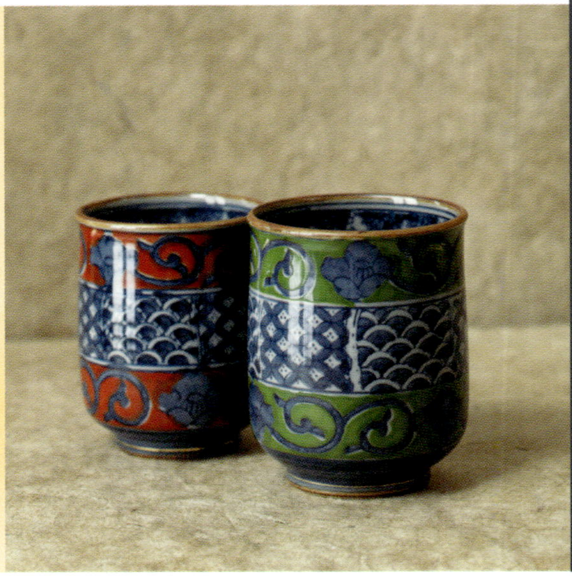

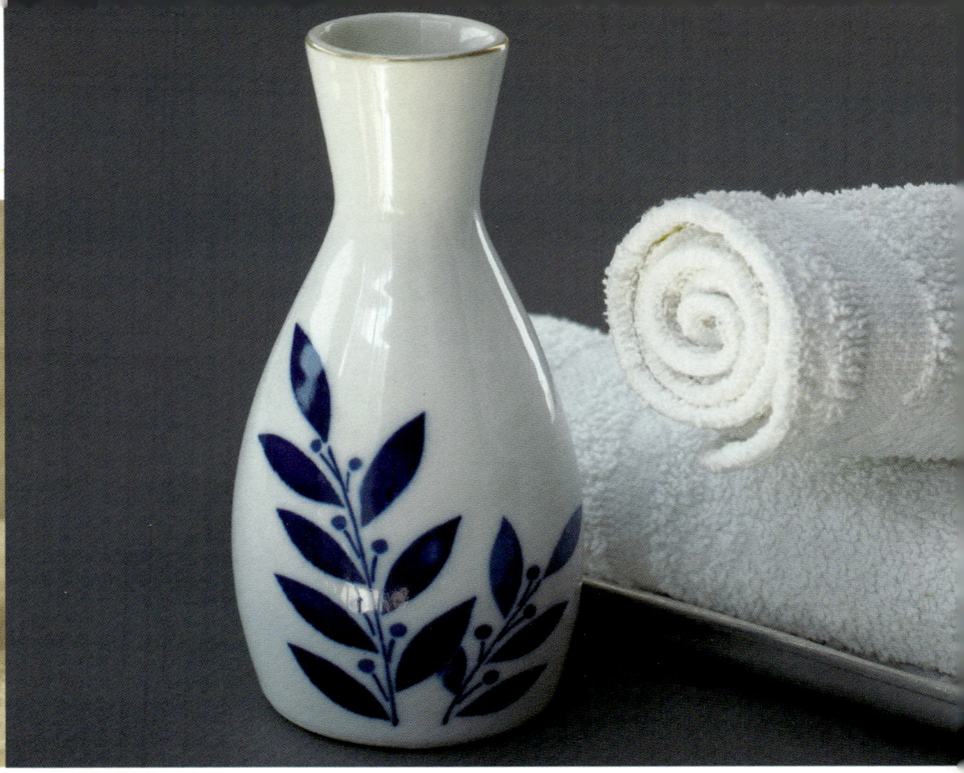

Le nuka, un rêve pour peaux en quête sensorielle

Si vous convoitez une peau douce et satinée, goûtez au plaisir du *nuka*. Le nuka – ou son de riz – est traditionnellement employé par les femmes asiatiques pour exfolier en douceur leur épiderme, l'éclaircir et l'emmener vers la route de la soie. Procurez-vous du son de riz dans un magasin diététique. Confectionnez, avec de la gaze, un sac contenant quelques cuillerées à soupe de ce son. Rabattez les coins et nouez-les avec une ficelle ou un ruban. Passez le sac sous l'eau très chaude, puis comprimez-le jusqu'à ce qu'il exsude un liquide laiteux. Frottez-vous délicatement le corps, en petits mouvements circulaires, et insistez sur les zones rugueuses. Laissez ensuite l'eau de la douche ruisseler, chaude. Une fois rincée, essuyez-vous en vous tamponnant avec une serviette en coton. Enfin, apaisez votre épiderme avec un filet d'huile végétale d'amande douce, mélangée à 1 cuillerée à soupe d'huile de coton et 4 gouttes d'huile essentielle de camomille. Ce mélange, riche en acides gras et en agents apaisants va assouplir, adoucir et unifier le grain de peau tout en lui offrant sa dose de plaisir.

Se cacher pour mieux se dévoiler

Maiko ou geisha confirmée, la courtisane japonaise apparaît avec le visage énigmatique et se déplace à pas menus. Le teint d'une blancheur de kaolin, les sourcils redessinés, la bouche rouge et ronde comme une petite cerise et ses lourds cheveux de jais retenus en un chignon sculptural, elle offre une vision sublimée de la femme. Figée dans une attitude de retenue teintée de mélancolie, elle cultive néanmoins l'art de la calligraphie, de la musique et de la conversation. Comme le kimono dont elle se pare, son « masque » devient érotique pour ce qu'il cache, ce qu'il dévoile, ce qu'il inspire. Pour un raffinement extrême, digne des geishas, massez-vous quotidiennement la nuque avec une crème, puis frottez un petit morceau de gingembre à la naissance des cheveux. Le parfum va se nicher dans la fibre poreuse des cheveux. Vous dégagerez alors un suave parfum poivré à chaque mouvement de tête.

Le goût du saké

C'est une boisson à base de riz fermenté que l'on déguste chaude ou froide, un liquide emblématique du pays du Soleil-Levant qui réchauffe les sens. Célébré et initialement fabriqué dans les temples shinto, le saké est élaboré à partir du *koji*, une variété de riz particulièrement riche en amidon, qui se métamorphose dans le processus de fermentation en sucre et en alcool. Il distille ses bienfaits aux épidermes assoiffés, le temps d'un petit rituel que l'on attribue aux geishas.

Avant de pénétrer dans l'eau du bain, imbibez une serviette d'eau chaude et de 25 centilitres de saké chaud. Tenez-la par les deux extrémités et torsadez-la, encore fumante. Débutez la friction par les mains, poursuivez par les bras, les épaules, le cou. Enfin, descendez vers la poitrine, le haut du dos, l'abdomen, la région lombaire, les fesses, les jambes, les pieds et les orteils. Frictionnez jusqu'à ce que la peau soit légèrement rougie ou tout du moins échauffée.

Cette friction va activer la circulation, opérer un léger gommage de la peau et ouvrir les pores. Elle stimule l'organisme en permettant à la peau de respirer alors que le sucre d'amidon fermenté élimine les cellules mortes qui ternissent le teint.

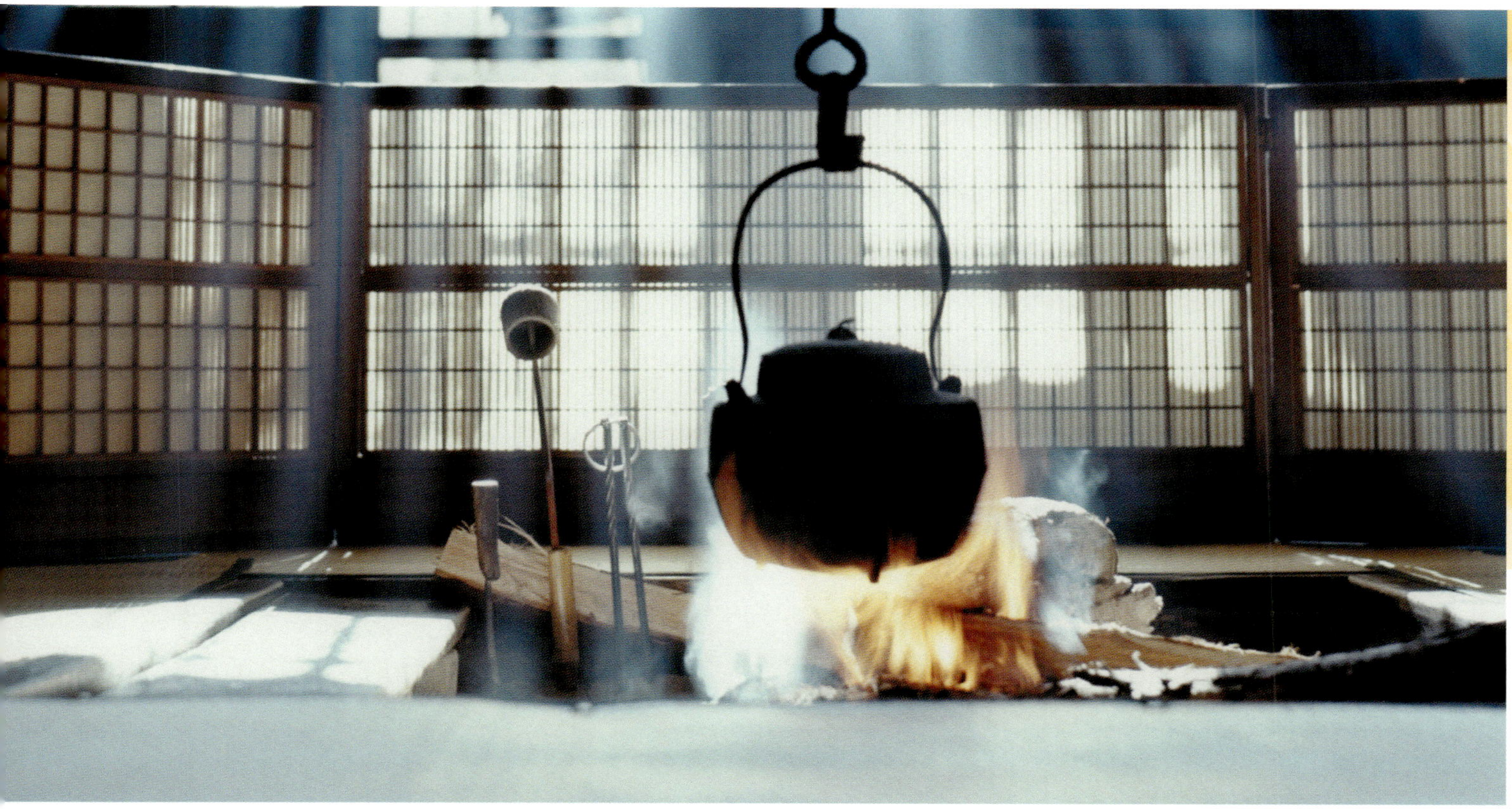

Des cheveux de jais
LA BRILLANCE DE LA SOIE

Les femmes japonaises confèrent à leur chevelure des pouvoirs magiques et ensorcelants. Les gestes d'entretien qui s'y rattachent sont empreints de grâce et de féminité. L'huile de camélia, à la couleur bouton d'or, est l'onguent utilisé dans toutes les demeures. Élaborée à partir des graines de fruits d'un arbuste, elle possède des qualités similaires à certains des constituants lipidiques naturellement produits par la peau pour la lubrifier et la protéger. Pour être belle à l'extrême, appliquez de l'huile de camélia sur le cuir chevelu et les longueurs. Massez et faites pénétrer le produit. Attendez 20 minutes avant de laver et de rincer soigneusement vos cheveux. Procédez au séchage. Enfin, déposez quelques gouttes d'huile sur vos doigts et malaxez les pointes.

Retour aux sources

Sur cette terre de feu qui crache des jets de vapeur, on trouve, comme au mont Yudomo, toutes sortes d'*onsens*, ces sources d'eau chaude, réputées pour leurs eaux sulfureuses. La croyance populaire voit dans leur jaillissement une manifestation divine. Comme à l'intérieur de petits temples, les Japonais se plongent dans ces eaux sombres, un peu énigmatiques, qui sont garantes de paix et d'harmonie pour le corps. Cette culture de l'immersion, le *misogi*, signifie que l'on purifie son âme.

Nu, le corps japonais retrouve sa pureté originelle. Il ne s'embarrasse d'aucune pudeur car il n'est l'objet d'aucun regard ambigu. Seul impératif : se savonner et se rincer à l'extérieur du bassin. Dans les sources volcaniques (onsens), les bains publics (*sento*) ou à la maison (*furo*), l'eau doit rester pure.

L'immersion en eau sacrée se pratique également à la maison. Dans des baignoires en bois odorant de santal, d'hinoki ou de cèdre, on se prélasse dans une eau chaude agrémentée de plantes, d'agrumes ou de fleurs.

Pour vous initier à l'art du furo, faites couler un bain à une température d'environ 38 °C, qui permettra aux pores de se dilater et d'exsuder les toxines de la peau. Prenez 2 citrons *yuzu* et 1 pamplemousse. Coupez-les en deux et laissez-les macérer dans le bain. En hiver, ces agrumes vont réchauffer le corps et le rendre plus résistant aux assauts du froid.

Au printemps, préférez le pouvoir mystérieux d'une poignée de poudre de racine d'iris agrémentée de quelques fleurs de cerisier japonais. Cette jolie façon de célébrer la belle saison va assainir la peau et vous préparer à démarrer un autre cycle.

Enfin, quel que soit le moment de l'année, glissez-vous dans un *yakata*, sublime peignoir japonais, à la sortie du bain. La peau, encore humectée de sueur, se frottera avec plaisir au tissu de coton ou de soie.

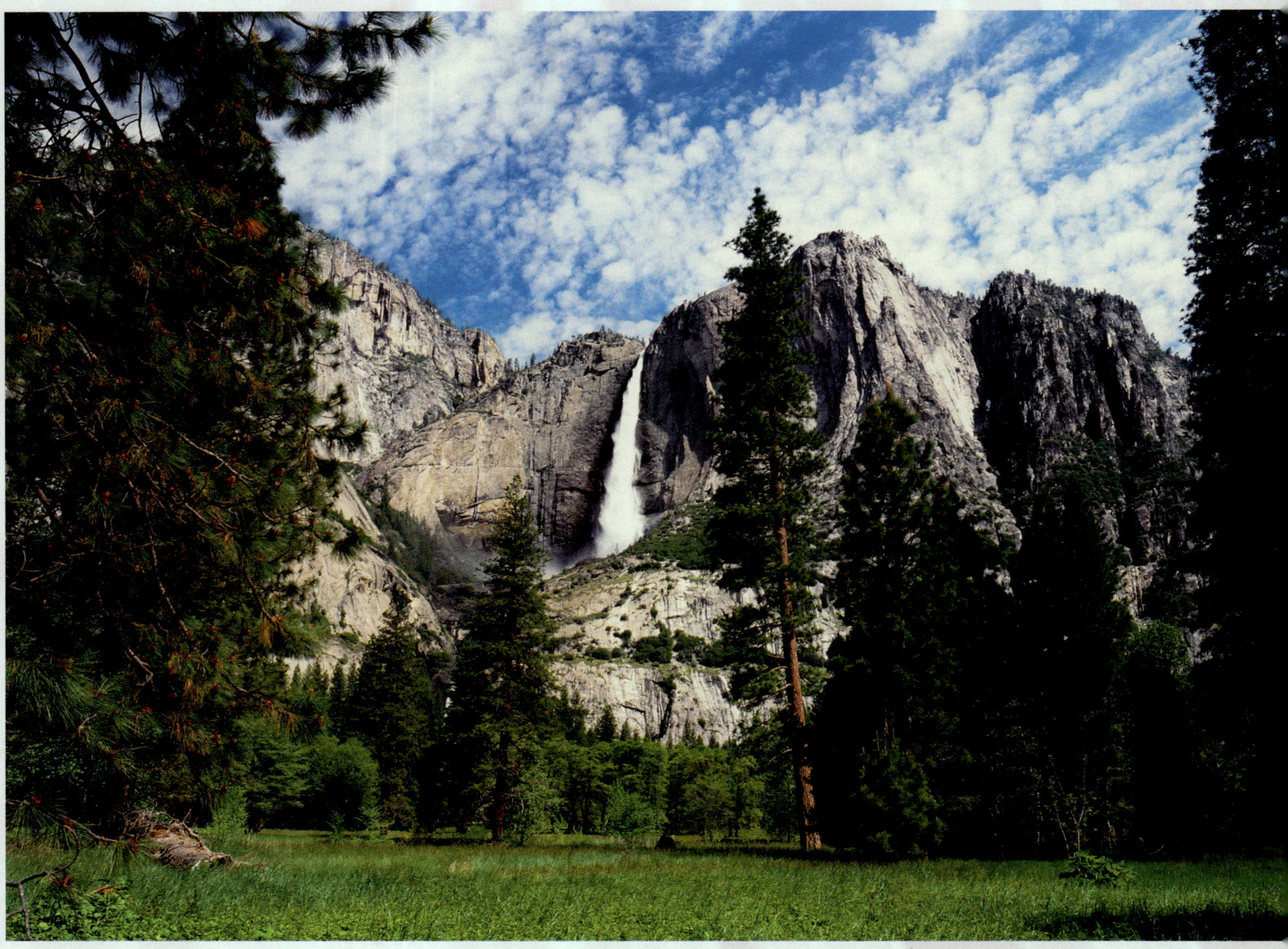

Amérique du Nord page 68

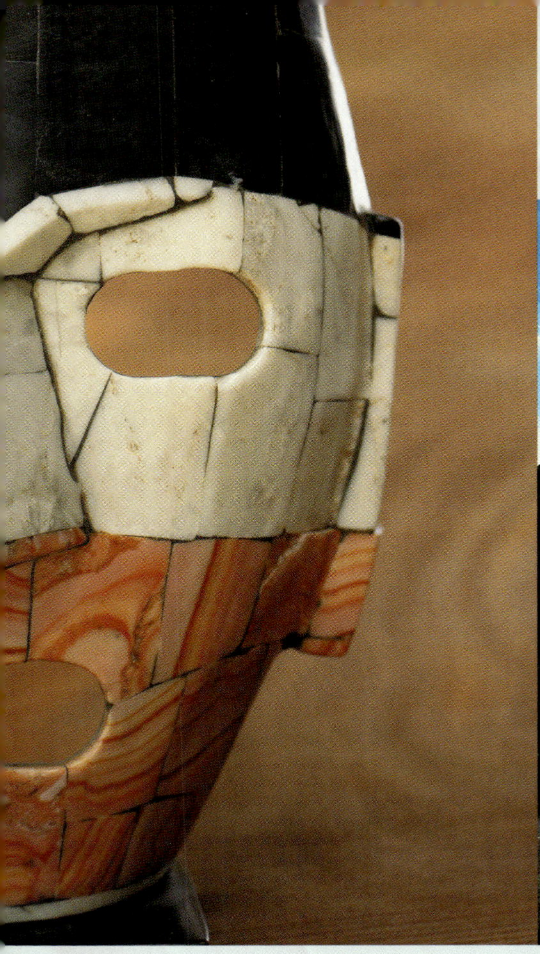

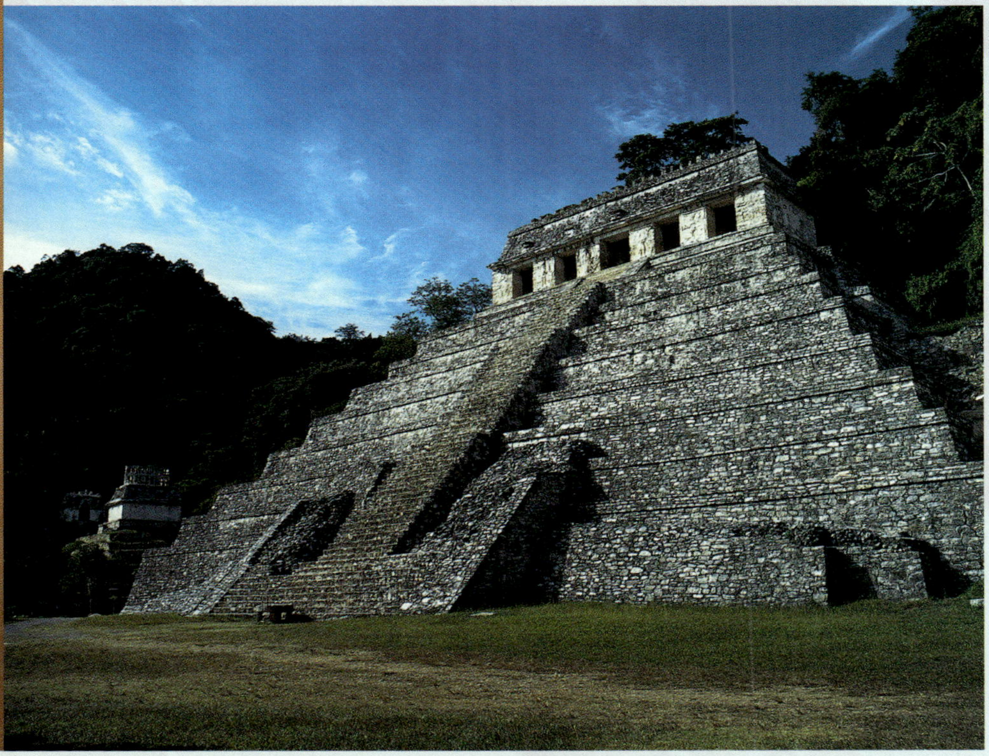

Mexique *page* 76

Amériques

Plaines canadiennes verdoyantes, désert lunaire d'Arizona, jungle amazonienne à la beauté sauvage... Du nord au sud, l'Amérique n'est que splendeurs. Ses civilisations sont à l'image de ses immensités : mystérieuses et envoûtantes. Des rites amérindiens comme les cérémonies de purification sous des tipis de sudation et les massages aux pierres volcaniques aux rituels chamaniques de l'Amérique du Sud, tout ici s'accomplit pour exulter le corps et transcender l'esprit.

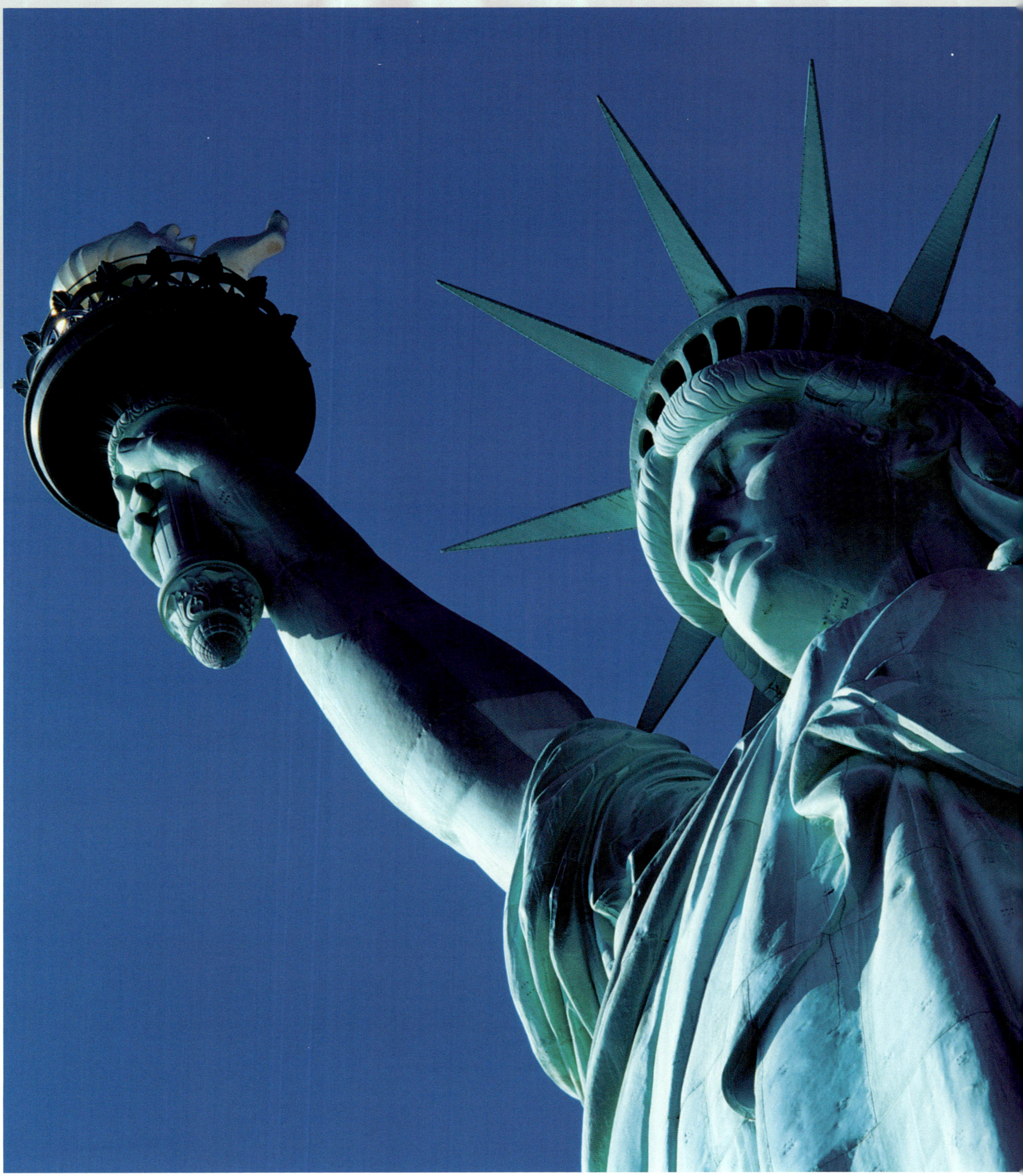

Amérique du Nord

LE PACTE SACRÉ AVEC LA NATURE

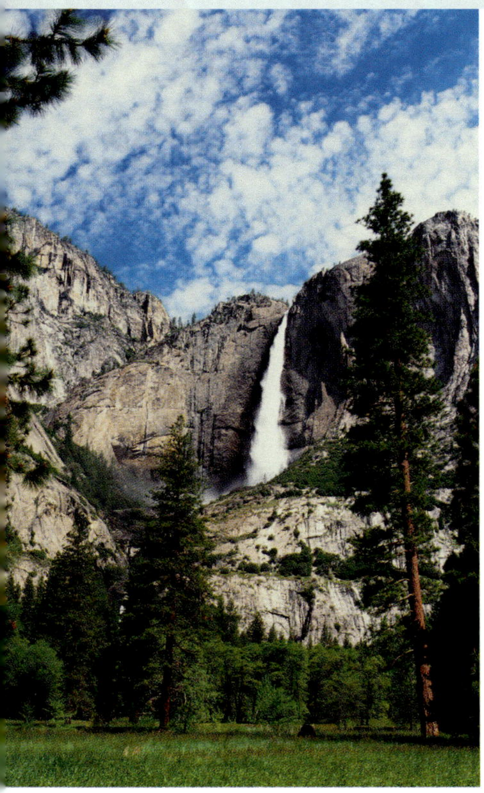

Sur le continent nord-américain, les origines de l'harmonie entre l'homme et l'environnement s'illustrent par une belle légende. Bien avant l'arrivée des Visages pâles, le Grand Esprit réunit les divinités de la nature et les chefs des tribus. À l'issue de ce premier *Pow Wow*, un pacte sacré est conclu. Si les hommes respectent et louent les innombrables dieux de la forêt, des plaines et des montagnes, celles-ci se chargent en retour de les protéger contre les maladies. Ainsi, le hêtre promet de garder ses feuilles toute l'année pour soigner l'eczéma. Le groseillier s'engage à guérir les inflammations pulmonaires. L'oignon des bois jure de combattre l'asthme… Une à une, toutes les plantes s'attribuent une mission. Leur tour achevé, vient celui des esprits minéraux. Et les *gahe* – minéraux en apache –, de proposer leurs services. Le sable ou la turquoise offrent d'éclairer les rêves des sorciers. Les *chintâmanis* – ou pierres cristallines – propagent des ondes énergétiques destinées à purifier l'aura. La pierre de lave, ayant roulé dans le lit des rivières, s'invite à laver les tourments de l'esprit et les douleurs musculaires.

Grâce à cet accès direct à toutes les divinités, les prêtres-guérisseurs accèdent à l'art de soigner l'âme et le corps. Pour guérir un malade, ils ingèrent des plantes hallucinogènes et laissent les esprits de la nature apparaître dans leurs rêves pour livrer le remède adéquat.

Sortie de son contexte mythologique, la naturopathie amérindienne s'est avant tout fondée sur l'observation comportementale des animaux. Ainsi, en voyant le grizzly guérir de ses blessures en mangeant des racines, des noix et des baies, les Indiens adoptent ses panacées.

L'engouement de l'Europe pour les remèdes américains date de 1535, année où Jacques Cartier guérit du scorbut grâce à des décoctions d'aiguilles de sapin administrées par des indigènes. Depuis, Mohicans, Cherokees, Sioux, Penobscots, Salishs, Algonquins et autres tribus patriarcales nord-américaines se sont dissoutes au fil de l'histoire. Dans le sillage de leur mémoire, on trouve encore quantités de soins adaptés aux besoins d'aujourd'hui. Le plus célèbre d'entre eux est sans doute la *stone therapy*. Un massage aux pierres volcaniques chaudes, dédié à l'origine aux Indiennes d'Arizona. Enceintes, elles soulageaient leurs contractions par l'imposition de galets de basalte chauds sur leur ventre.

Les pierres volcaniques

L'ÉNERGIE À PORTÉE DE MAIN

En traversant les siècles et les continents, ce soin est parvenu jusqu'à nous sous le nom de stone therapy et réactualisé par Mary Nelson au début des années 1990. Diplômée du Desert Institute of The Healing Arts en Arizona, elle invente un massage purifiant et déstressant qui combine des mouvements de glisse et des appositions de galets chauds sur le corps huilé. En créant une vasodilatation des capillaires, la chaleur augmente le métabolisme et accélère le rythme cardiaque. Boostée, la circulation sanguine et lymphatique oxygène les tissus et les nettoie de leurs toxines.

Béni soit le « Peuple des Pierres » qui, depuis des millénaires, inonde l'homme de ses ondes bénéfiques. Ancrées dans la culture amérindienne, ses forces mystérieuses portent le nom de géomagnétisme dans nos civilisations contemporaines. Cette donnée à caractère scientifique s'explique par la géophysique : enterrées depuis des siècles, les roches se sont chargées d'énergies positives ou négatives. Une force que les chamans et les guérisseurs utilisent pour redonner au corps toute sa puissance. Infiniment respectées pour leur présence vibratoire, et considérées comme de précieuses alliées, les roches volcaniques constituent l'élément principal des cérémonies sacrées des huttes de sudation. Formées par l'action de sédimentation et riches en basalte, elles ont en effet la particularité de conserver et de retenir la chaleur. Polies dans le lit des rivières, elles sont chauffées sur un foyer, puis frottées sur le corps.
Particulièrement sensibles aux effets de cette méthode, les Indiennes l'intègrent dans leurs protocoles de massage pour soulager courbatures, fatigue, arthrose, grossesse...

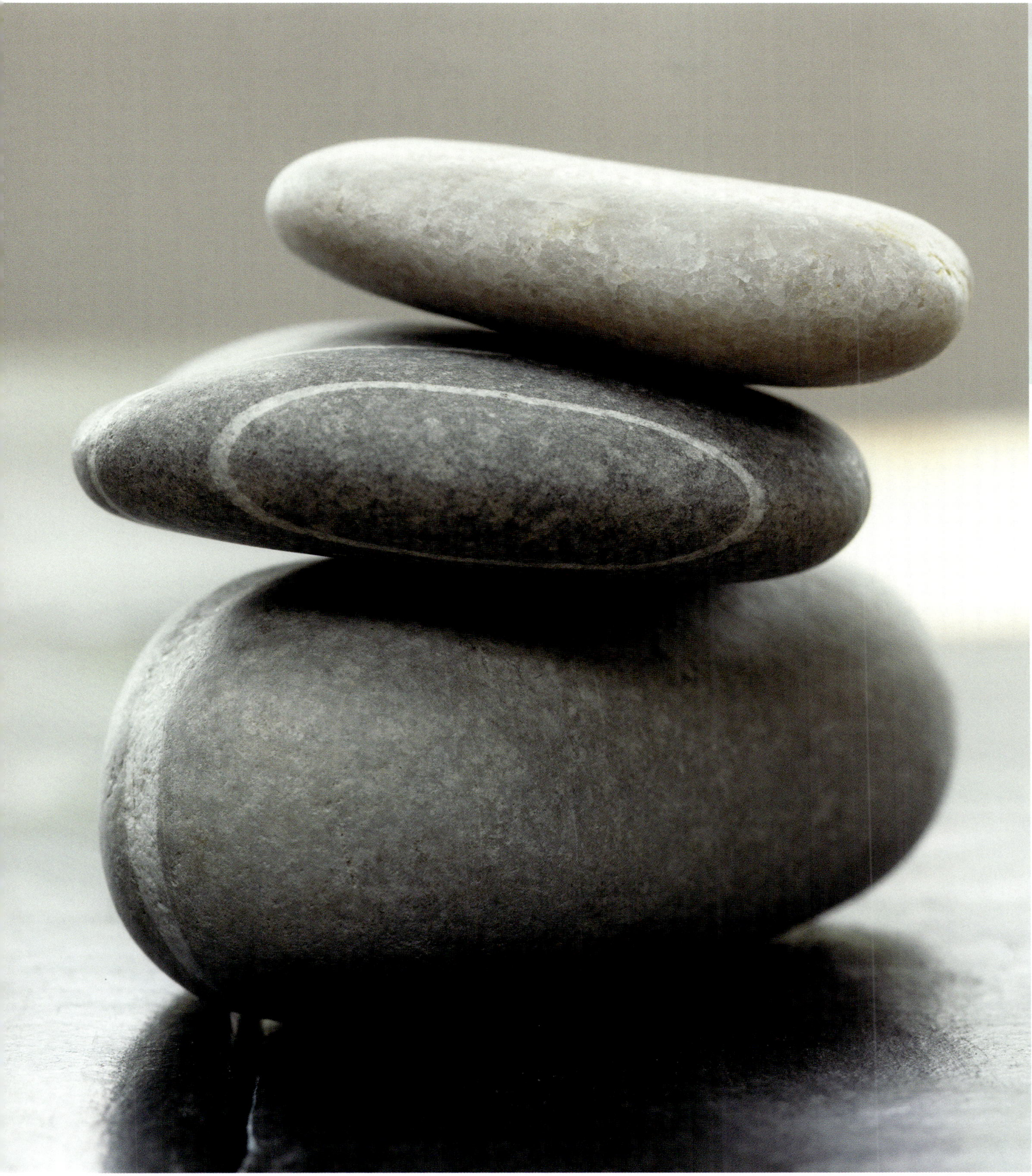

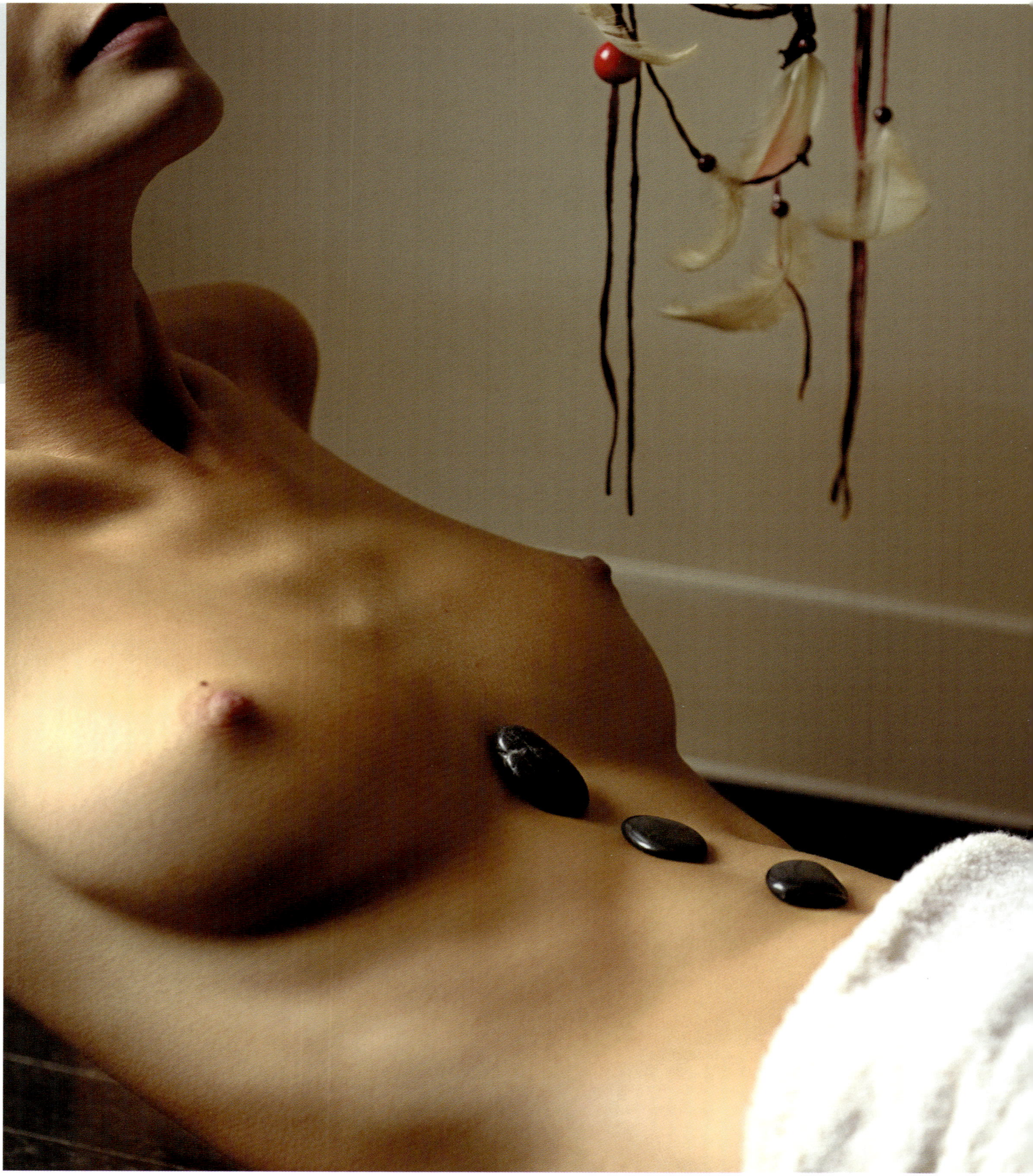

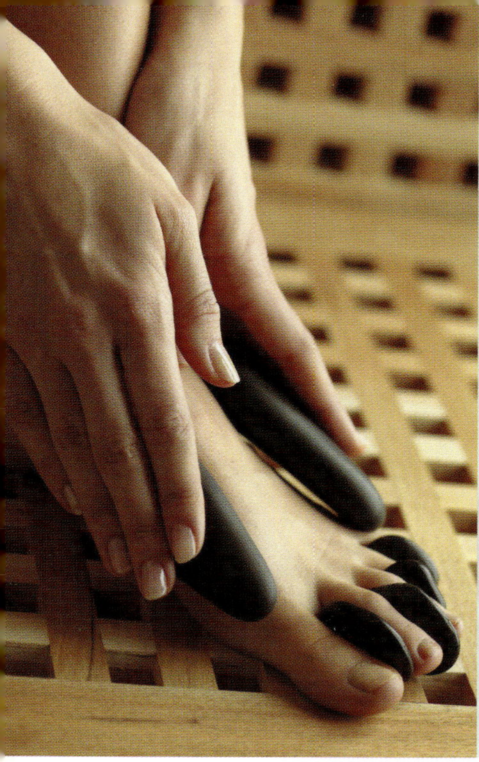

Le massage aux pierres chaudes

LE RÉGAL DES GALETS

Préparation

Installez un petit matelas au sol et recouvrez-le d'un drap de bain.

Faites bouillir une grande quantité d'eau et placez tous vos galets dans une passoire afin qu'ils chauffent par la vapeur.

Les pierres doivent atteindre environ 50 °C avant d'être utilisées.

INGRÉDIENTS

- Une huile relaxante pour le corps (lavande ou arnica)
- 2 galets plats et lisses de la taille d'une main
- 3 galets grands comme une paume
- 8 petites pierres, pas plus grosses qu'une pièce de 2 €
- 1 très grande marmite
- 1 passoire
- 2 grands draps de bain

Déroulé

1

Enduisez-vous d'huile de la tête aux pieds. Cela facilite les mouvements de glisse nécessaires au massage.

2

Entre vos orteils, disposez les petites pierres. Allongez-vous et placez les 3 galets moyens en ligne droite sur le ventre en partant du plexus solaire, point stratégique de la détente. Prenez les 2 gros galets dans vos mains, et allongez-vous, les bras le long du corps. Recouvrez-vous avec une serviette. Reposez-vous ainsi jusqu'à ce que les galets aient complètement refroidi.

3

Procédez à présent au massage. Faites chauffer les 2 plus gros galets et, un dans chaque main, prenez votre pied en sandwich. Avec une légère pression, glissez les pierres sur toute la longueur. Ce geste accompli trois fois, placez les galets sur les chevilles et effectuez des mouvements circulaires. Enchaînez par de longues glissades et de petites pressions des mollets aux cuisses. Alternez entre l'utilisation du plat du galet et sa tranche lorsque vous voulez insister sur une zone douloureuse.

La stone therapy nécessite un savoir-faire que seuls des professionnels peuvent réaliser dans son intégralité. Il est conseillé de ne pas recevoir ce soin – très profond – plus d'une fois par mois. Les quelques rudiments détaillés ici assurent une réelle décontraction musculaire. Favorables au bon fonctionnement du métabolisme, ils peuvent se réaliser plus fréquemment et soulagent des jambes fatiguées. Si vous souffrez de problèmes veineux, utilisez des pierres de marbre glacées pour le massage. Il suffit pour cela de les laisser quelques heures dans votre congélateur.

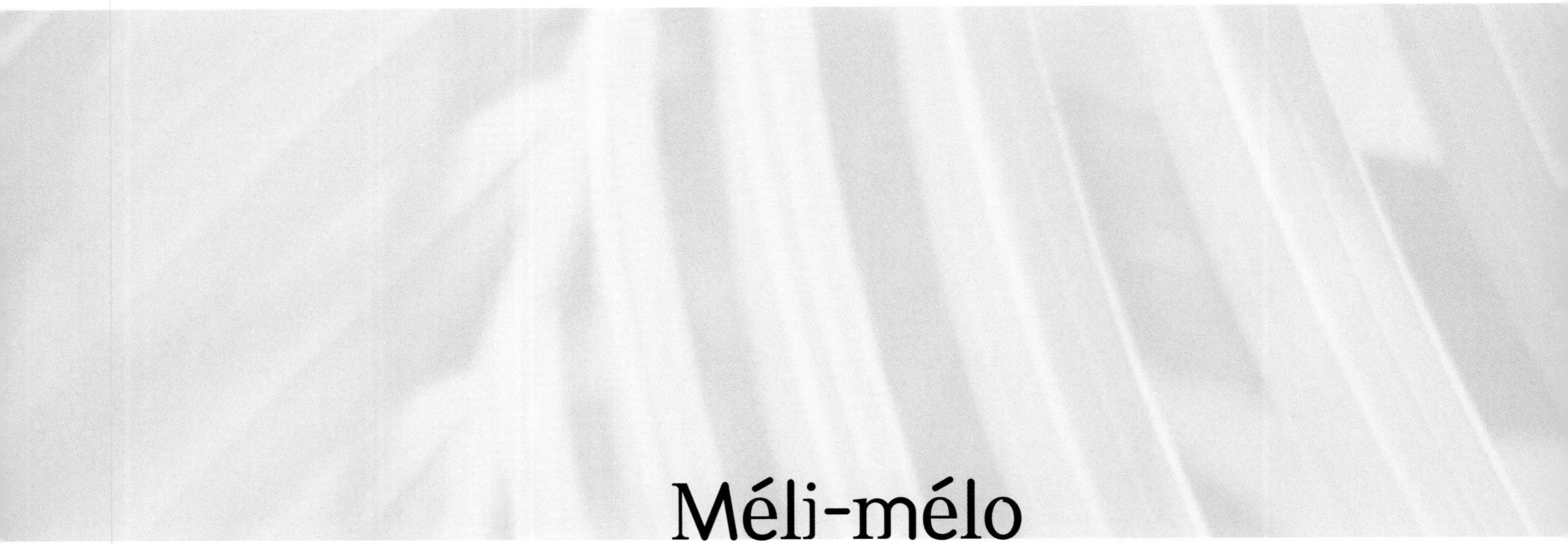

Méli-mélo

Pin et eucalyptus
À PLEINS POUMONS

C'est en appliquant sur la poitrine une boue récoltée sur les flancs des montagnes canadiennes que les anciens soignaient fatigue musculaire et affections pulmonaires. Résultant de la décomposition d'épines de pin et de fleurs d'eucalyptus, ce cataplasme naturel, riche en vitamines, en huiles essentielles et en essence de térébenthine, stimulait la circulation sanguine et favorisait la décongestion des voies respiratoires. Sans habiter dans le Grand Nord canadien, vous pouvez profiter de leurs bénéfices à la maison. Plongez dans une marmite d'eau bouillante 250 grammes d'aiguilles de pin séchées et autant de fleurs d'eucalyptus. Laissez infuser pendant 20 minutes. Filtrez et ajoutez cette décoction à l'eau de votre bain.

Sous le tipi, la renaissance

Hammam, sauna, bania, furo… Rares sont les civilisations qui n'ont pas intégré à leur culture une technique de sudation. Si les noms diffèrent, le principe du bain de vapeur reste le même : transpirer pour purifier son corps et se détendre. Les Amérindiens n'échappent pas à la règle. Effectué dans une hutte de sudation construite avec des branches recouvertes de peaux de bêtes, ce rituel symbolise une nouvelle naissance et leur permet de multiplier les perceptions. Au milieu du tipi, ils aménagent un foyer sous des pierres, qu'ils arrosent régulièrement avec de l'eau mélangée à des herbes comme la sauge, le cédrat et la lavande. Par les poumons et les pores de la peau, les actifs apaisants et purifiants des plantes pénètrent dans l'organisme. Convaincus que la propreté du corps a un effet favorable sur la prière et que sa purification régulière immunise contre les maladies, les Indiens s'y livrent régulièrement pour le salut de leur âme. Pour des effets toniques, ils concluaient ce rituel par un plongeon dans une rivière glacée. À la maison, faites bouillir dans 250 millilitres d'eau une poignée de chaque plante citée ci-dessus, puis ajoutez cette décoction à l'eau du bain.

L'eau d'hamamélis, experte des peaux sensibles

De tous temps utilisée par les Amérindiens pour panser des lésions superficielles de la peau, l'eau florale d'hamamélis a la propriété de tonifier les petits vaisseaux superficiels de l'épiderme. Idéale pour les épidermes fragiles, elle atténue les rougeurs et régule l'excès de sébum. Ces propriétés médicinales n'ont pas échappé aux premiers colons européens qui répandent son utilisation sur leur continent dès le XVIIIe siècle. Utilisée pure en lotion après-rasage, elle se décline aussi en tonique pour le visage. Pour obtenir l'eau, faites bouillir 5 à 10 grammes de feuilles d'hamamélis séchées. Laissez refroidir et mélangez 80 millilitres de la décoction à 20 millilitres d'alcool à 60°, 10 gouttes d'huile essentielle de pamplemousse, 5 gouttes d'huile essentielle d'arbre à thé et autant de cyprès. À utiliser le matin au réveil et le soir pour parfaire le démaquillage.

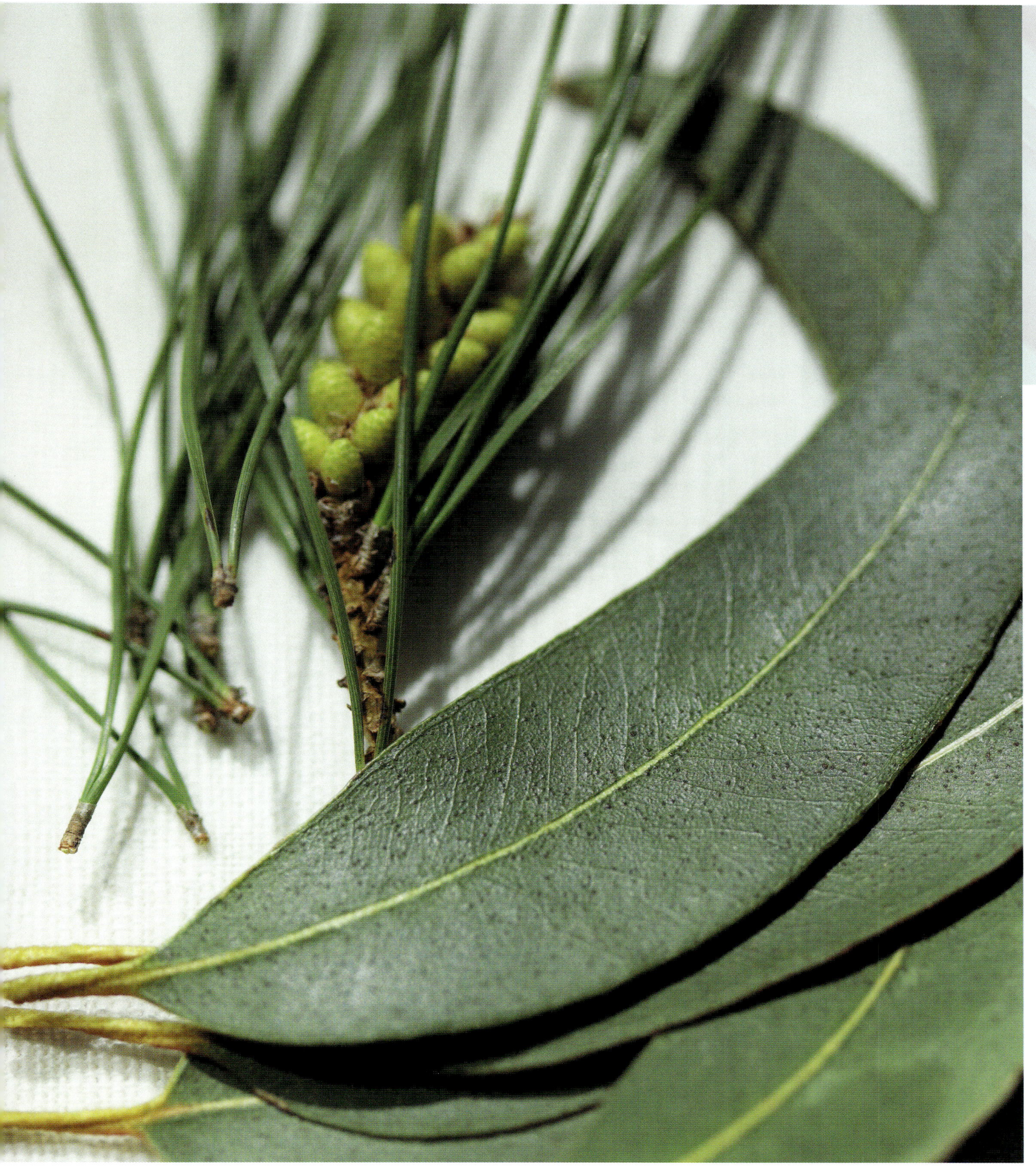

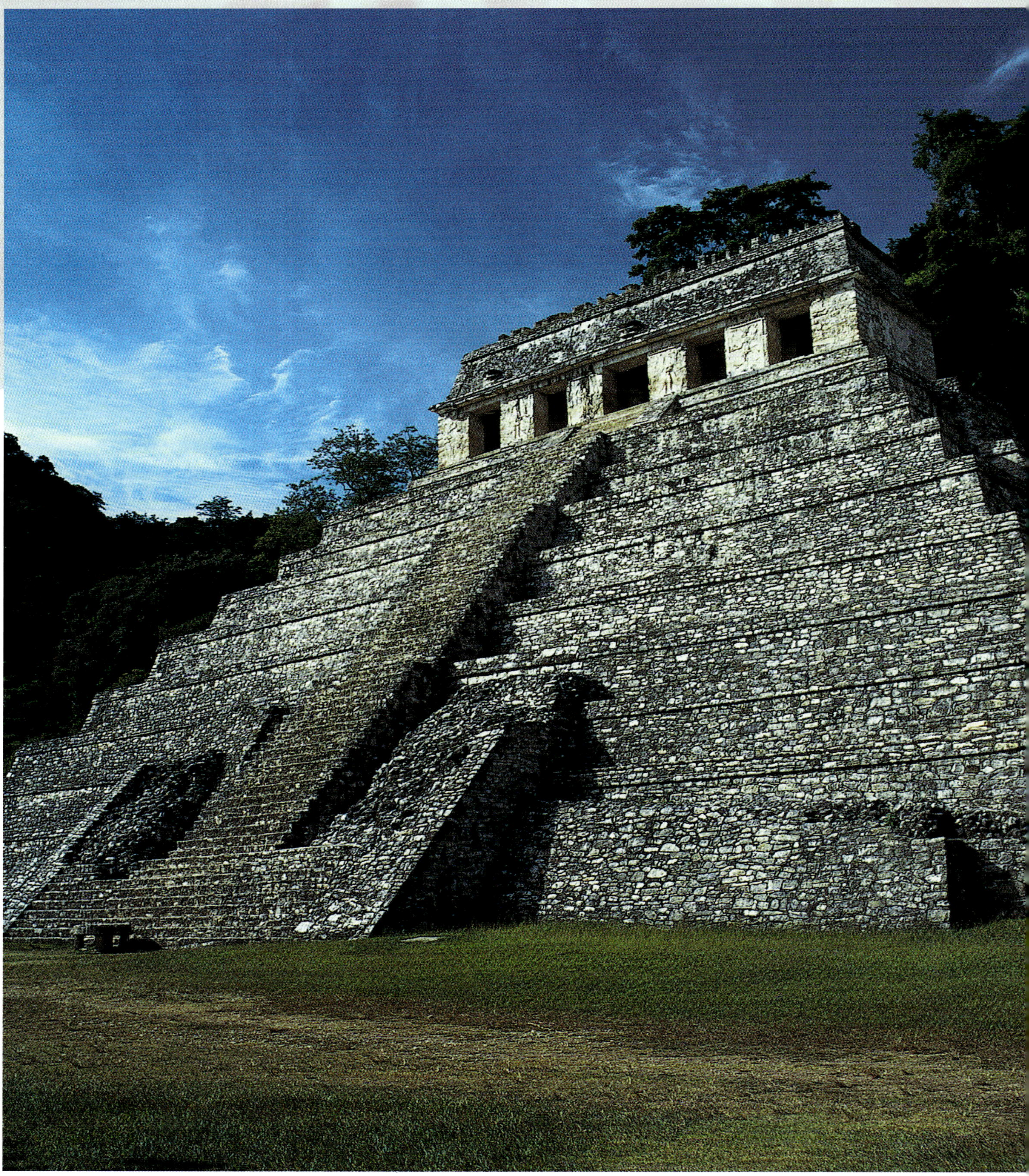

Mexique

MONDE DE FERVEUR

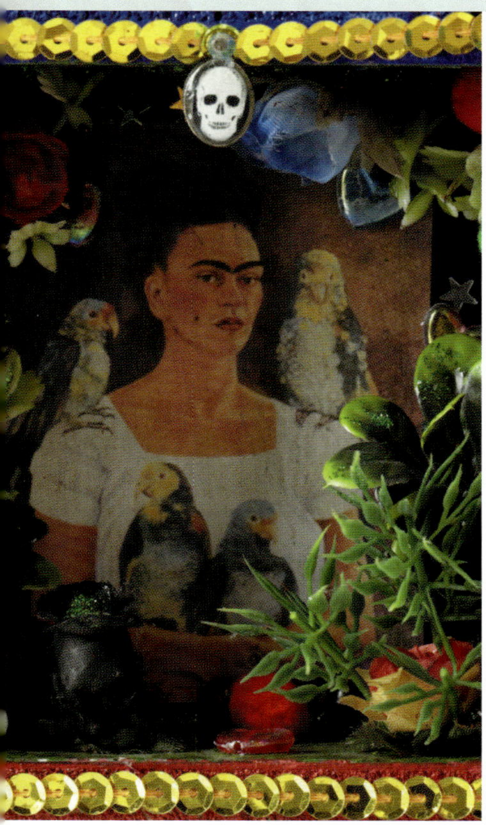

C'est un monde vibrant qui titille notre imaginaire. Le Mexique, avec ses déserts de cactus, ses forêts tropicales et sa faune incroyable, nous plonge dans un état proche de l'hallucination.

Les goûts pimentés semblent exister pour relever, s'il le fallait, la saveur colorée d'un pays chaleureux. Son peuple, mâtiné de culture indienne et hispanique, calque son caractère sur la nature exubérante. D'origine toltèque, maya ou aztèque, il nous touche au cœur, avec son monde de rituels magiques qui oscille entre chamanisme et catholicisme.

Ainsi lors du soin *temazcal*, sorte d'adobe de sudation, les Aztèques et les Mayas dégustaient un peu de *peyotl*, cactus divin, pour se plonger dans un état second avant l'étape de purification…

C'est que là-bas, chaque plante est une véritable petite usine chimique. Selon la quantité absorbée ou l'utilisation que l'on en fait, elles peuvent révéler des qualités diverses, allant de l'ivresse à des propriétés cosmétiques fabuleuses.

Les Aztèques possédaient d'ailleurs une grande connaissance des plantes médicinales. Si bien qu'en 1570, le médecin du roi d'Espagne Philippe II fit envoyer des missions au Mexique afin de recenser les quelque 1 200 espèces à usage thérapeutique. En sont revenus entre autres, l'aloe vera, le cacaoyer ou la vanille qui ont voyagé jusqu'à nous, pour notre plus grand bonheur.

Mais c'est dans l'apparat que les Mexicains excellent pour mettre en valeur leur beauté. Ainsi pour les Aztèques, un manteau fait de plumes d'oiseaux multicolores sublimes comme le kiwi ou le quetzal signe l'harmonie.

Et pour les Mexicaines, ce sont de lourds colliers de turquoises ou d'opales qui magnifient leur féminité, plutôt qu'un maquillage appuyé, comme en témoigne Frida Kahlo, peintre de génie et figure emblématique du Mexique. Avec ses cheveux entrelacés en nattes, puis remontés et noués à l'aide de rubans chatoyants, ses sourcils naturels fournis et noirs et ses multiples bijoux mayas, elle est l'essence même d'un pays où la passion semble être le plus commun des sentiments.

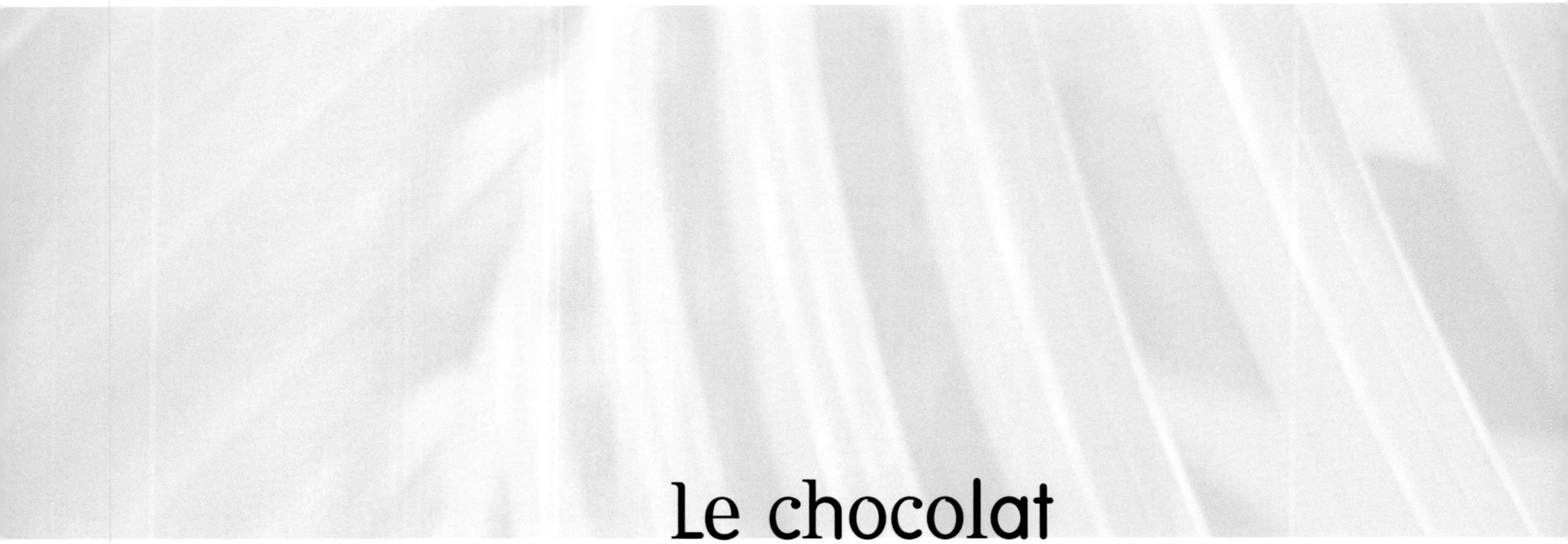

Le chocolat

Arbre mythique, le cacaoyer a joué un rôle important dans les rites des civilisations maya, inca, aztèque… Véritable invitation au voyage, il a tout pour que l'homme puisse, une fois de plus, transcender la réalité en s'adonnant au plaisir.

Ses fèves, mélangées à de l'eau et à quelques piments, offraient un breuvage digne des dieux. La légende raconte qu'il fit perdre la tête au puissant Quetzalcóatl lorsqu'il s'en enivra sous l'impulsion du magicien Titlacauan.

Les Incas, subjugués par son pouvoir, en étaient si friands qu'ils en consommaient avant les cérémonies rituelles de sacrifices… Ils le parfumaient avec les gousses de graines d'une orchidée grimpante appelée *tlixochitl* et préparaient également, avec le beurre de cacao, divers onguents destinés à protéger des morsures du soleil. Plus libertin, le roi Moctezuma lui reconnut des vertus aphrodisiaques, suçant quelques fèves avant d'honorer ses femmes.

Lorsqu'en 1528 le conquistador Hernan Cortés, à la recherche d'un nouvel eldorado, débarqua en Amérique, il fut accueilli par les indigènes comme la réincarnation du Serpent à Plumes. Du coup, couvert d'or, mais aussi d'or brun, il rapporta en Espagne tout un monde de plaisir à portée de papilles. Dès lors, le chocolat fit une entrée remarquée dans la sphère culturelle des élites civiles et religieuses avant que toute une population ne se prenne de passion pour lui.

Aujourd'hui, on lui reconnaît des vertus toniques et antidépressives. Il contient en effet des substances chimiques comme la théobromine, la caféine et la sérotonine qui stimulent le système nerveux. Sa teneur en magnésium, elle, est un décontractant musculaire hors pair. Et comme ce qui est bon pour le corps est bon pour la peau, la folie des enveloppements au chocolat s'est développée outre-Atlantique. Telles de petites divinités toltèques, les femmes, transformées en statues chocolatées, sont friandes de ce remède divin qui rend la peau douce et soyeuse.

De fait, plus qu'une simple gourmandise, le chocolat est devenu l'élément essentiel de toute une gamme de soins novateurs. Riche en polyphénols qui luttent contre les radicaux libres, en protéines connues pour leur effet lift spectaculaire et en insaponifiables cicatrisants, la pâte de cacao n'a vraisemblablement pas fini d'enthousiasmer les esprits.

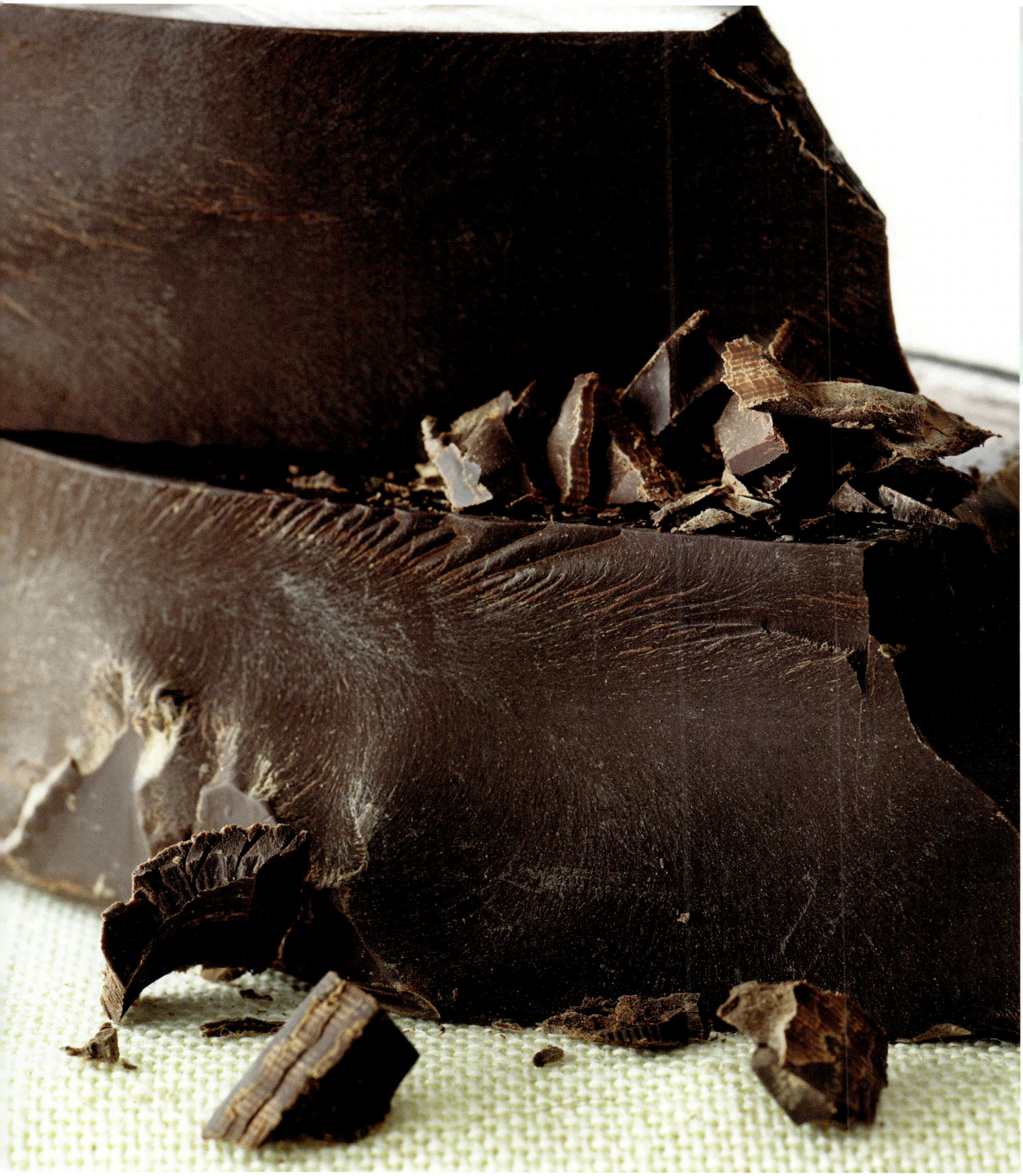

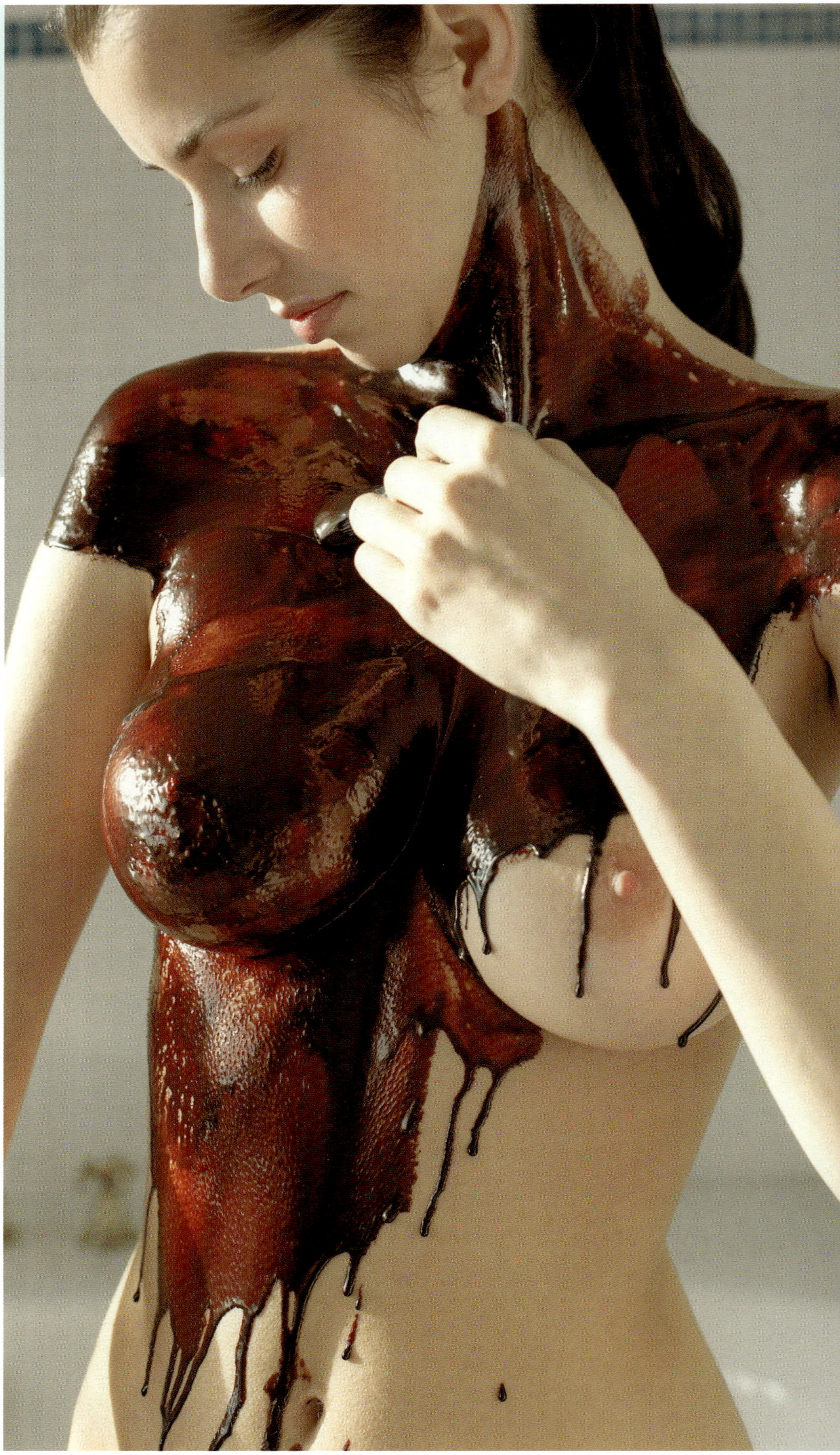

INGRÉDIENTS

- 1 filet d'huile végétale type jojoba
- 1 goutte d'huile essentielle d'oranger

Pour le glaçage

- 3 plaquettes de chocolat noir à 95 % de cacao
- 25 cl d'eau de fleurs d'oranger
- 1 pinceau à large brosse

Pour le modelage des mains au beurre de cacao

- 125 ml de poudre d'amandes
- 125 g de flocons d'avoine
- 4 cuillerées à soupe de beurre de cacao
- 3 cuillerées à soupe de miel

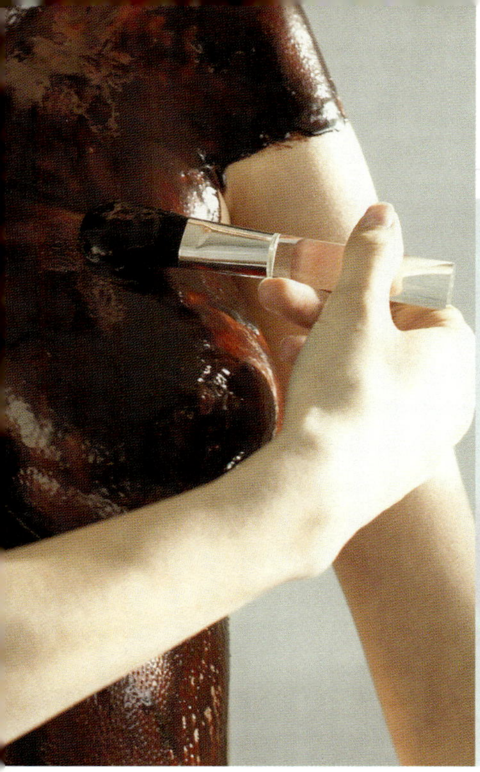

Glaçage au chocolat et modelage des mains au beurre de cacao

Préparation

Pour le glaçage
Dans une casserole, faites fondre au bain-marie les plaquettes de chocolat. Ajoutez progressivement à la pâte les 25 centilitres d'eau de fleurs d'oranger.

Pour le modelage
Dans un bol, mélangez intimement les flocons d'avoine, la poudre d'amandes, le beurre de cacao et le miel jusqu'à l'obtention d'une pâte lisse.

Déroulé

Débutez votre soin par un « massage de bienvenue », à l'aide d'une huile végétale, histoire de lâcher prise. Placez votre main sur l'épaule opposée, pétrissez vos muscles avec la pulpe des doigts en remontant doucement vers la nuque. Recommencez l'opération de l'autre côté et insistez sur les points douloureux. Inutile de rincer.

Trempez le pinceau dans votre mixture, puis badigeonnez-vous tout le haut du corps. Procédez à de larges mouvements, bien rythmés, afin de bien étaler le chocolat sur l'ensemble de la peau.

Laissez posé 25 minutes.

Pendant le temps de pose, répartissez la préparation au beurre de cacao sur le dessus des mains. Commencez par masser le poignet en décrivant de légers mouvements circulaires, puis frictionnez le dos des mains avant de laisser agir la crème.

Lorsque le chocolat a bien séché, passez sous la douche pour retirer l'excédent.

Pour plus de détente et pour conserver l'ivresse de cette sensation, appliquez une serviette tiède parfumée avec deux ou trois gouttes d'huile essentielle de fleurs d'oranger autour du cou.

L'action conjuguée du massage, de l'application de chocolat et des effluves de fleurs d'oranger favorise la détente et renvoie à mille odeurs d'enfance. Le chocolat regorge d'éléments nutritifs qui offrent à la peau sa dose de douceurs. Le calcium et le fer, quant à eux, donnent un coup de fouet à la circulation.

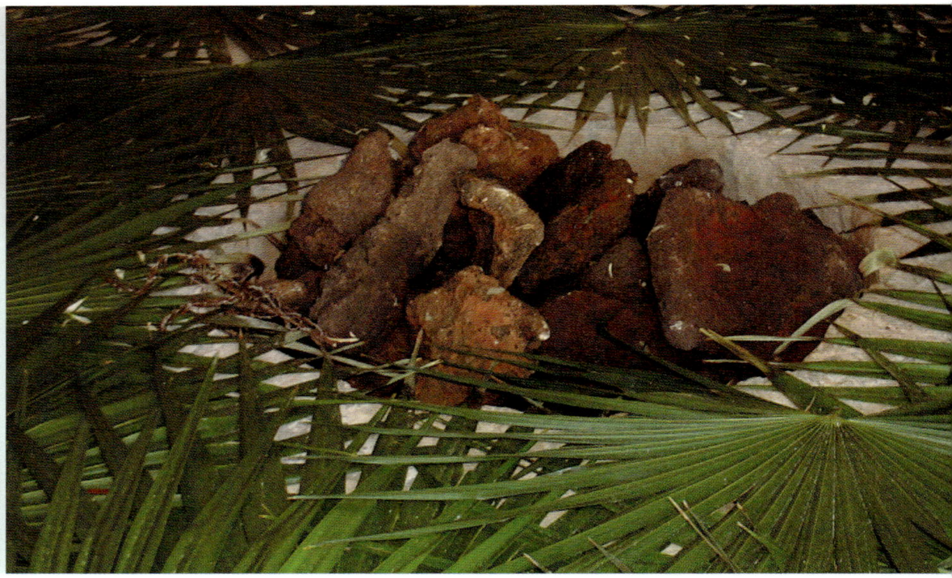

Méli-mélo

Le temascal
VOYAGE AU CŒUR DES VOLUTES DE VAPEUR

Dans tout le Mexique, on peut apercevoir, à côté de certaines maisons, des petits adobes qui empruntent au peyotl leur forme ronde.

Ces constructions de terre, sortes de huttes de sudation, fonctionnaient dans les civilisations aztèque et maya comme des étuves et symbolisaient la chaleur du ventre maternel. Les utilisateurs, après ingestion de plantes, jetaient de l'eau sur des pierres chaudes disposées au centre de l'adobe. Les corps, amenés à transpirer, exsudaient divers maux, alors que sous l'effet des plantes curatives, les perceptions visuelle, gustative, olfactive et auditive étaient légèrement modifiées, amenant à un état proche de la transe. Ensuite, on s'étrillait avec des branchages, avant de se reposer et de s'enduire le corps de beurre de cacao ou de graisse qui formait sur la peau un film occlusif, destiné à la protéger.

Vous pouvez vous inspirer de cette méthode pour vivre un petit rituel de purification. Préparez-vous un bain à 38 °C. Jetez-y quelques branches d'estragon, de romarin, d'eucalyptus et d'armoise qui vont stimuler votre circulation sanguine en favorisant le drainage des toxines. Pendant ce temps, écoutez un disque de mantras maya pour favoriser le voyage. À la sortie du bain, massez-vous avec de l'huile de jojoba enrichie de quelques gouttes d'huile essentielle de camomille pour calmer votre épiderme. Enfin, préparez-vous, comme les Mexicains, un petit potage de poulet légèrement pimenté, histoire de prolonger les délices.

Le pulque
BOISSON DES DIEUX

Dans les montagnes de la région de Michoacán, les femmes se délectent à jeun d'un verre de *pulque*, potion médicinale très légèrement alcoolisée. Élaborée à base du suc de sève d'agave, le *maguey*, que l'on a fait fermenter, elle posséderait mille vertus. Riche en vitamines B, C, D et E, elle assurerait, en plus d'un joli teint, une bonne fertilité. C'est que dans l'imaginaire préhispanique, cette eau de miel, comme la nomment les Mexicaines, est associée à la Lune, aux cycles, à la féminité. Aujourd'hui, cette boisson, remise au goût du jour, est pasteurisée puis mise en petites cannettes afin de traverser les mers. Pourvu que l'on ait du goût pour elle – sa saveur est un peu amère –, on peut toujours s'en désaltérer…

La tequila… DÉCONTRACTANTE

Eh non, la tequila n'est pas qu'une délicieuse boisson d'agave bleu, fermentée puis distillée… On l'utilise également, depuis peu, dans quelques spas mexicains pour ses propriétés chauffantes lors de massages décontractants. Associée aux doux mouvements des mains sur le corps, elle procure l'ivresse d'un exotisme un peu facile qui se déguste à fleur de peau.

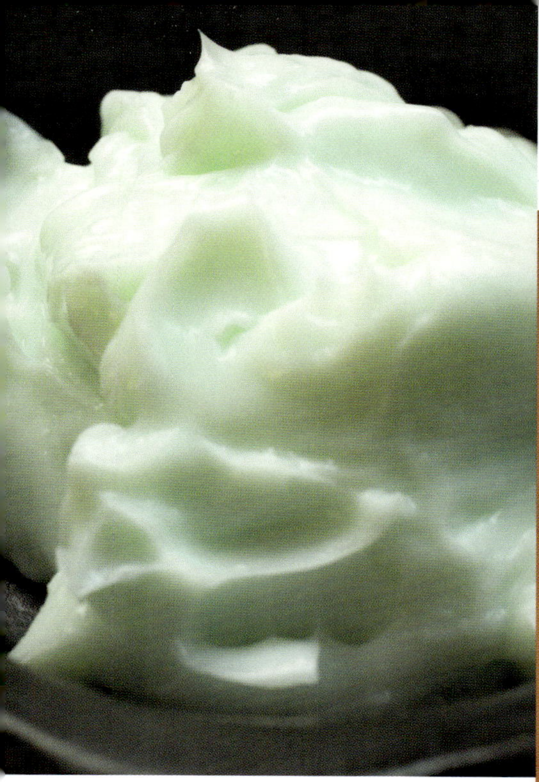

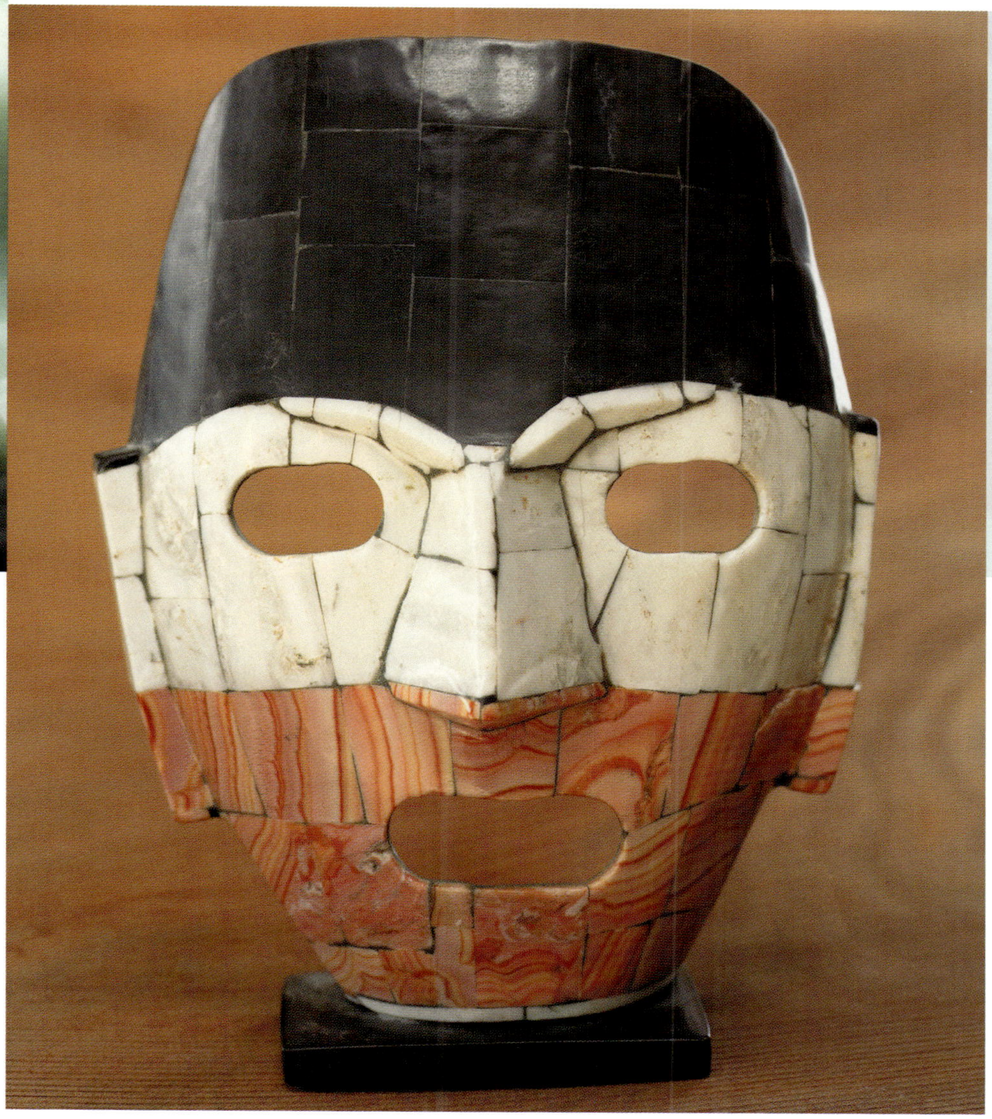

La vanille
PARFUM GOURMAND

Si les Aztèques mélangeaient la vanille au chocolat pour adoucir son goût corsé, les Mexicains apprécient son odeur chaude et légèrement beurrée. Nombreux sont les jeunes hommes et les jeunes filles qui utilisent une simple goutte d'extrait de vanille pour se parfumer. Telle une gourmandise offerte à leur peau, elle se fait alors légèrement caramélisée et distille presque une odeur enivrante de rhum.

Loués soient l'eau de pluie et l'aloe

Dans l'univers de la beauté maya, l'eau de pluie, manifestation des dieux, est utilisée avec respect. Le matin, les femmes de la région du Yucatan la recueillent dans un récipient. Elles y ajoutent un peu de jus d'aloe, de la camomille et quelques gouttes d'arnica. Cette mixture, délice hydratant et calmant pour l'épiderme, est ensuite appliquée en masque sur tout le visage. Le gel d'aloe, qui vient d'une liliacée succulente, est connu pour ses propriétés cicatrisantes, fongicides et bactéricides. Riche en saccharide, un agent hydratant performant, il laisse sur la peau une sensation de fraîcheur remarquable, idéale lorsqu'on se trouve en terres tropicales.

Angleterre *page* 86

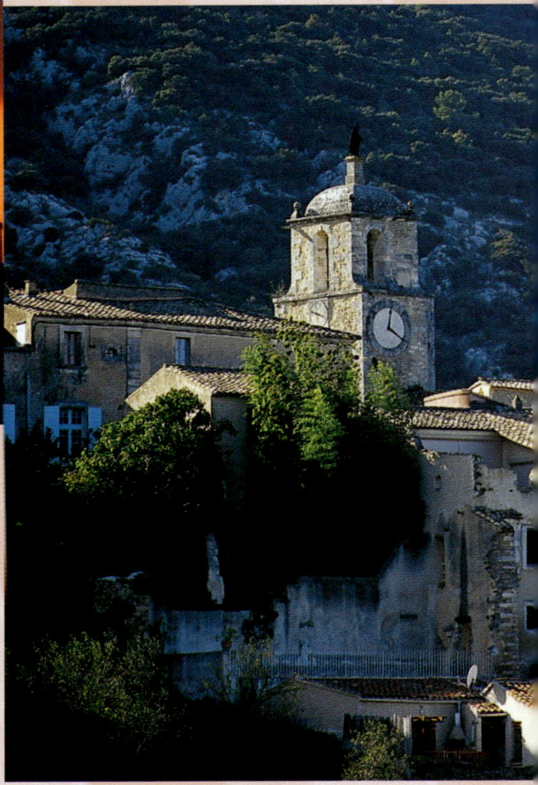

France *page* 92

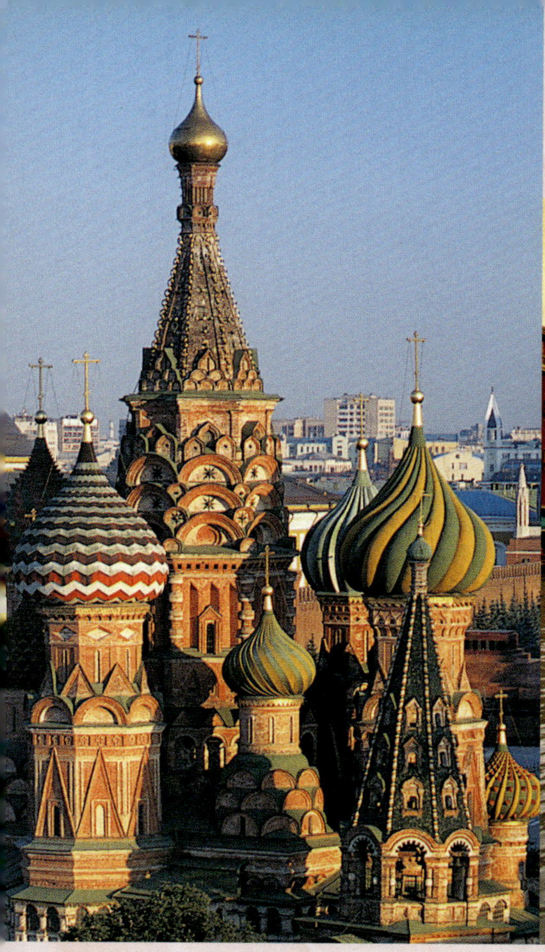

Russie *page* 100

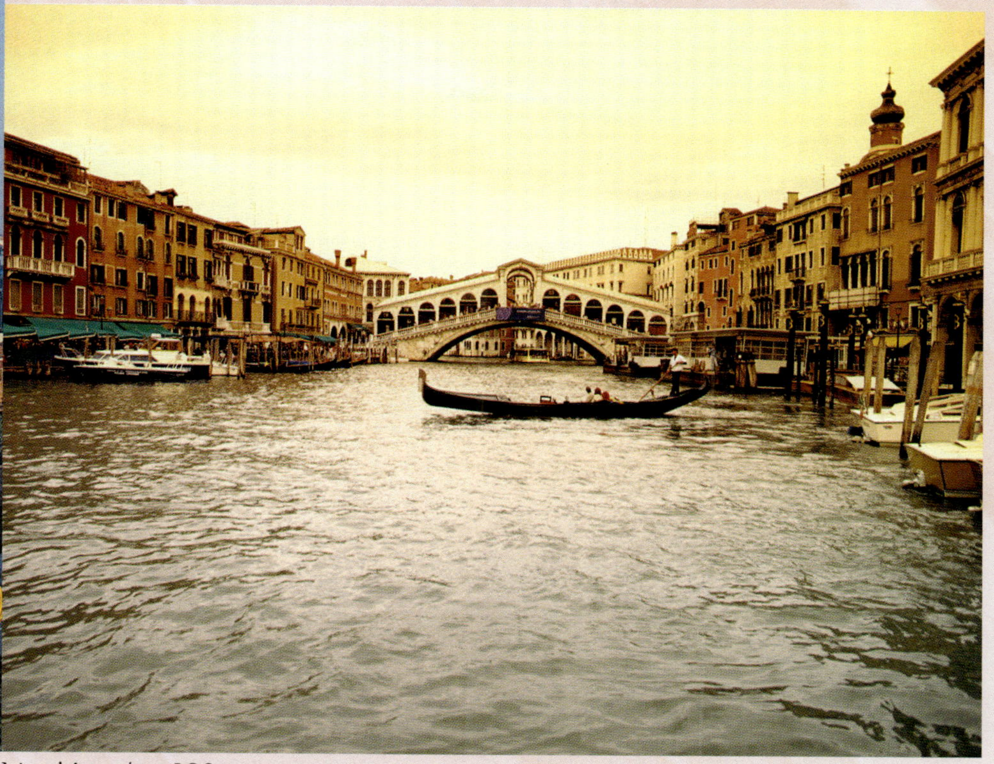

Italie *page* 108

Europe

Les traditions de beauté européennes ont été influencées par les modèles grecs et romains. Et bien que la religion n'ait cessé d'opposer le corps et l'âme, le désir d'être belle a toujours titillé les femmes du nord ou du sud. Grâce aux pharmacopées locales, elles ont su créer des baumes, vinaigres ou cataplasmes destinés à affiner le grain de peau et à le parfumer. Excentrique à l'anglaise, évanescente à l'italienne ou romantique à la française, plongez au cœur de ces soins, toujours d'actualité.

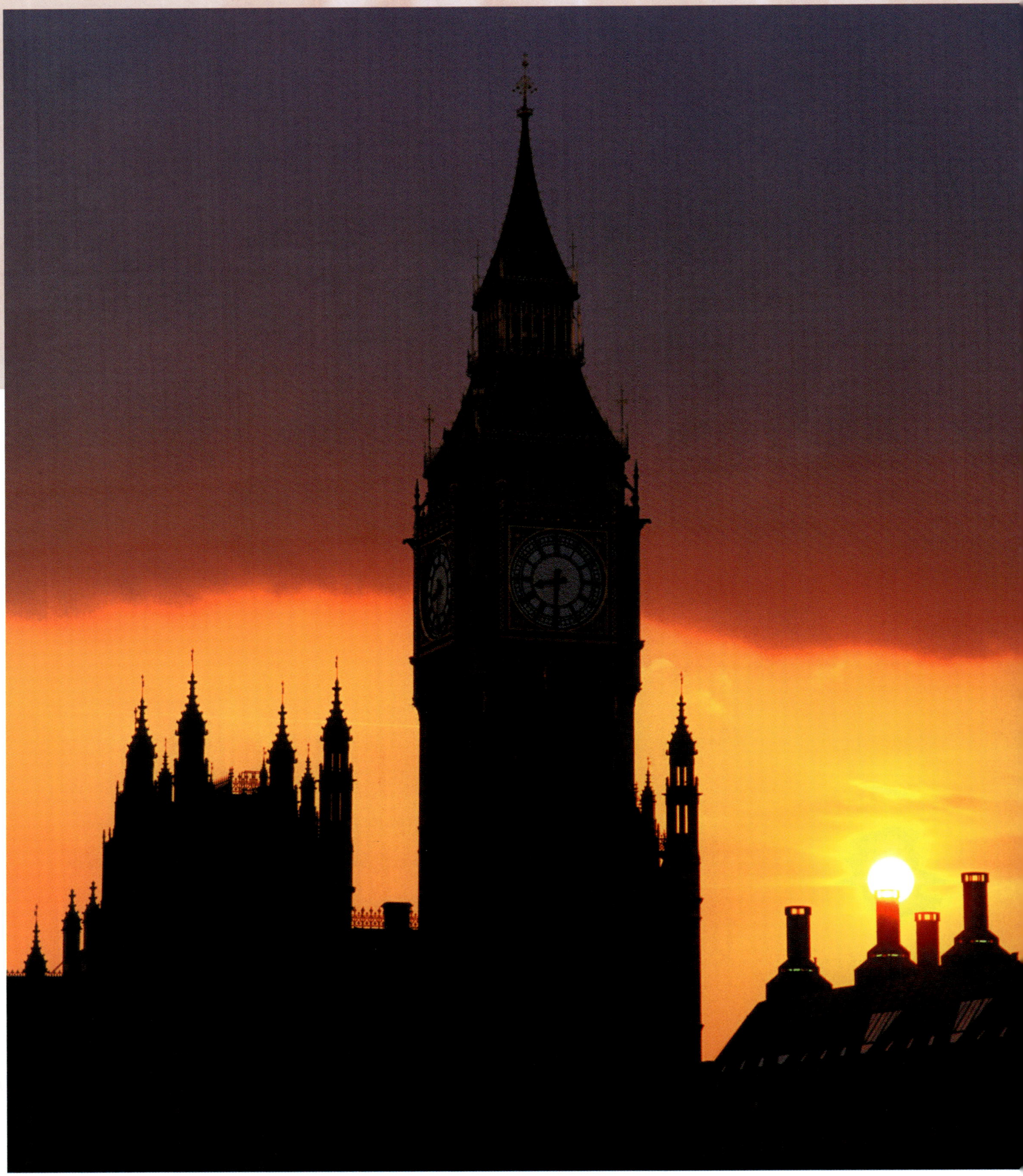

Angleterre

LES NOCES MYSTIQUES DE L'HÉRITAGE VICTORIEN ET DU MERVEILLEUX

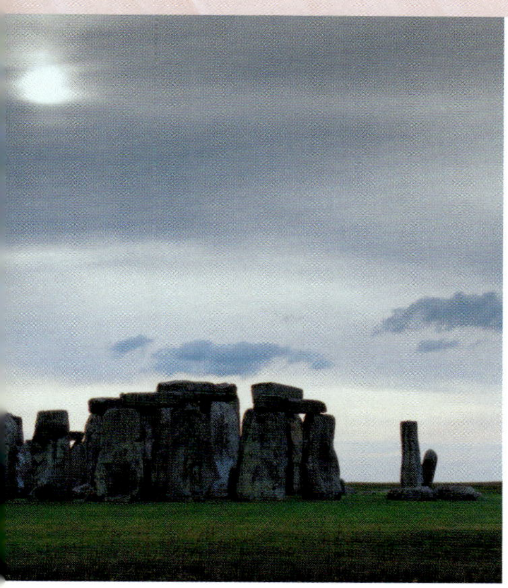

Des jeunes femmes préraphaélites, à la peau blanche comme le lys, aux héroïnes des films de James Ivory, la beauté anglaise se délecte d'images du passé. Une pointe d'exotisme, des secrets d'alchimistes et les trésors inestimables des jardins anglais viennent enrichir les traditions cosmétiques britanniques.

Au XVIe siècle, alors que les Italiennes célèbrent la sensualité des madones, l'Angleterre ne connaît que des beautés figées dans l'expression de la retenue. La reine Élisabeth Ire, le teint blafard, accentué par le roux flamboyant de ses cheveux, impose une apparence sévère qui contraste avec l'exubérance de l'attitude catholique.

Au XIXe siècle, c'est la reine Victoria qui instaure un nouvel ordre moral. Alors que son conformisme et son austérité influencent les mœurs du royaume, l'impératrice de l'Inde imprègne malgré elle la culture anglaise de ces saveurs lointaines. Le raffinement des maharani, leurs traditions fastueuses et le goût des épices font désormais partie du patrimoine culturel. Gingembre, bois de santal, cardamome seront autant d'ingrédients utilisés dans la cuisine, et plus tard pour les parfums.

Peu après surgit la séduction évanescente des beautés préraphaélites, célébrées par les peintres Dante Gabriel Rossetti et Burne-Jones. Ces derniers revisitent les légendes du Graal et des chevaliers de la Table ronde, avec leur cortège d'images précieuses empreintes de magie, leurs jeunes femmes aux seins fermes et aux longs cheveux ondulants.

Forte de ces influences, la parfumerie anglaise, à l'instar de Penhaligon's, perpétue l'héritage d'un monde romanesque. Des épices exotiques se marient alors avec bonheur au souffle frais de la lavande, du citron, des herbes folles des jardins anglais. C'est que l'amour de la nature est sacralisé. À tel point que dans les années 1930, le Dr Edward Bach va concocter des élixirs floraux censés changer nos humeurs et participer ainsi à la quête de la beauté intérieure.

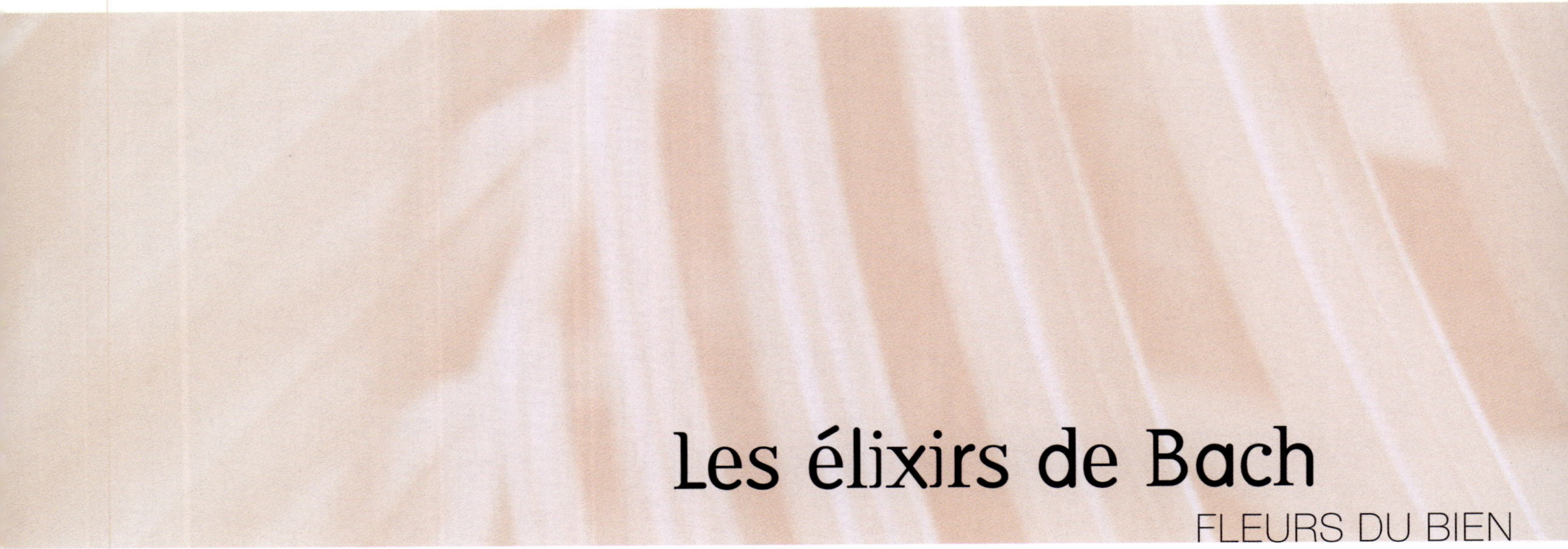

Les élixirs de Bach

FLEURS DU BIEN

Composer ses humeurs sur une note de fleurs de Bach, c'est ce que proposent depuis quelques décennies les pourvoyeurs de bien-être à l'anglaise.

À l'origine de ces élixirs, Edward Bach. Ce médecin anglais a consacré sa vie à l'étude du comportement humain, et a trouvé dans la nature la réponse à ses exigences. Parmi les petites fleurs qui tapissent les campagnes anglaises, il a jeté son dévolu sur certaines espèces. Il supposa qu'à leurs couleurs, leur apparence et leur situation correspondaient des états émotionnels. Ainsi vit-il dans l'impatiente, une plante dont les graines, arrivées à maturation, peuvent bondir de 3 mètres de haut, le penchant chez l'homme à l'agressivité.

Au total, le Dr Bach a recensé 38 fleurs en adéquation avec les émotions. Il a ensuite transformé chacune d'elle en élixir. Le principe d'élaboration, très simple, visait à reproduire le phénomène de la rosée du matin. Les fleurs, parfaitement épanouies, marinent dans de l'eau de source. Sous l'action du soleil, elles imprègnent l'eau de leur pouvoir subliminal. Le liquide est ensuite mélangé à du brandy – on reste anglais –, puis mis en petits flacons.

Pour bénéficier de son action vibratoire, il suffit de déposer sur la langue quelques gouttes de la précieuse infusion.

Extrêmement populaires outre-Manche, les fleurs de Bach n'ont pas fini d'enthousiasmer les esprits. Pas un spa ni une ferme de beauté en Angleterre qui ne se propose de les associer à des massages, des soins du visage ou des bains de relaxation.

Il faut dire que ces petites fioles ne se contentent pas de capter l'aura des fleurs. Elles s'inscrivent joliment dans la tradition de la beauté à l'anglaise. En soignant les états d'âme et en créant un rituel magique, elles apaiseraient les épidermes surmenés.

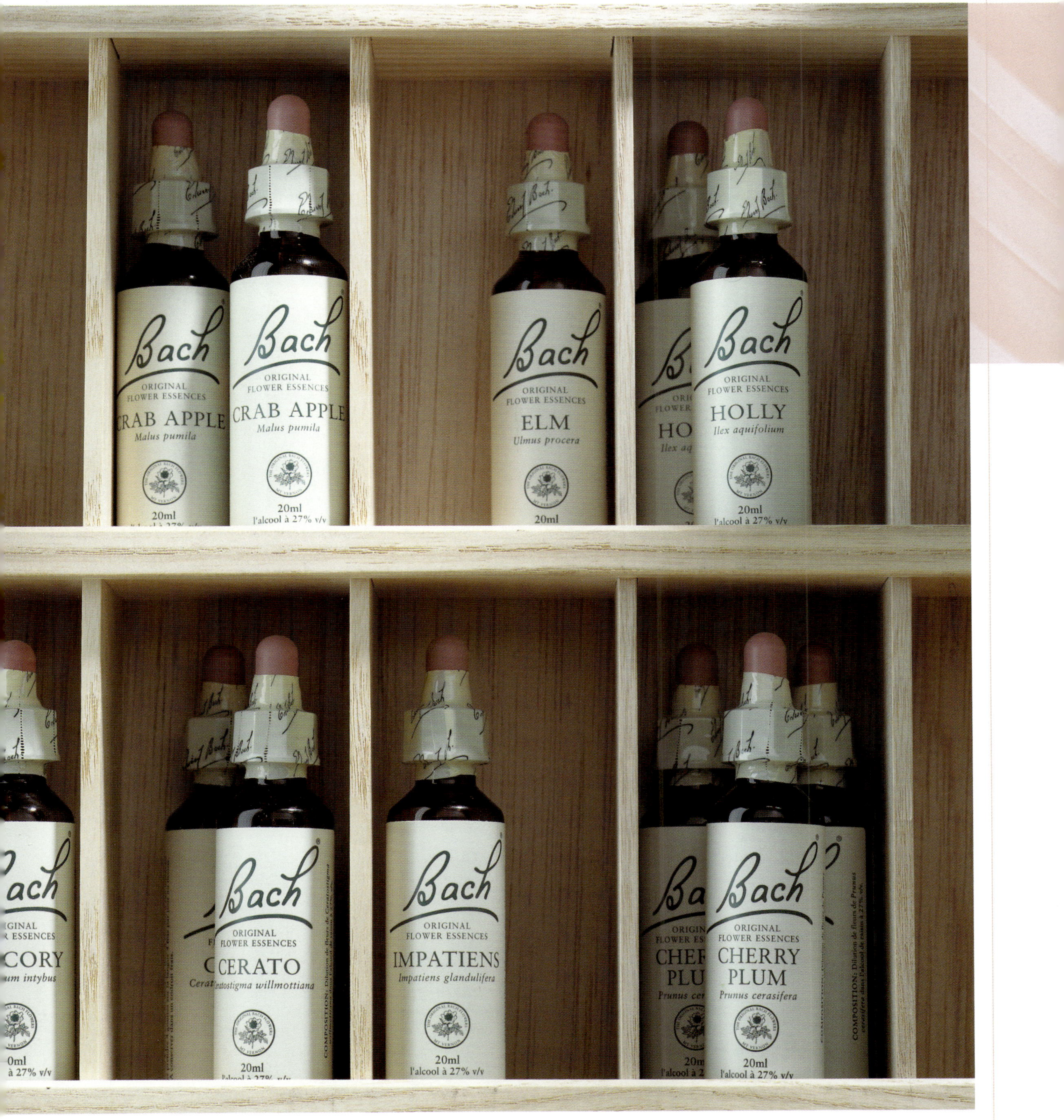
Bach
ORIGINAL
FLOWER ESSENCES
CRAB APPLE
Malus pumila
20ml
l'alcool à 27% v/v
Bach
ORIGINAL
FLOWER ESSENCES
ELM
Ulmus procera
20ml
Bach
ORIGINAL
FLOWER ESSENCES
HOLLY
Ilex aquifolium
20ml
l'alcool à 27% v/v
Bach
ORIGINAL
FLOWER ESSENCES
CERATO
20ml
Bach
ORIGINAL
FLOWER ESSENCES
IMPATIENS
Impatiens glandulifera
20ml
l'alcool à 27% v/v
Bach
ORIGINAL
FLOWER ESSENCES
CHERRY
PLUM
Prunus cerasifera
20ml
l'alcool à 27% v/v

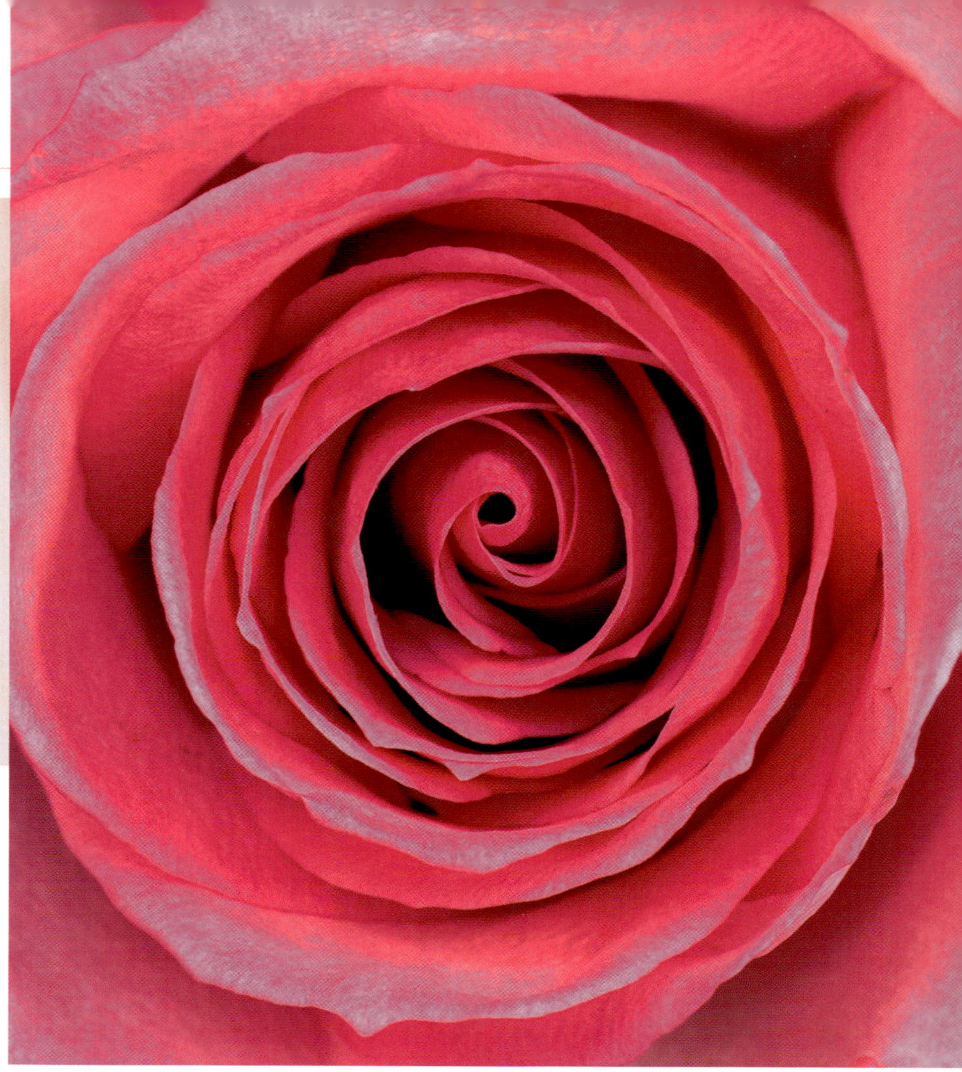

Méli-mélo

Une overdose de roses

C'est la reine des fleurs, la préférée des Anglais qui lui vouent une adoration sans limite. Talc, parfums, masques, savons exhalent sa saveur tantôt sucrée, tantôt de miel et de poivre. Ses pouvoirs de séduction se comptent par brassées. Alors, pour afficher un teint à l'anglaise, rose et transparent, offrez à votre épiderme ce masque stimulant. Mélangez intimement 1 yaourt biologique avec 1/2 cuillerée à soupe de graines de coriandre moulues, 1 goutte d'huile essentielle de rose, 2 cuillerées à soupe d'eau de rose. Étalez ce mélange sur le visage. Laissez agir 15 minutes, puis rincez à l'eau de source. Ce masque rafraîchissant, efficace pour l'éclat de la peau, sera parfait en préambule à une soirée.

En prélude, cinq gouttes du précieux élixir

Transmettre l'énergie de la plante à nos cellules surmenées, voilà la vocation des fleurs de Bach. Ces filtres magiques permettent d'envisager les choses de la vie avec plus de philosophie. C'est du moins ce que pensent les ambassadeurs de ces élixirs. Alors, à l'instar d'Alice au pays des merveilles, faites une incursion dans le monde de l'irréel british. Délectez-vous, avant vos rituels de beauté, de 5 gouttes de *rescue remedy*. Ce mélange d'infusion solaire florale à base de fleurs d'hélianthème, de clématite, de prune, d'impatiente, de dame-d'onze-heures, apaise et éloigne les doutes et les incertitudes. Le corps, détendu, sera davantage réceptif aux voyages sensoriels suivants.

Récolter sur sa peau la rosée du matin

À la campagne, imaginez-vous gambader au petit matin comme si vous sortiez d'un cottage en plein Devonshire. Concentrez-vous quelques secondes en respirant les effluves de lavande, le temps que vos 5 millions de cellules olfactives envoient un message apaisant à votre cerveau. Récoltez ensuite la rosée sur les feuilles, l'herbe, les fleurs. Humectez votre visage de ce liquide cristallin. De même que la rosée aide les plantes à se ressourcer pendant la nuit en leur évitant de se flétrir, elle arrosera vos cellules d'un peu de fraîcheur matinale. Un geste tout simple, régénérateur, pour toutes celles qui sont en quête d'un supplément d'âme au sein des soins de beauté.

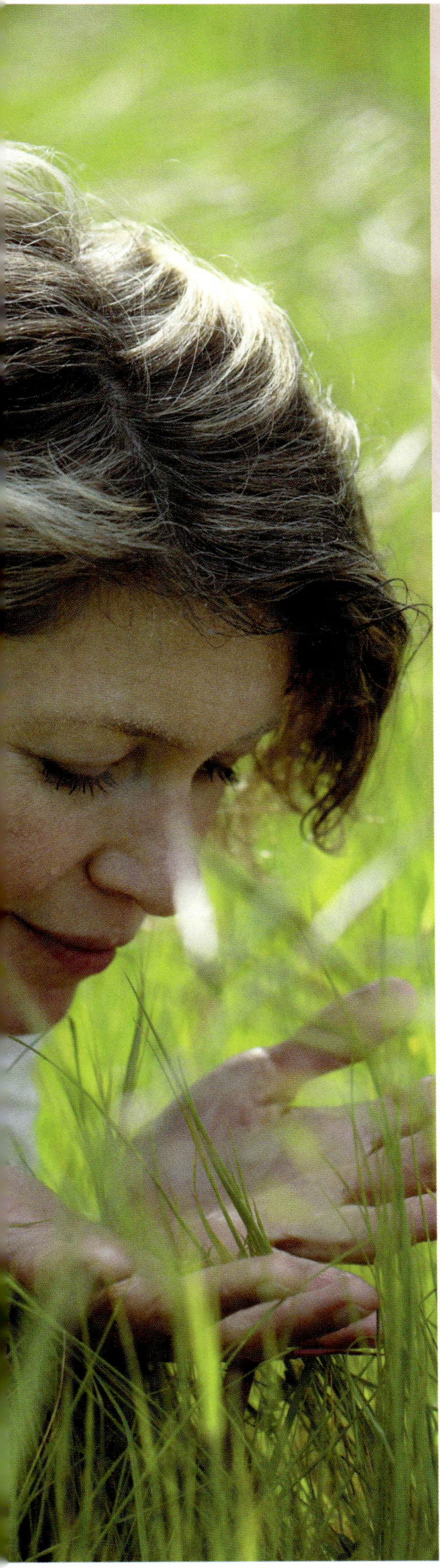

Bain sensuel aromatique

L'Angleterre a toujours été précurseur en matière de progrès sanitaire. Au XIXe siècle, avec l'apparition de l'eau courante dans les appartements, l'usage des baignoires se répand parmi les classes moyennes et aisées. Ces dernières passent maîtresses dans l'art d'agrémenter l'eau du bain. Abreuvez votre épiderme de plaisir en sélectionnant des ingrédients en provenance des jardins anglais et des anciens comptoirs britanniques. Versez d'abord 10 centilitres d'huile de carotte ; en plus d'offrir à l'eau de jolis reflets orangés, sa forte teneur en vitamine A (bêta-carotène) et en vitamine E renforce la régénération cellulaire.
Mélangez 80 grammes de bicarbonate de sodium et 15 millilitres d'acide citrique. Versez dessus 4 gouttes d'huile essentielle de mandarine – antiseptique –, autant d'huile essentielle d'ylang-ylang – réputée aphrodisiaque – et vous obtiendrez une poudre que vous pourrez verser à volonté dans l'eau du bain. Au final, coupez quelques herbes fraîches, comme de la menthe, et marinez tranquillement.

Exfoliation gourmande à la marmelade

L'art de plaire en Angleterre, c'est afficher un grain de peau laiteux et exhaler une douce saveur sucrée, comme une héroïne de Thomas Hardy. Dans l'intimité apaisante d'une salle de bains où brûle un peu de parfum de santal, composez la mixture suivante. Dans un bol, mélangez 25 grammes de kaolin, 50 grammes de son, 3 cuillerées à soupe d'eau de fleurs d'oranger, 15 millilitres de miel, 3 gouttes d'huile essentielle d'orange, 2 gouttes d'huile essentielle de géranium et 2 cuillerées à soupe de marmelade d'orange biologique. Mélangez le tout. Humectez votre épiderme d'eau chaude et appliquez la mixture sur le corps. Effectuez des petits mouvements circulaires et sentez les petits morceaux d'écorce d'orange crisser sur la peau. Associant les vertus nutritives du miel, l'effet émollient du son et le pouvoir relaxant, mais vivifiant de l'orange, ce soin permet d'exfolier en douceur la peau pour la laisser douce et satinée.

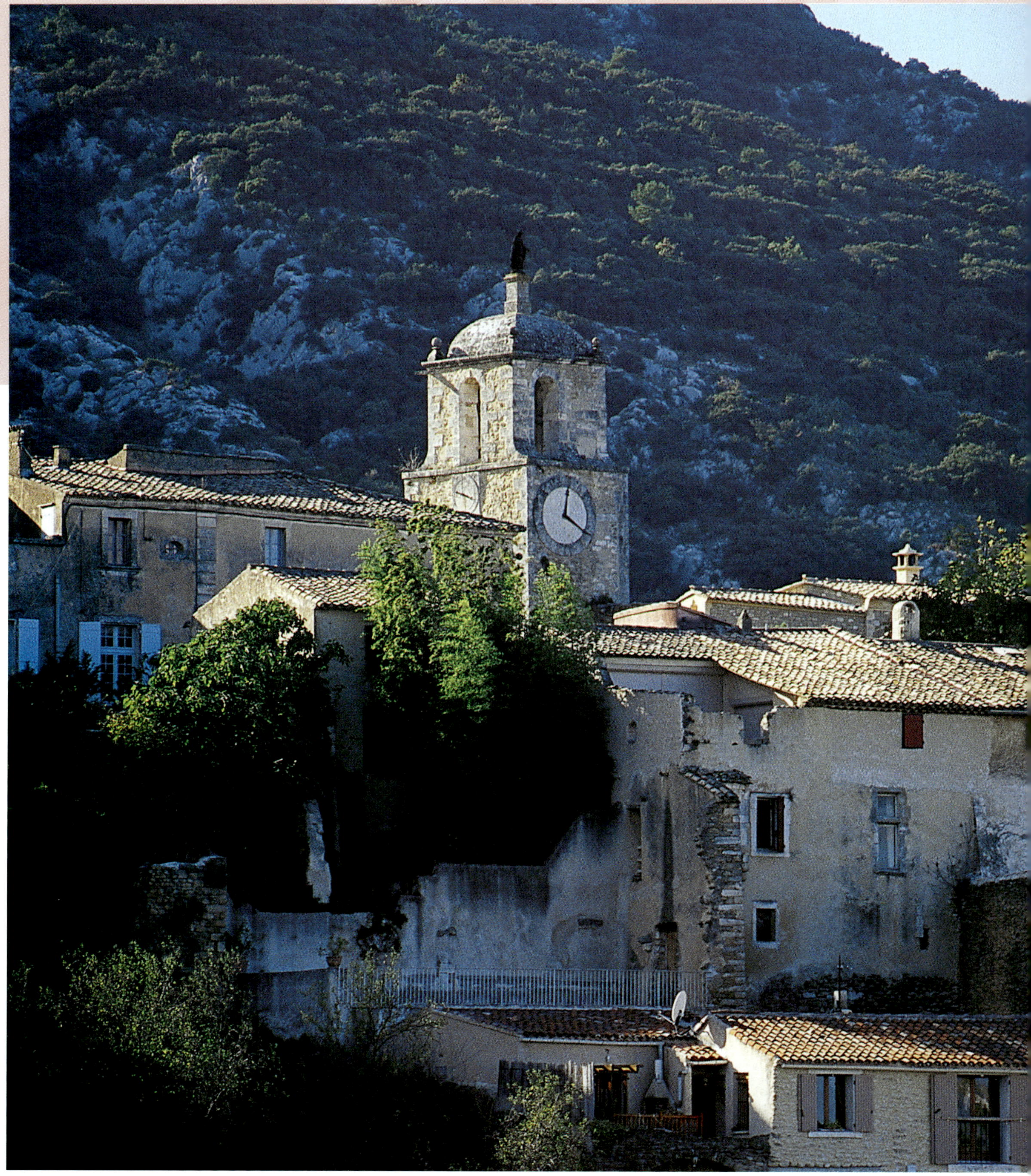

France

L'ÊTRE DE NOBLESSE

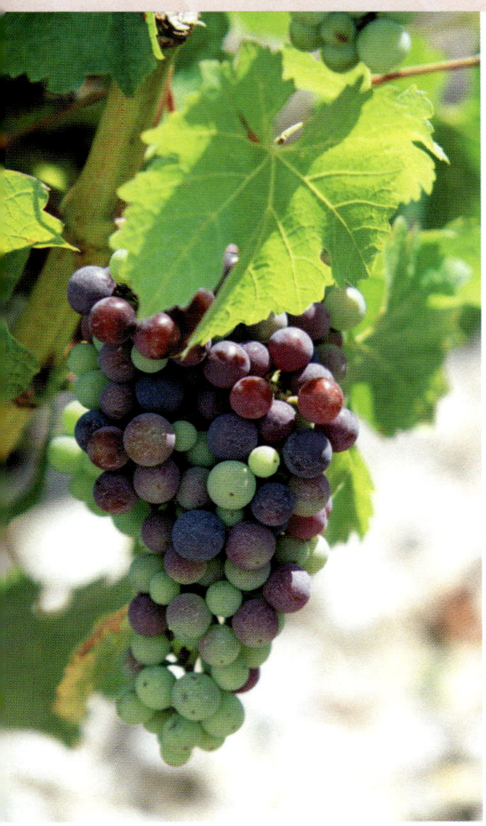

Depuis l'invasion de la Gaule par les Romains, les liens qui unissent notre pays aux rituels de beauté sont passionnels, brodés de disputes et de réconciliations. Oscillant sans cesse entre règles d'hygiène et profanation, entre damnation et séduction, le respect du corps s'est longtemps heurté à celui de l'âme.

C'est l'ère des croisades qui descelle quelques interdits. La conquête de l'Orient permet de rapporter en France des traditions musulmanes. Bains de vapeur, khôl, onguents et parfums s'immiscent timidement dans le quotidien féminin. Réservée à la noblesse médiévale, la mise en valeur du corps passe par la toilette au savon – date de sa création – ou au pain d'amandes. Apparaissent aussi les premiers soins du visage, obtenus par macération de mauve ou de violette dans du vin. Hommes et femmes se parfument également d'eaux de fleurs d'oranger, de rose ou de romarin. Les canons de beauté virginale exigent une longue chevelure blonde et bouclée, un teint clair, des joues et des lèvres vermillon, un front épilé et une pupille brillante grâce à quelques gouttes de jus de citron.

De leur côté, les serfs ne partagent pas les préoccupations esthétiques de leurs maîtres. En revanche, leur quête de robustesse a fait naître une multitude de décoctions et cataplasmes curatifs puisés dans le terroir.

Plus tard, tandis que Molière met en scène l'art du ridicule et des visages peinturlurés, le mot « maquillage » apparaît dans la langue française pour traduire la tromperie. À la cour de Louis XIV et de Louis XV, l'artifice gagne ses lettres de noblesse.

Même si l'Église condamne ouvertement ces mascarades, l'illusion et l'outrance atteignent leur apogée au XVIIIe siècle. Les perruques prennent de la hauteur, se farinent avec de la poudre d'os ou des racines d'iris. Les visages s'enduisent de fards fabriqués avec de la graisse de mouton et des onguents orientaux. Les bains se prennent à l'« eau de veau ». Les corps se badigeonnent d'onction d'eau de fleur de lys ou de sève de cep de vigne. Le rouge s'affiche sur toutes les lèvres et les joues.

La Révolution fait voler en éclats toutes les règles du paraître. Désormais, la beauté ne sera plus que celle qui reflète une âme pure dans un corps sain dont on prend soin grâce aux produits de la terre comme le raisin. La fin de l'outrance marque le début d'une nouvelle façon d'appréhender les gestes de beauté : associer le désir d'embellissement aux besoins de la santé. Le même but qui nous guide aujourd'hui.

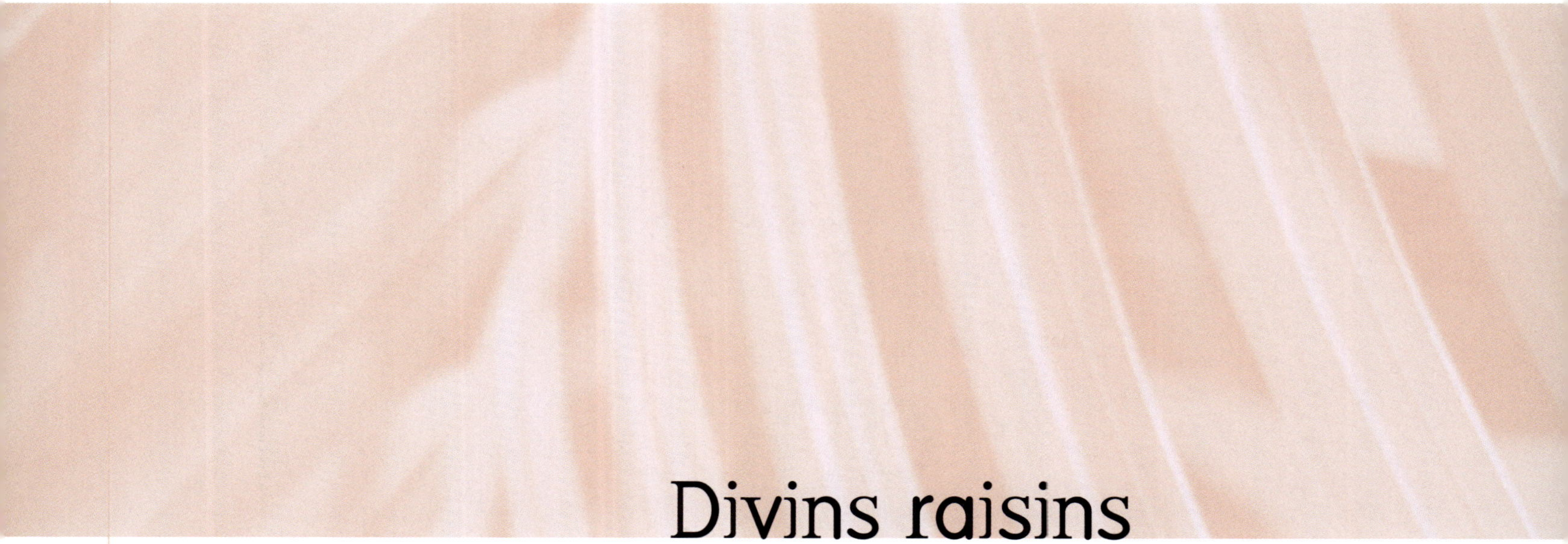

Divins raisins

Déraisonnable, sensuelle, provocante, la symbolique du raisin évolue au fil des siècles et des civilisations. Les Grecs honoraient tellement la vigne qu'ils lui donnèrent un dieu, Dionysos.

Les Romains, bons vivants, le nommèrent Bacchus alors que les chrétiens firent encore mieux en lui attribuant le statut de sang du Christ. Pourquoi tant de passion ? Parce que la vérité est dans ce grain de folie à la couleur tantôt pourpre tantôt miel. Nul autre élément ne vient de la terre, devient liquide et prédispose au voyage, tout en mettant le feu à nos papilles. Le tout procurant une douce ivresse.

Sans oublier, bien sûr, sa richesse vitaminique. En France, le raisin fut longtemps préconisé pour combattre dysenterie, anorexie et syncopes lors des fameuses cures uvales du début du XXe siècle. Les gens enclins à l'embonpoint consommaient à l'automne, et pour une période de quinze jours, 2 à 3 kilogrammes de raisin quotidiennement. Cette monodiète avait probablement une action diurétique et détoxifiante efficace.

Aujourd'hui, les petits grains virent carrément à l'armoire à pharmacie. Que trouve-t-on à l'intérieur ? Des minéraux (près de 500 milligrammes pour 100 grammes de fruits), en particulier du potassium, du phosphore, du calcium et du magnésium. Sans oublier les vitamines A, B et C.

La cerise sur le gâteau, ce sont les polyphénols, présents dans les tannins du vin, sortes de molécules surdouées qui agissent dans la protection du système cardio-vasculaire.

C'est aussi l'euphorie dans le monde de la cosmétique qui découvre dans les polyphénols, issus cette fois-ci de la cuticule du pépin de raisin, de nouveaux talents. Ces derniers favorisent la production de collagène et d'élastine, tout en luttant contre les radicaux libres, grands responsables du vieillissement cutané. Dix mille fois plus actifs que la vitamine E, ils immergent la peau dans un monde bienfaisant et rajeunissant. À condition de les stabiliser, car du fait de leur grande réactivité, ils s'oxydent à l'air libre. C'est pourquoi les soins prodigués directement avec le fruit, comme les enveloppements ou les gommages, subliment le grain de peau plus qu'ils n'agissent comme véritable soin antiâge. Lancés par la jeune marque Caudalie, les soins élaborés à base de raisin ont toutes les chances, en France, de figurer parmi les soins les plus représentatifs de la beauté du XXIe siècle, tant ils évoquent la communion avec la nature.

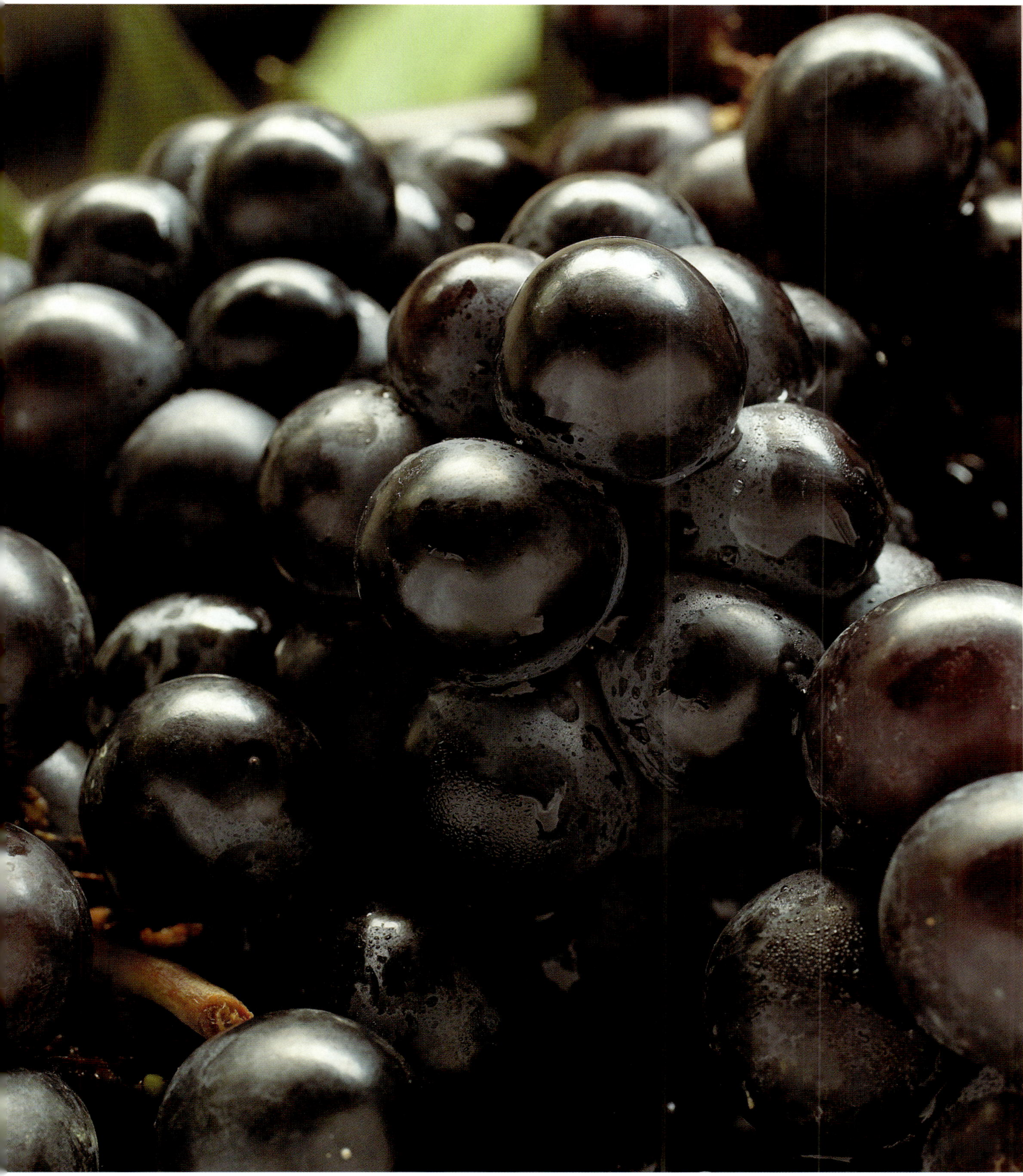

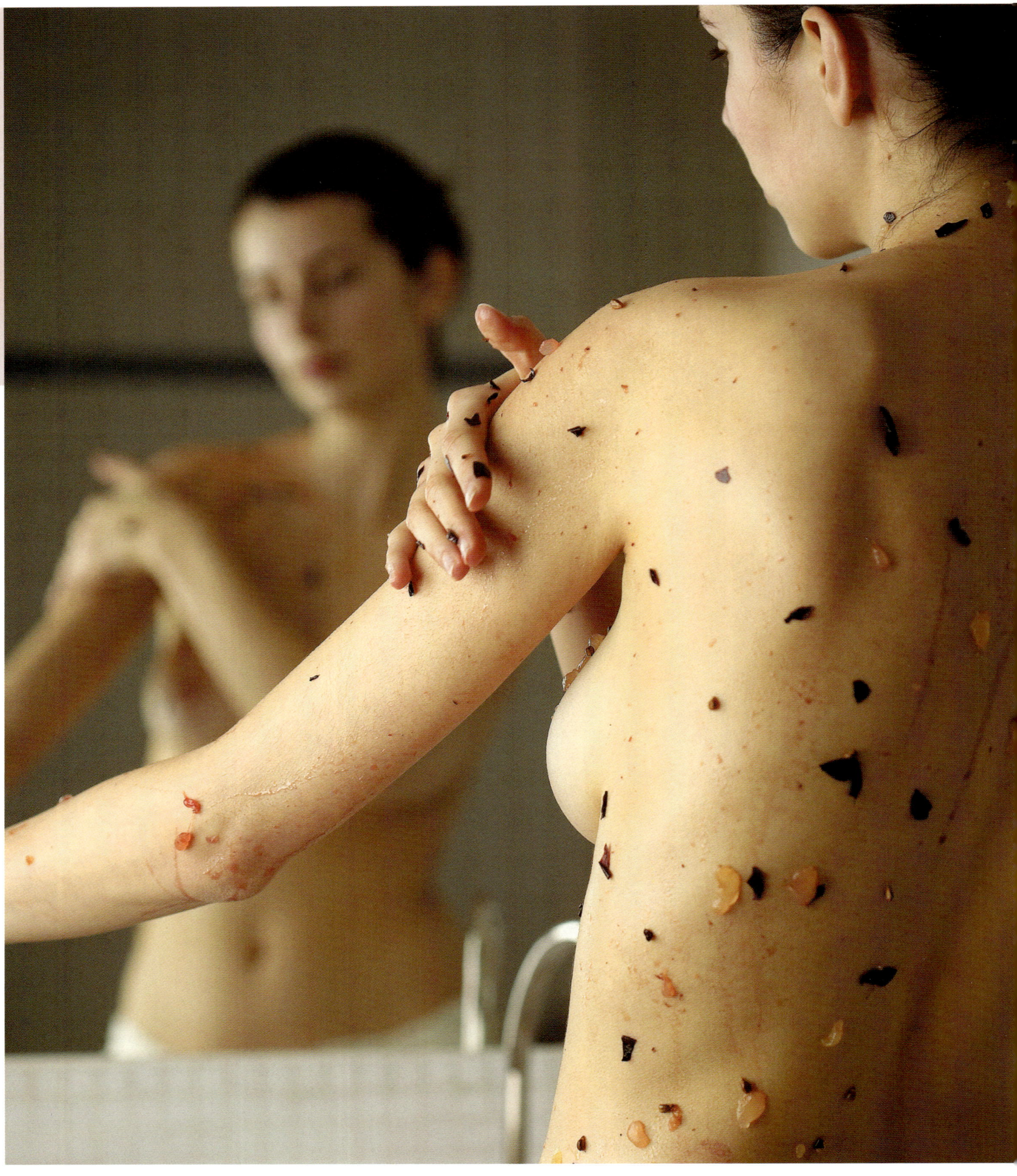

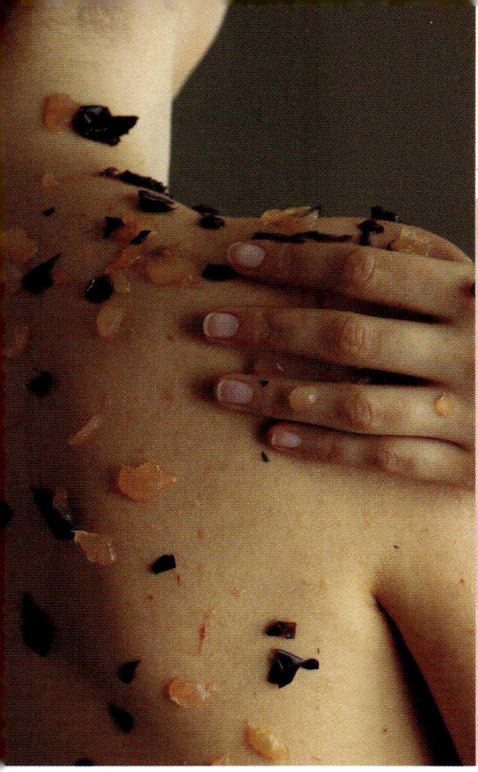

Gommage et modelage au merlot

UN SOIN GRISANT

Préparation

Dans un bol, mélangez les grains de raisin soigneusement épluchés – mais pas égrenés – avec le sel de Guérande, 150 millilitres de miel, 50 millilitres d'huile de pépins de raisin, 20 gouttes d'huiles essentielles de menthe douce et poivrée, de pin et de citron, et 3 ou 4 doses de votre lait pour le corps préféré pour donner de l'onctuosité.

INGRÉDIENTS

- 1 bol de faïence
- 1 cuillerée à café de sel de Guérande
- quelques grappes de raisin noir
- 1 petit pot de miel
- 75 ml d'huile de pépins de raisin
- quelques gouttes d'huiles essentielles biologiques de menthe douce et poivrée, de pin et de citron

Déroulé

1. Bercée par une musique douce, dans votre salle de bains munissez-vous de votre pâte onctueuse.

2. Avec la paume de la main, procédez à un gommage sur tout le corps, par petits mouvements circulaires. Commencez par les pieds en remontant lentement sur les jambes, puis attardez-vous sur le ventre en prenant soin d'aller dans le sens des aiguilles d'une montre. Remontez ensuite vers la poitrine et terminez par le dos et les fesses.

3. Insistez sur toutes les zones rugueuses avant d'aller vous doucher.

4. Revigorée, il ne vous reste plus qu'à vous masser tout le corps avec le reste d'huile de pépins de raisin.

Le raisin contient une quantité importante de tannins, de vitamines et d'acides de fruits qui ont sur la peau une action exfoliante douce, éclaircissante et protectrice.
Le mélange d'huiles essentielles et d'huile de pépins de raisin procure une sensation chauffante et revigorante alors que le miel, émollient naturel, contribue à l'hydratation de l'épiderme. Au final, l'huile de pépins de raisin, qui contient de la procyanidine, considéré comme un antioxydant hors pair, prévient l'oxydation des lipides de la peau. Parfaitement exfoliée et nourrie, elle retrouve toute son élasticité.

Méli-mélo

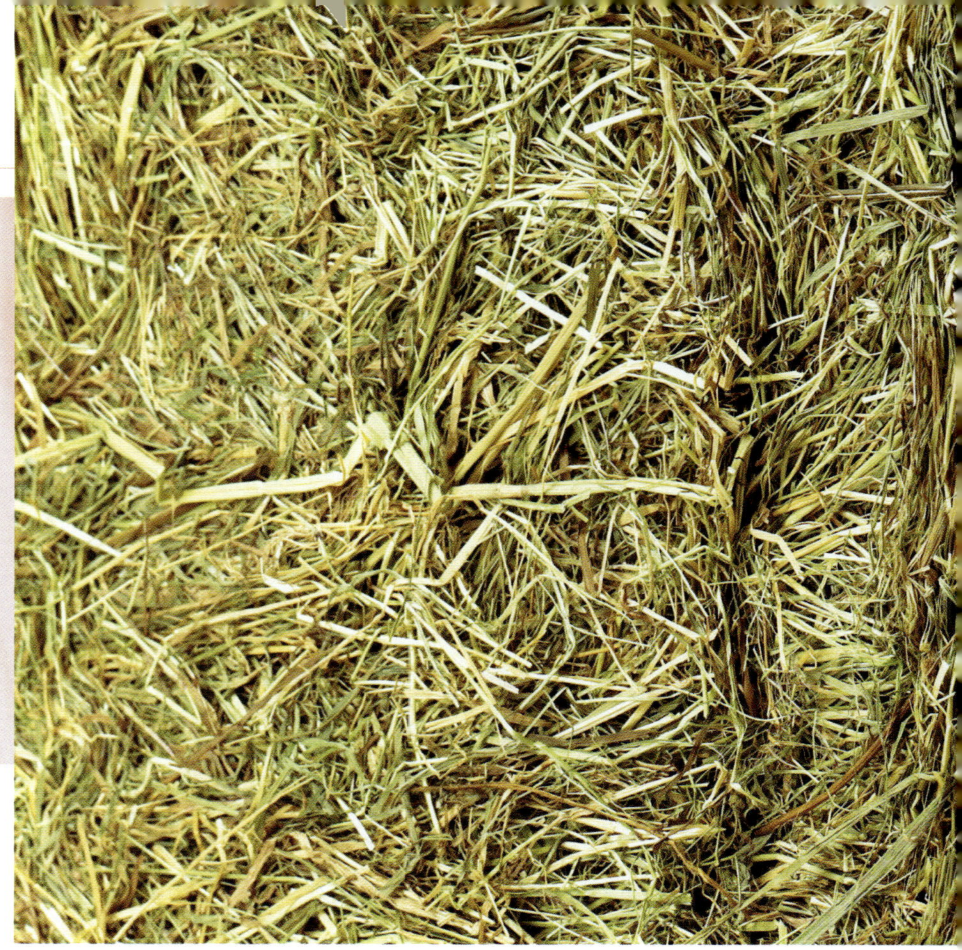

Le bain de foin
COUP DE FOUET

Dans les pays alpins, le bain de foin est une tradition séculaire. Imaginé à l'origine à des fins thérapeutiques, les médecins d'antan prescrivaient ce soin à des patients grippés. Sous l'effet revitalisant et stimulant des fleurs et herbes séchées, le malade guérissait et améliorait sa résistance au froid. Préconisé pour stimuler et renforcer la circulation sanguine, le bain de foin ne réclame heureusement plus une halte shopping dans une grange ! Il existe des huiles essentielles d'extraits de foin, non allergènes. Il suffit d'en ajouter quelques gouttes dans sa baignoire et de profiter de ce moment de détente pour se masser les jambes – des pieds aux cuisses en mouvements circulaires – à l'aide d'une balle de ping-pong ou d'un accessoire de massage à bille.

La pureté des montagnes

En hommage à la pureté des montagnes qui la dominent, l'edelweiss arbore de petits pétales d'une blancheur immaculée. De l'allemand *edel* – noble – et *weiss* – blanc pur –, cette fleur des cimes possède un système d'autodéfense la rendant capable de résister aux rayons brûlants comme aux températures glaciales. Riches en minéraux, mucilages et flavonoïdes, ses fleurs et ses feuilles tiennent une place de choix en cosmétique. Intégré dans des soins pour ses propriétés hydratante, adoucissante et antiradicalaire, l'edelweiss devient, en décoction, un tonique pour le visage. Plongez dans une casserole d'eau bouillante une grosse poignée de fleurs et de feuilles fraîches. Éteignez le feu, laissez refroidir et filtrez. Conservez la lotion dans un flacon en verre opaque et utilisez-la le matin et le soir pour parfaire le démaquillage.

Splendeur d'une courtisane

Pendant la Révolution française, Mme Tallien avait un secret bien à elle pour oublier l'ombre menaçante de la guillotine : les bains aux fruits rouges. La belle hétaïre s'immergeait dans sa baignoire remplie d'eau chaude, agrémentée de 10 kilogrammes de fraises et 1 kilogrammes de framboises réduites en purée. Après s'y être prélassée pendant 1 heure, laissant sa peau se teinter de rose et s'envelopper du parfum des fruits, elle demandait à sa femme de chambre de la frictionner délicatement avec un linge imprégné de lait. Sans le savoir, Mme Tallien gorgeait son épiderme des nombreuses vitamines et oligo-éléments contenus dans la pulpe de fraise, connue aujourd'hui pour être régénérante, hydratante et tonique.

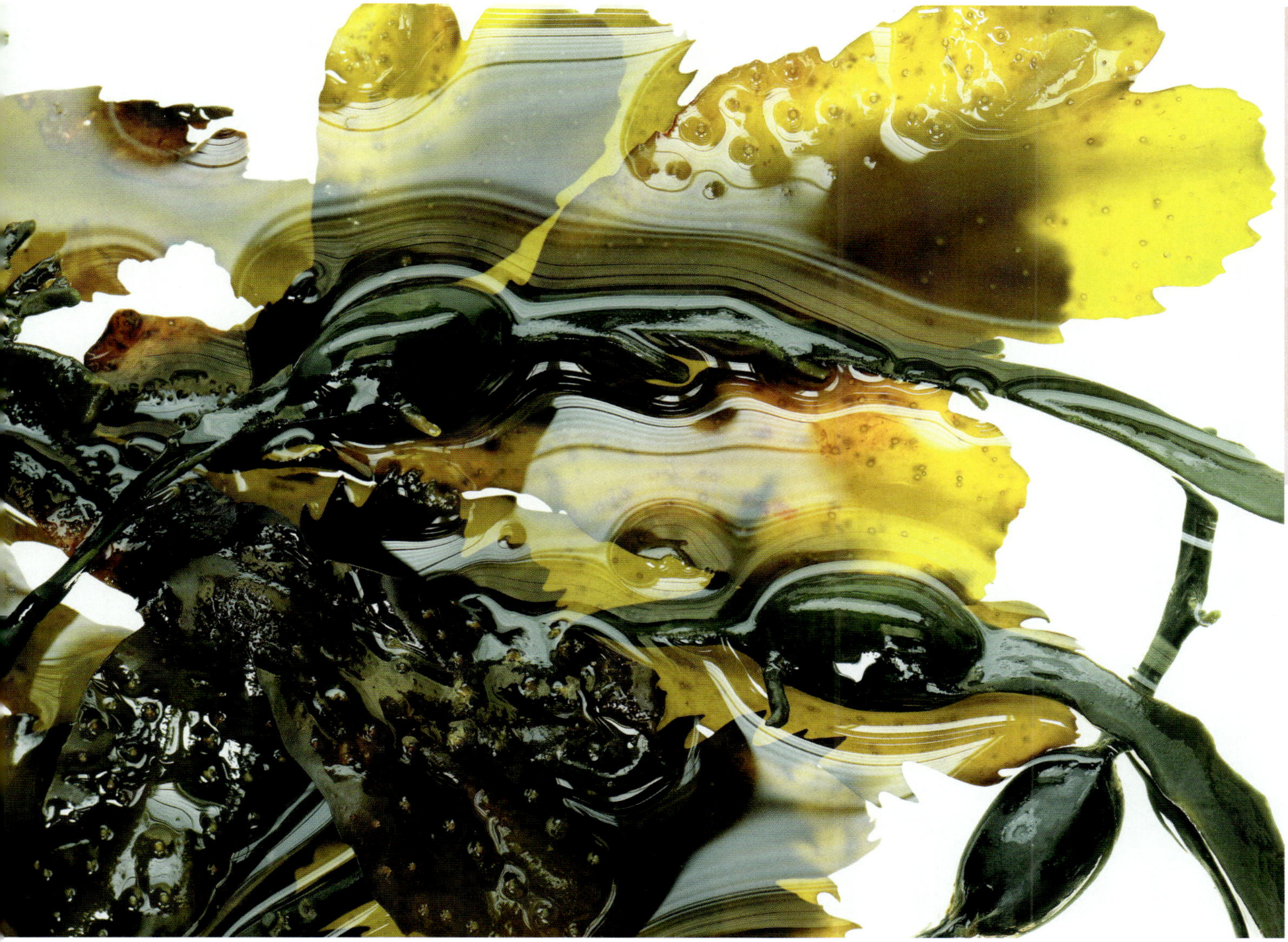

Plongeon en haute mer

La vie sur Terre doit son origine à quelques bactéries surgies des fosses abyssales des océans. En près de quatre milliards d'années, ces premiers organismes unicellulaires ont donné naissance aux algues, puis à tous les êtres vivants de notre planète. Bleus, rouges, verts ou bruns, la composition moléculaire de ces végétaux marins se fait l'écho parfait de la nôtre. C'est pourquoi, depuis des temps immémoriaux, l'homme trouve dans les algues une source intarissable de bienfaits thérapeutiques, diététiques et cosmétiques. Particulièrement reminéralisantes, les laminaires brunes abondent sur nos côtes atlantiques. Après les avoir soigneusement lavées, découpées en fines lamelles, séchées et réduites en poudre, intégrez l'équivalent de 1 verre dans l'eau du bain pour un effet relaxant. En soin hydratant pour le visage, utilisez-les en cataplasme. Mixez 300 grammes d'algues fraîches et 1 cuillerée à soupe d'huile d'olive, appliquez en fine couche sur le visage et laissez posé 10 minutes.

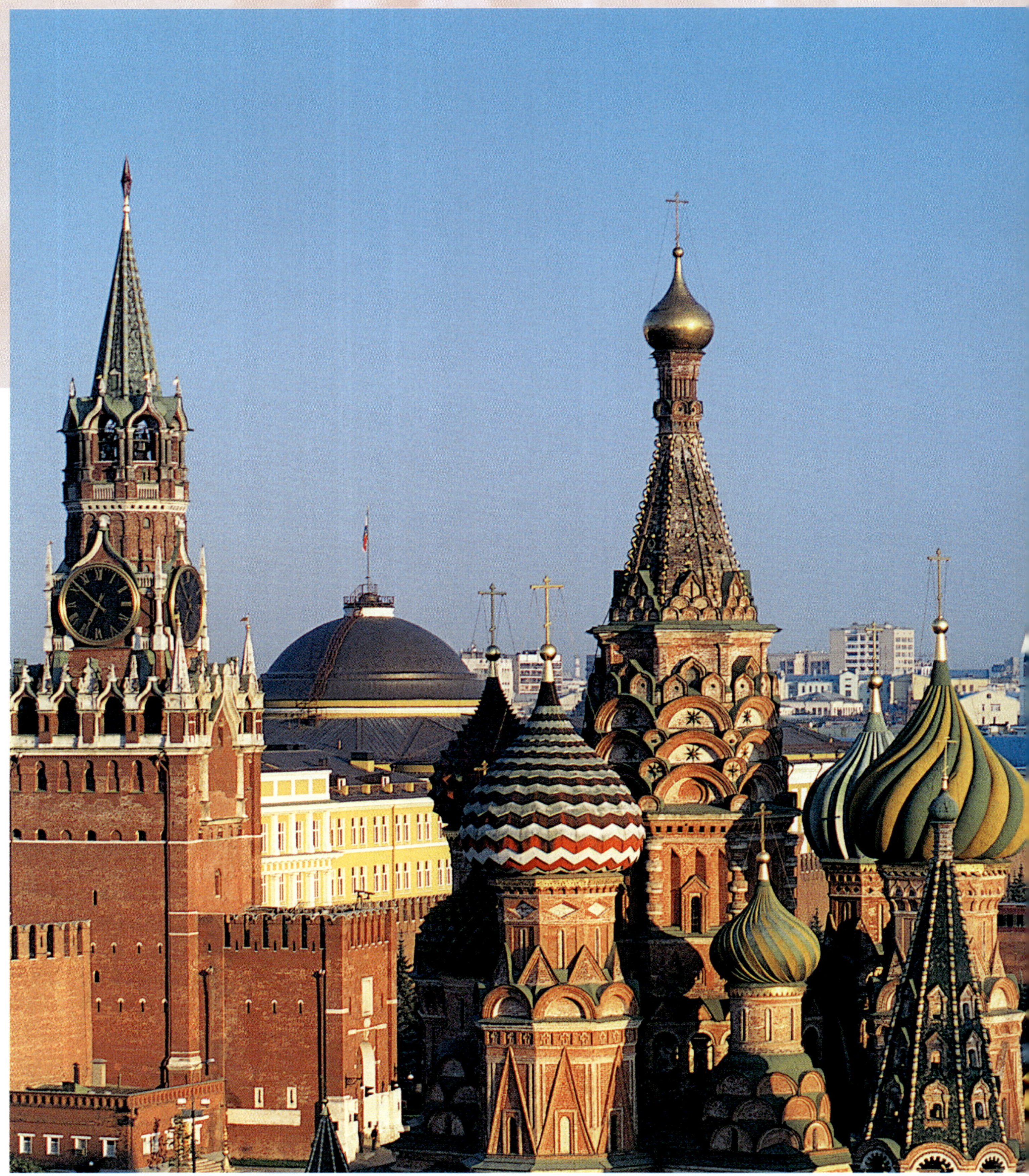

Russie

LES TRÉSORS DE LA STEPPE

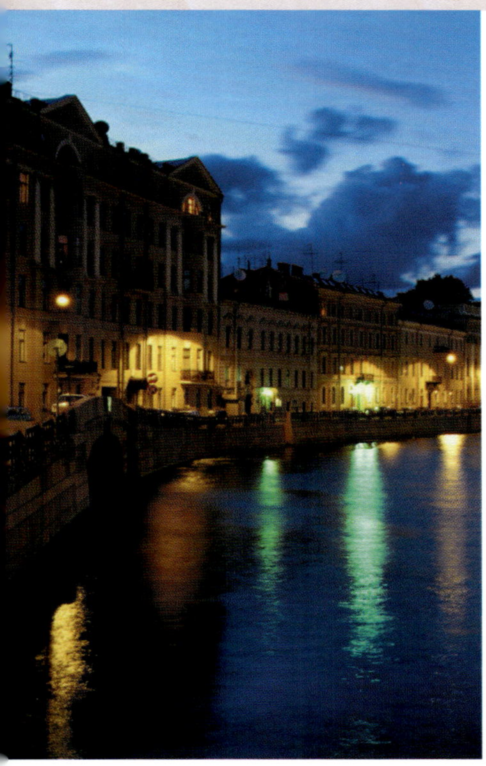

Même si le printemps en révèle un autre aspect, le plus beau manteau de la Russie reste le blanc. Celui sur lequel glisse la troïka du Docteur Jivago ou dans lequel s'enfoncent les sabots du cheval de Michel Strogoff.

L'atmosphère poétique des paysages de brumes glaciales, se dissipant pour laisser apparaître le bulbe d'un clocher entouré de petites isbas, a forgé l'âme slave. Confronté à un climat souvent plus terrible que le tsar Ivan, ce peuple a dû, et a su s'adapter. C'est ainsi qu'au Moyen Âge, les campagnes se constellèrent de bains, les *bania*. Des petites cabanes en bois chauffées à 60 °C, où les moujiks se rendaient en foule chaque samedi et veille de fête. Là, préalablement savonnés et massés par les autres baigneurs, ils transpiraient et se fouettaient furieusement le corps avec des petits balais de brindilles de bouleau, les *vennik*, pour activer la circulation du sang. Les plus courageux se jetaient ensuite dans la neige ou plongeaeint dans un trou d'eau glacée. Cette coutume, baptisée *zakalka*, est encore pratiquée aujourd'hui. Elle vise à décupler sa résistance naturelle pour mieux braver les maux de l'hiver.

En dehors des étuves, les Russes font appel à la pharmacopée pour se soigner. Détenus par les femmes, les secrets de remèdes naturels, comme les sinapismes anti-infectieux de moutarde, ont traversé les siècles, à l'instar des recettes de longévité du moine Cyrille. À la fin du XIVe siècle, sur ordre de la Vierge, ce sexagénaire quitta Moscou pour bâtir un monastère à Kirillov, la contrée la plus austère du pays. Là, dans les murs de Saint-Cyrille du Lac Blanc, l'ascète vécut cent ans grâce, dit-on, aux décoctions d'herbes qu'il cultivait.

Parmi les 13 hectares de plantation existant encore trône en bonne place la *zubrowka*, l'herbe de bison, éponyme de la célèbre vodka polonaise. Longtemps utilisée en infusion contre les maux de gorge et les troubles vasculaires, cette herbe aux vertus régénératrices offre à la vodka ses fragrances vanillées. Ainsi parfumée, la plus populaire des boissons locales continue d'enivrer les hommes. De leur côté, les femmes s'en servent depuis des siècles pour sublimer leur peau et leurs cheveux.

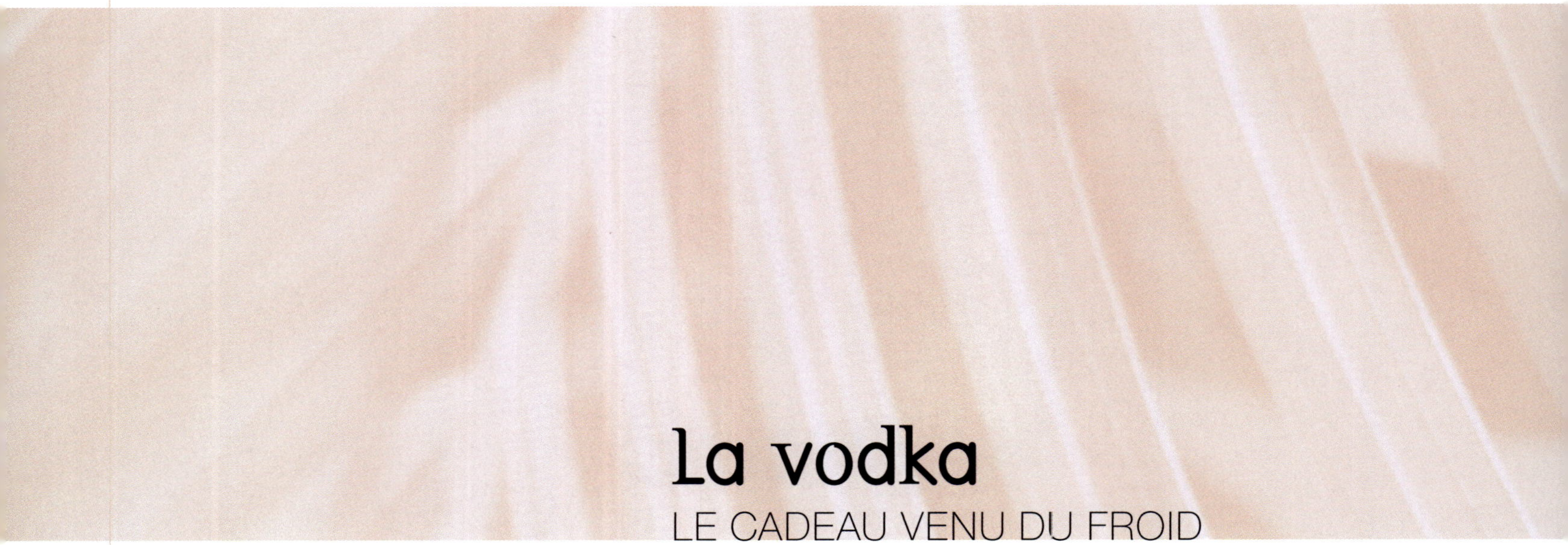

La vodka

LE CADEAU VENU DU FROID

Disputée aux Polonais par les Russes et inversement, la création de la vodka remonte aux alentours du XIIe siècle. Fabriquée par des moines, comme jadis bon nombre de remèdes, elle servait d'anesthésiant et de désinfectant.

Détournée de son chemin thérapeutique vers le XIVe siècle pour épouser une cause plus mystique, elle abreuve alors une croyance russe selon laquelle cette eau-de-vie contient l'âme de celui qui la distille. Utilisée lors d'événements religieux, on fait circuler une coupe dans l'église. Ceux qui refusent de boire sont considérés comme impurs et impies.

Il faut attendre le début du XVIIe siècle pour déguster de la vodka aux banquets de la cour impériale. Obtenue par distillation d'orge ou de seigle, elle cache derrière ses 40° d'alcool bien plus qu'un passeport pour l'ivresse. En effet, aux vertus toniques de l'alcool sur la peau se conjuguent les bienfaits des céréales. L'orge a des propriétés antiradicalaires. Quant au seigle, très riche en vitamine B, en fer, zinc et magnésium, il apporte de l'énergie à l'organisme. Appliquée sur la peau, cette subtile combinaison d'actifs assainit et renforce d'autant plus la barrière cutanée qu'elle se conjugue aux propriétés énergisantes cellulaires et tonifiantes vasculaires de l'herbe de bison.

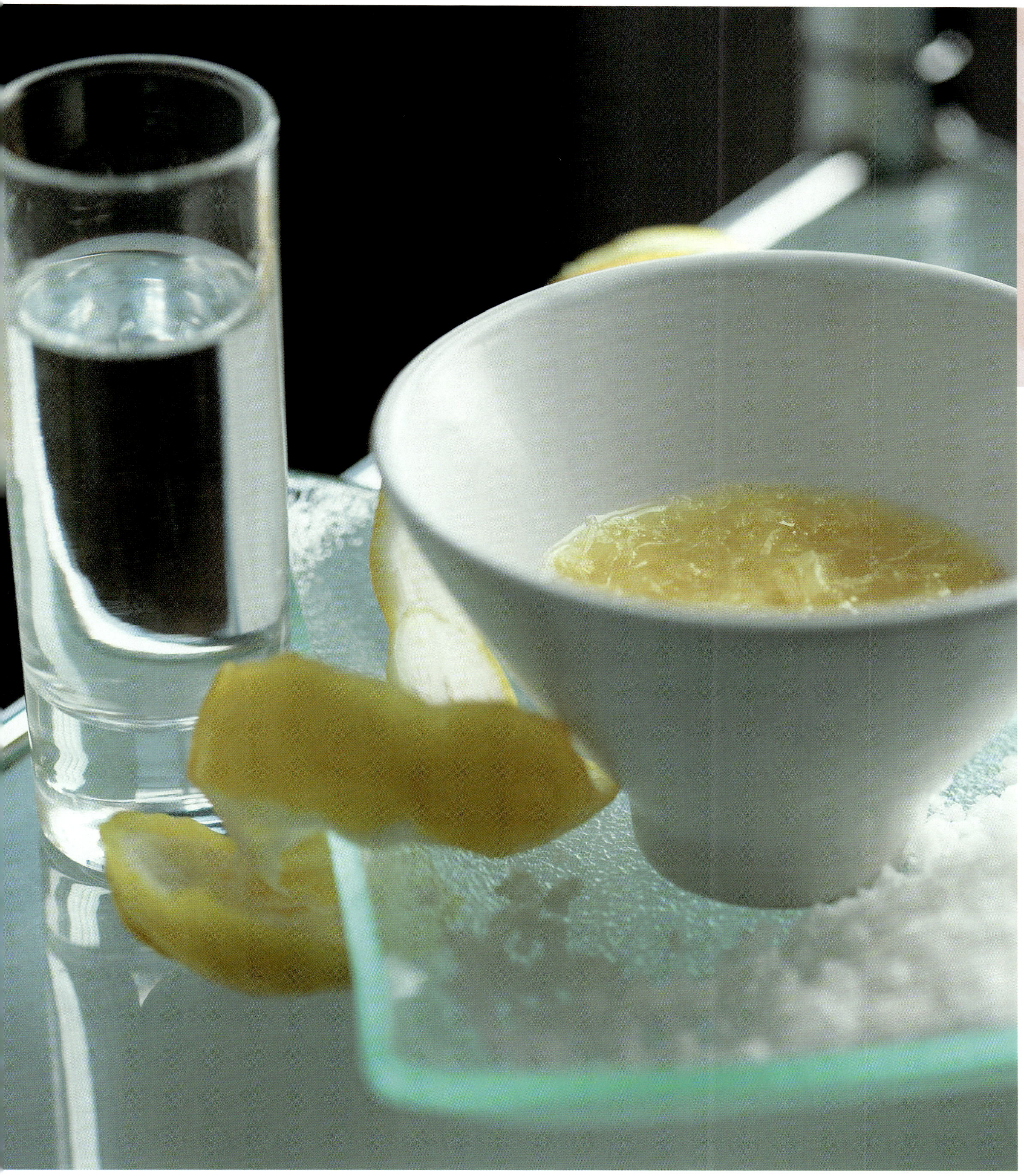

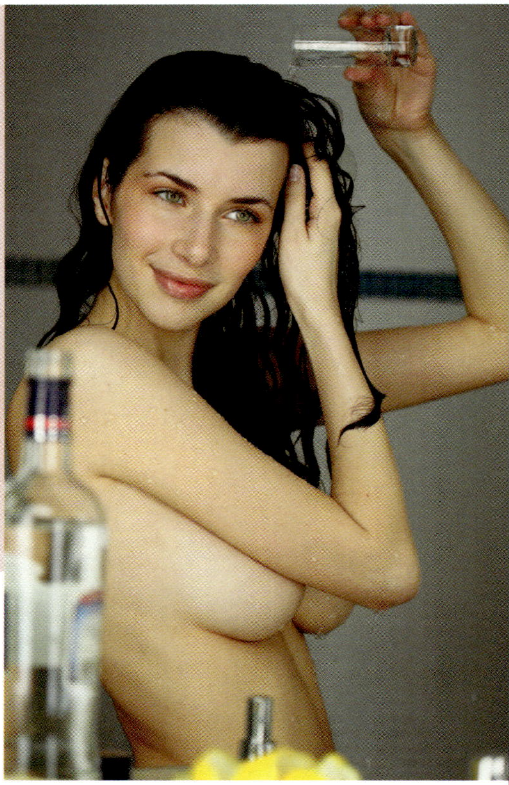

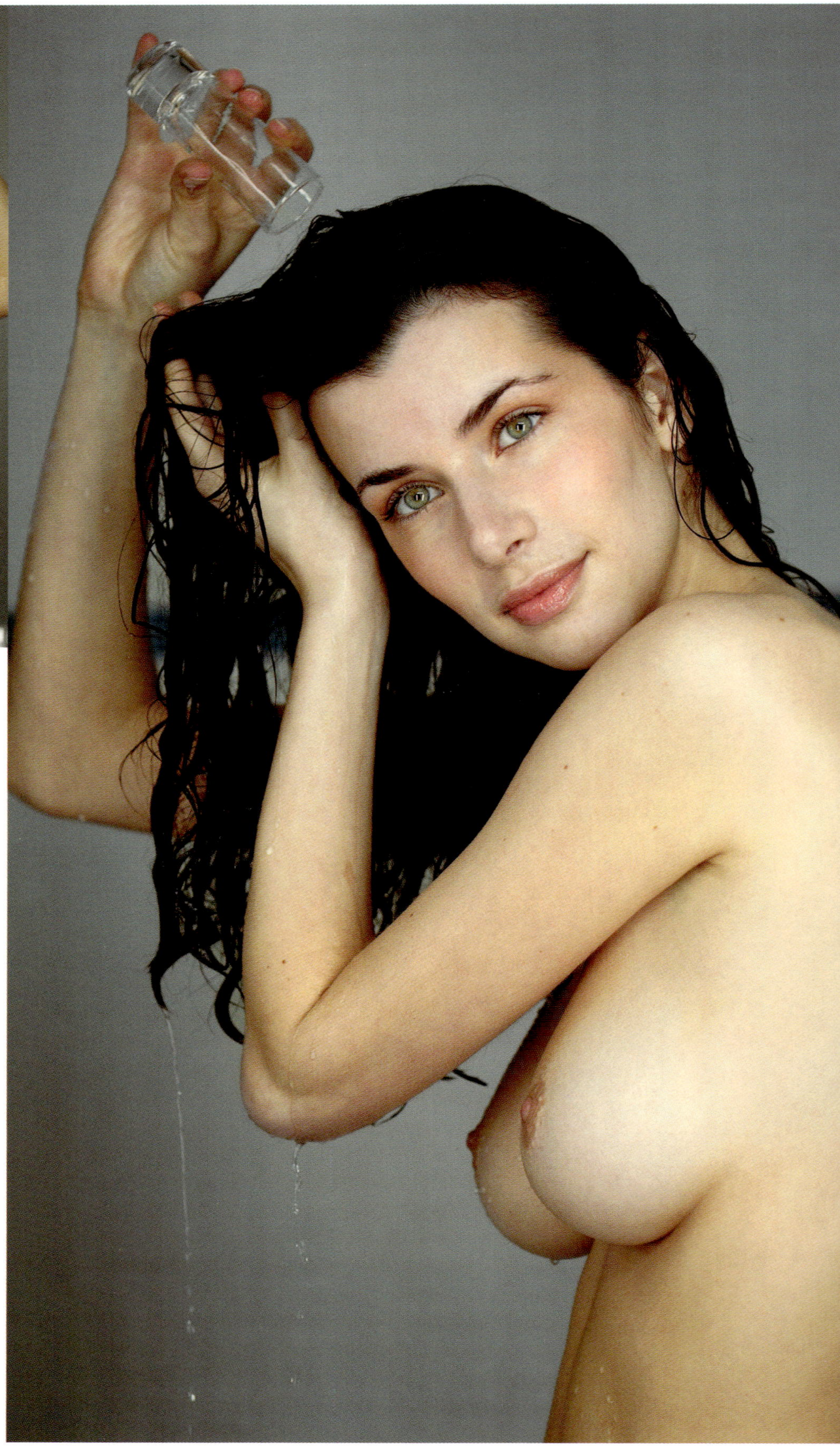

INGRÉDIENTS

- 1 citron jaune biologique
- 1 grand verre de vodka Zubrowka
- 1 coupelle de gros sel de cuisine
- 1 spray d'eau minérale (facultatif)
- 1 gros pot de crème fraîche à 60 % de matière grasse

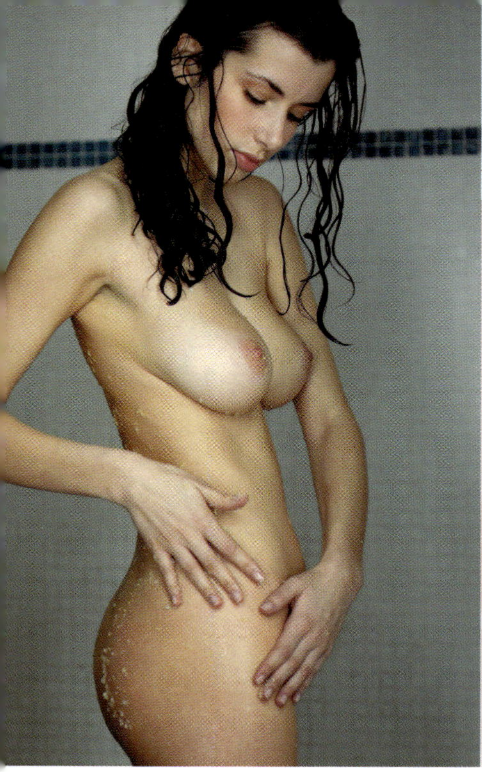

Le gommage vodka-citron

UN COCKTAIL TONIQUE POUR LA PEAU

Préparation

Le citron

Épluchez soigneusement le citron afin d'en recueillir la pulpe et le jus.

Pour la pâte

Au citron, ajoutez 2 cuillerées à soupe de vodka et la poignée de gros sel. Mélangez le tout à l'aide d'une spatule, jusqu'à l'obtention d'une pâte homogène.

Déroulé

Humectez légèrement votre peau avec le spray d'eau minérale ou un gant de toilette. Évitez d'utiliser l'eau du robinet. Souvent calcaire, elle a tendance à déshydrater l'épiderme.

Appliquez sur les jambes une grosse noix de votre mixture. Comme si vous souhaitiez la faire pénétrer dans la peau, effectuez de légers mouvements rotatifs avec la pulpe des doigts jusqu'à la quasi-dissolution du sel. Cette action mécanique entraîne les cellules mortes. Libéré de ses impuretés, l'épiderme profite mieux des actifs contenus dans chaque ingrédient. Renouvelez les mêmes gestes sur l'ensemble du corps, en insistant toujours un peu plus sur les coudes et les talons.

Sous la douche, rincez les résidus du gommage et séchez-vous. En guise de soin hydratant, incontournable épilogue de tout gommage, appliquez la crème fraîche en couche épaisse sur le corps. Laissez sécher une quinzaine de minutes avant de vous rincer.

Lavez vos cheveux avec votre shampooing habituel et terminez le rinçage avec ce qui reste de vodka. Idéal pour resserrer les écailles et faire briller les crinières.

À raison d'une fois tous les 15 jours, ce soin assainit l'épiderme. Une action renforcée par le taux exceptionnel de vitamine C contenu dans le citron. Par ailleurs, fréquemment utilisé dans les protocoles de gommage, le sel a la particularité de se dissoudre au contact de l'eau. Un atout majeur pour une texture rugueuse, mais pas trop abrasive.

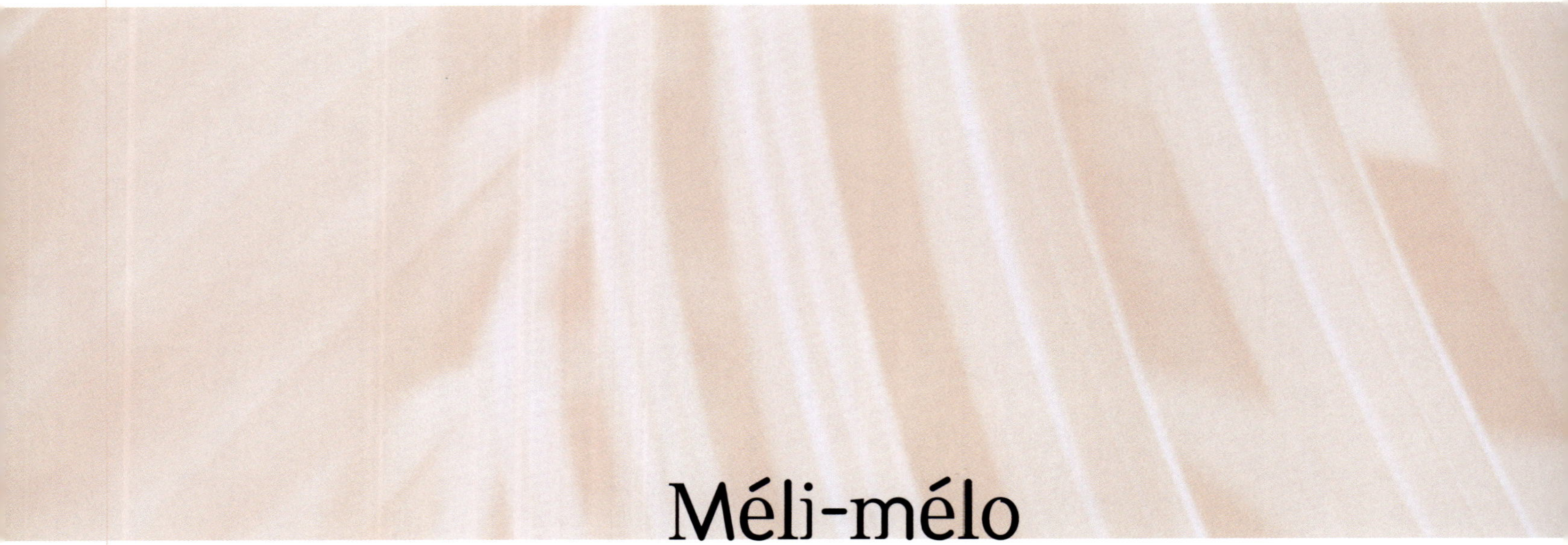

Méli-mélo

L'élixir de sérénité lapon

À l'instar de leurs voisins finlandais, norvégiens, suédois et russes, les Lapons ont dû faire preuve d'ingéniosité et de robustesse pour cohabiter avec le froid polaire. Coupée du monde moderne par des conditions climatiques glaciales, la Laponie n'a donc pas souvent recours à l'allopathie. Par conséquent, fidèles à leurs us ancestraux, les autochtones cultivent encore des plantes médicinales pour se soigner. Par exemple, sujets à la fatigue et à l'anxiété comme tous les êtres privés de soleil pendant de longs mois, ils misent sur les racines d'angélique pour leurs vertus relaxantes et sédatives. Bouillies dans du lait, elles libèrent une huile essentielle riche en monoterpènes. Bu chaud avant de se coucher, ce breuvage assure un sommeil réparateur.

Hongrie : SECRET MÉDIÉVAL D'UN PARFUM CULTE

Au crépuscule de sa vie, Élisabeth, reine de Hongrie, plie sous le poids de soixante-douze printemps. Pour soulager ses rhumatismes, on lui préconise quelques frictions à base de distillat de romarin. Grâce aux effets tonifiants de l'arbrisseau, la souveraine recouvre tant d'énergie qu'elle séduit et… épouse son homologue polonais. Au XIVe siècle, la cultissime eau de la Reine de Hongrie entre dans la légende. Ancêtre de l'eau de Cologne, cette lotion s'est enrichie au fil du temps pour arriver jusqu'à nous. Au mixeur, hachez grossièrement 4 cuillerées à soupe de feuilles de romarin frais, 3 cuillerées à soupe de mélisse fraîche, 1 cuillerée à soupe de verveine fraîche, 1 cuillerée à soupe de zeste de citron biologique, 2 cuillerées à soupe de pétales de rose. Versez la mixture dans une bouteille, ajoutez 15 centilitres d'eau de fleurs d'oranger et autant de vodka. Faites macérer 2 semaines, filtrez et laissez reposer 10 jours. Ce délai expiré, aromatisez votre préparation avec 3 gouttes d'huiles essentielles de pamplemousse et de citron. Patientez encore 15 jours avant de vous en asperger en sortant du bain.

De la tomate à l'antirides

De nationalité hongroise et de formation scientifique, Ella Baché s'intéresse très tôt aux mystères de la peau. Forte des observations qu'elle fait de l'utilisation ancestrale des tomates comme soin de beauté dans son pays natal, elle leur attribue des pouvoirs antivieillissants provenant des acides de fruits (aujourd'hui appelés AHA) et les intègre en 1936 dans ses premiers produits cosmétiques. Pour un effet bonne mine immédiat, misez sur la recette d'origine. Ébouillantez 2 tomates pendant 5 secondes afin de les peler plus facilement. Ôtez les pépins et écrasez la chair avec le jus de 1/2 citron. Ajoutez 1 cuillerée à soupe d'huile végétale et appliquez en couche épaisse sur le visage en évitant le contour des yeux. Laissez agir 15 minutes, puis rincez à l'eau fraîche.

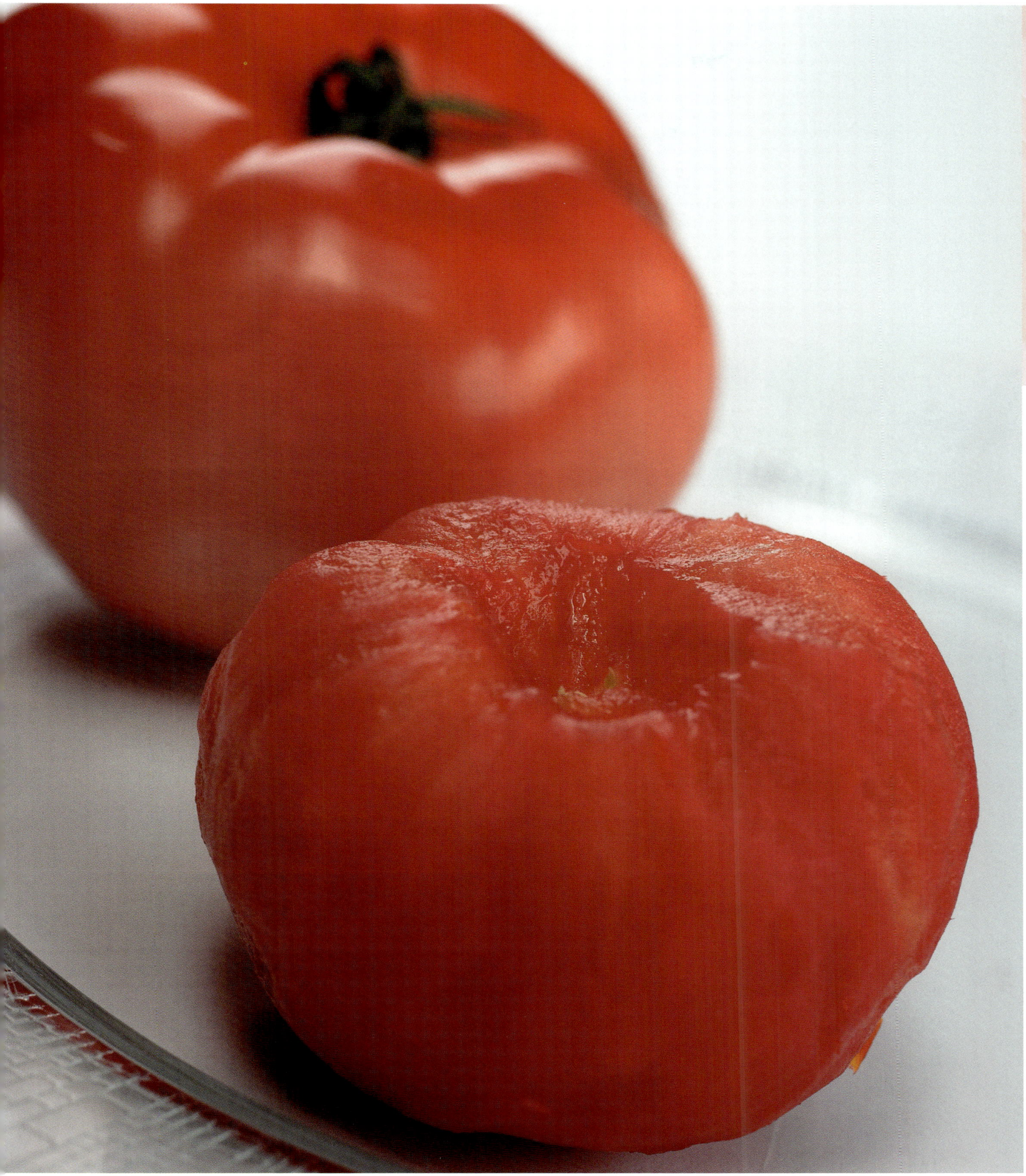

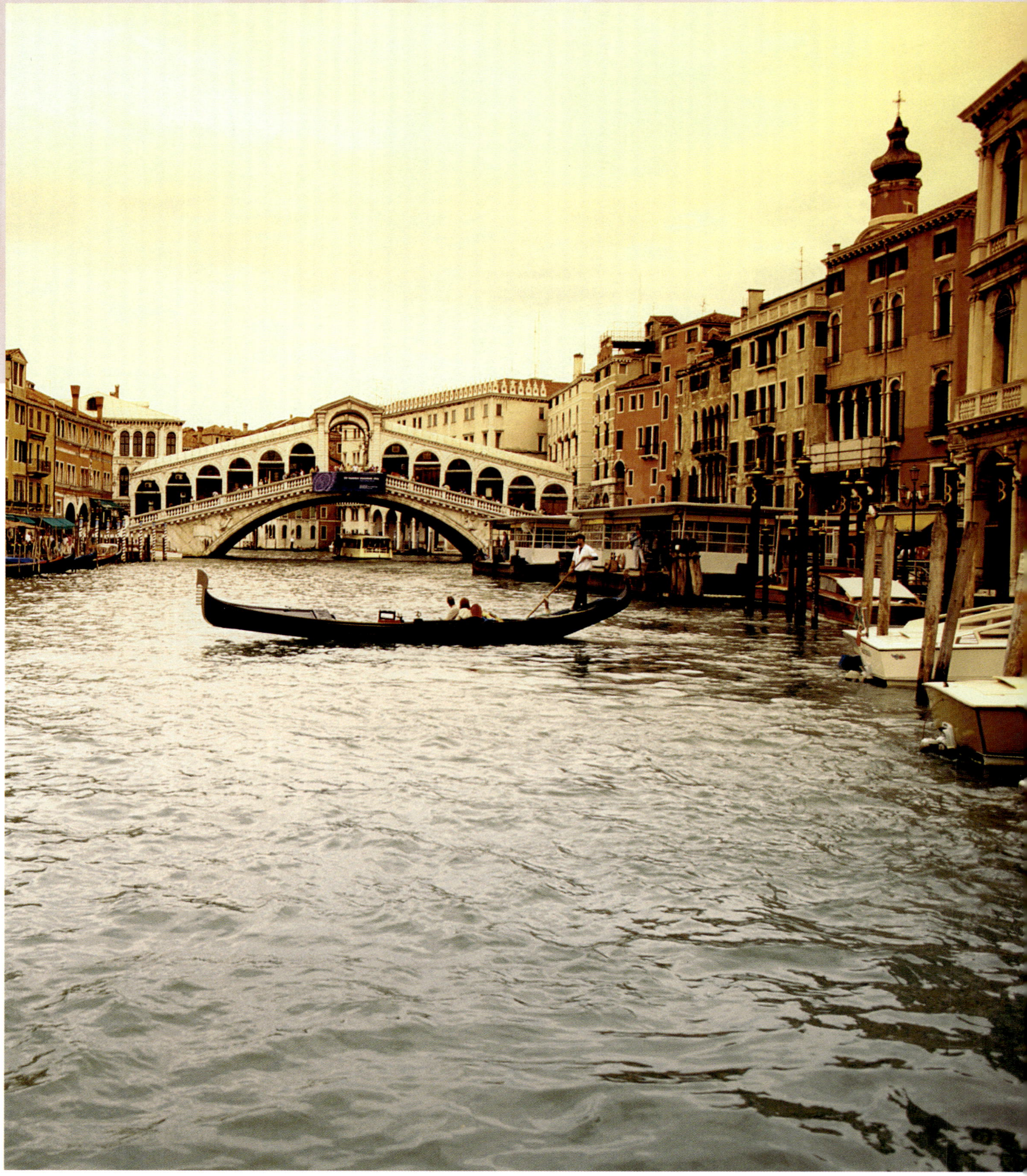

Italie

LA RELIGION DE LA BEAUTÉ

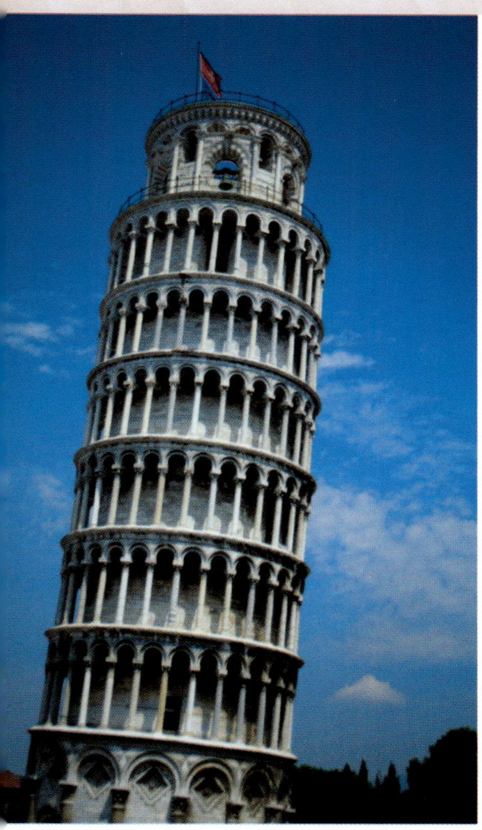

Entre le Nord, ses influences étrusques, et le Sud, mâtiné de tradition grecque, la péninsule italienne présente une variété qui rend sa culture fascinante. Dans la Rome antique, les thermes participaient à la sophistication de l'empire. Ces étuves, les *balneae*, édifiées par l'empereur Marcus Agrippa, offraient au peuple un lieu où se conjuguaient hygiène et beauté. La patricienne s'y rendait, accompagnée de son esclave qui veillait à son vestiaire. Celle-ci portait également son matériel, des onguents fabriqués à partir d'huile d'olive, et le strigile, sorte d'instrument recourbé qui permettait de racler la sueur et d'exercer une exfoliation naturelle lors des bains de vapeur. Ainsi que le conseille Ovide dans *L'Art d'aimer*, la femme doit savoir user d'artifices, se prévaloir d'une démarche altière. Affirmée, sûre d'elle, elle affiche un corps au toucher soyeux, parfaitement épilé jusque dans les moindres recoins de son intimité. Les dents sont nettoyées à la corne pilée alors que le maquillage, orientalisant, impose une figure tragique avec des yeux cernés de cendres noires et une bouche rouge sang.

Ce n'est qu'au XIVe siècle que l'image d'une femme évanescente s'impose. La belle Italienne, à l'image à la fois charnelle et céleste, cultive son teint d'albâtre avec des masques de son et d'iris, s'épile le front avec un mélange d'arsenic et se coiffe avec des tresses entrelacées de perles et de pierres précieuses. À la Renaissance, sa chevelure blonde et ondulante signe sa sensualité. C'est le fameux blond vénitien des créatures de Botticelli. Les femmes l'obtiennent en s'enduisant la tête d'un mélange de poudre d'iris, de safran et de citron et en laissant la mixture sécher au soleil, la tête couverte d'un chapeau sans calotte. Ces recettes de beauté sont dangereuses, les préparations à base de soufre étant légion.

C'est au XVIIIe siècle que naît la cosmétique moderne, sous les doigts avertis des moines herboristes du couvent de Santa Maria Novella. Produit après produit, ils jettent les bases d'une pharmacopée raffinée. Leurs savons, parfums et onguents à base d'iris, de lavande et de son ornent encore les salles de bains des bonnes maisons transalpines.

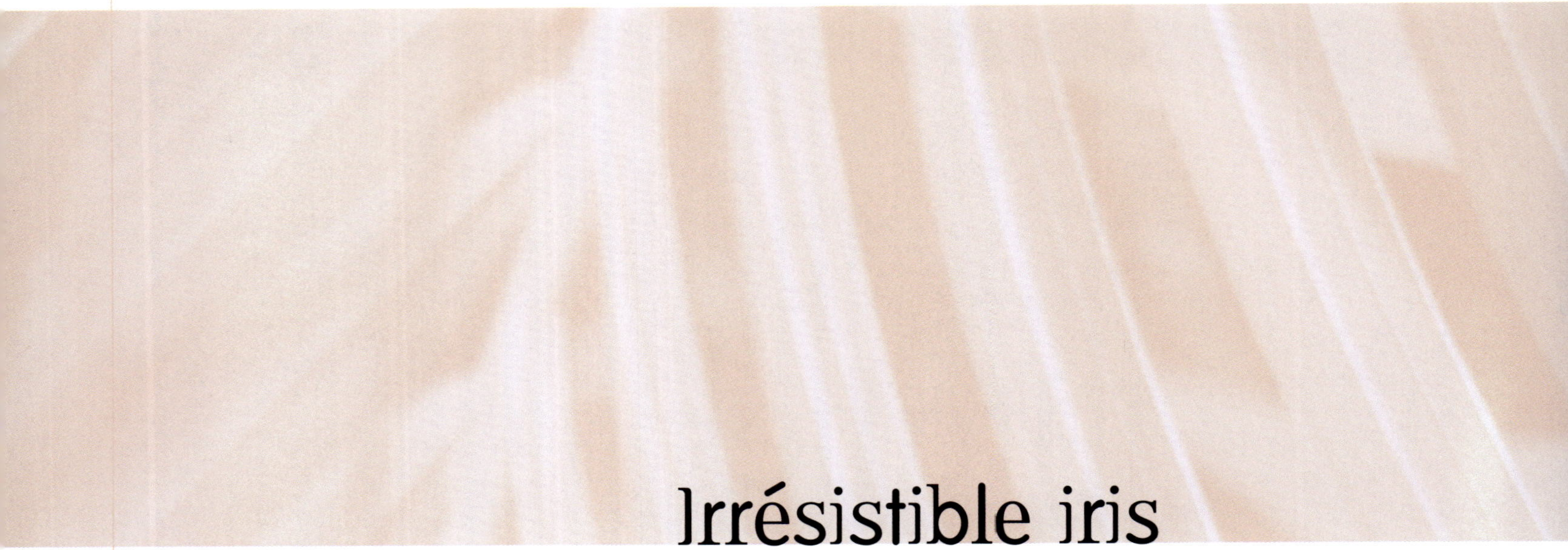

Irrésistible iris

Son nom même exprime sa singularité. Dans la mythologie, Iris, fille d'Électre, messagère des dieux, portait pour tout drapé un arc-en-ciel qui formait un pont entre l'Olympe et la Terre.

Cette fleur lumineuse, puissante et royale, avec son impudente couleur violette, stimule depuis toujours l'imaginaire. D'origine macédonienne, elle affectionne le doux climat de la campagne florentine et fleurit, en mai, sur les collines.
C'est de sa grossière racine terreuse que l'on extrait une substance magique. Tous les étés, elle est arrachée au sol sec, trempée puis décortiquée avant d'être étalée au soleil et de se la couler douce pendant environ 15 jours. Stockée 2 à 3 ans, elle se racornit et libère alors une odeur suave. Plus tard, elle sera moulinée, distillée jusqu'à obtenir diverses substances précieuses. Le beurre d'iris, sorte d'or noir, fournira l'absolu d'irone, cette poudre cendrée aux reflets fauves, qui donne un parfum aérien, sublime d'élégance. Les parfumeurs l'ont utilisée pour composer des eaux, des poudres pour le corps, des shampooings secs, alors que les belles florentines déposaient directement la racine vieillie dans leur armoire pour parfumer le linge.
Autre singularité de cette plante aux caractéristiques si féminines : une force incroyable cachée sous une apparente fragilité. Ses facultés d'adaptation à des conditions climatiques chaotiques et arides ont poussé les chercheurs à s'intéresser de près à ses vertus cosmétiques ; notamment sa capacité à retenir l'eau dans sa racine. Servant de réservoir souterrain, celle-ci conserve une vitalité étonnante une fois déterrée. Sa poudre, incorporée à des bases hydratantes, maintiendrait l'hydratation de la peau en renforçant son équilibre hydrolipidique afin qu'elle conserve sa souplesse.

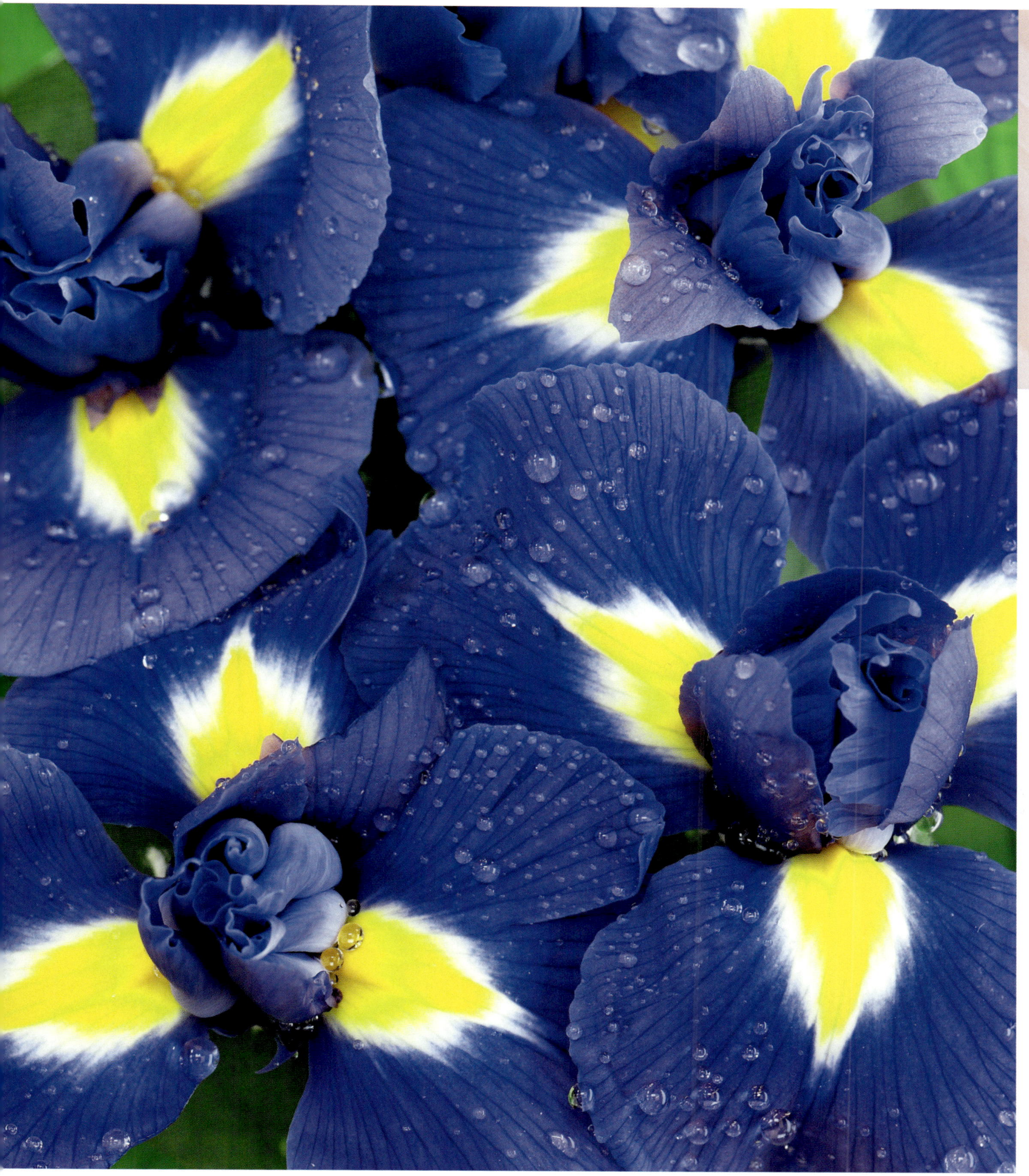

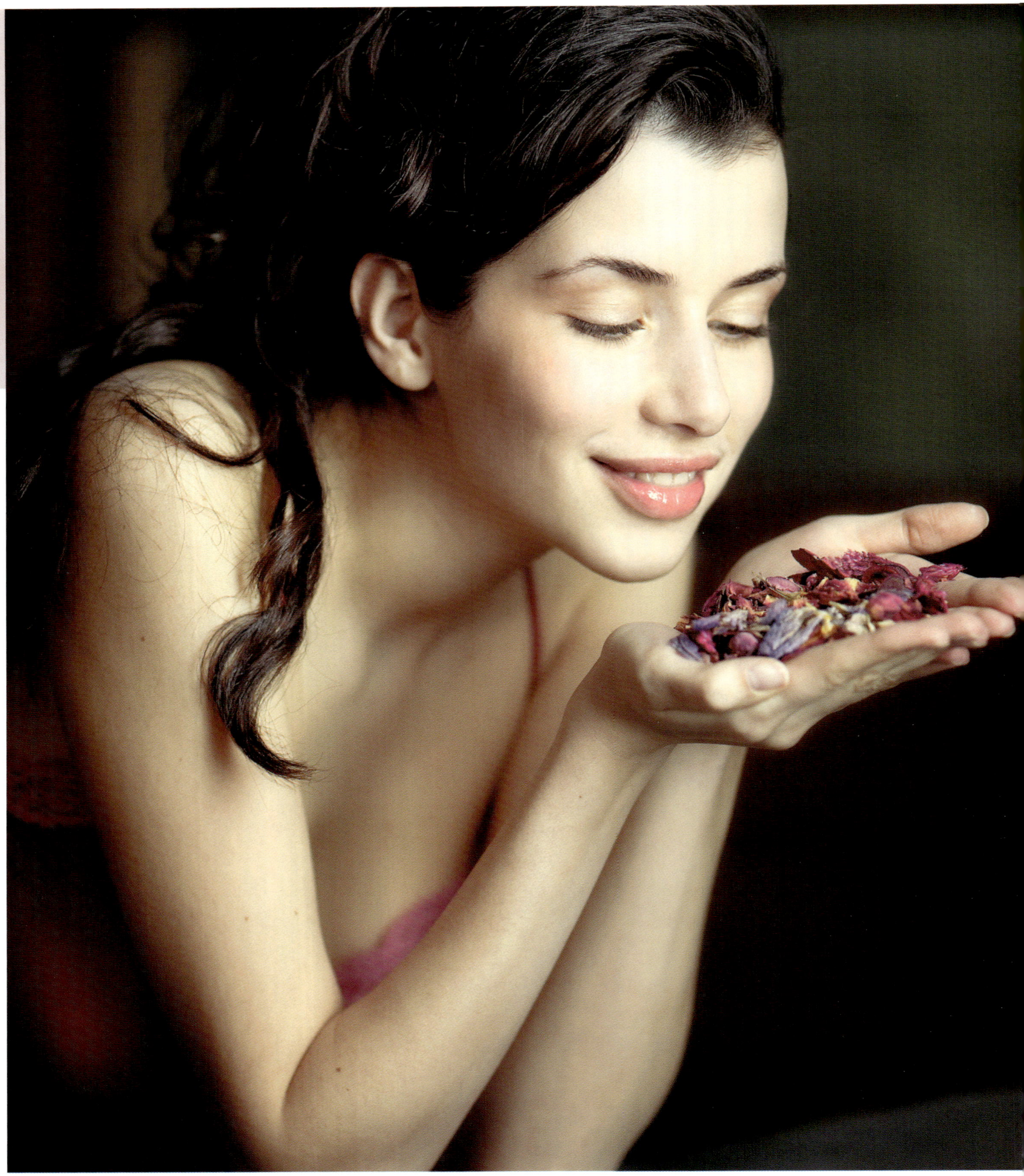

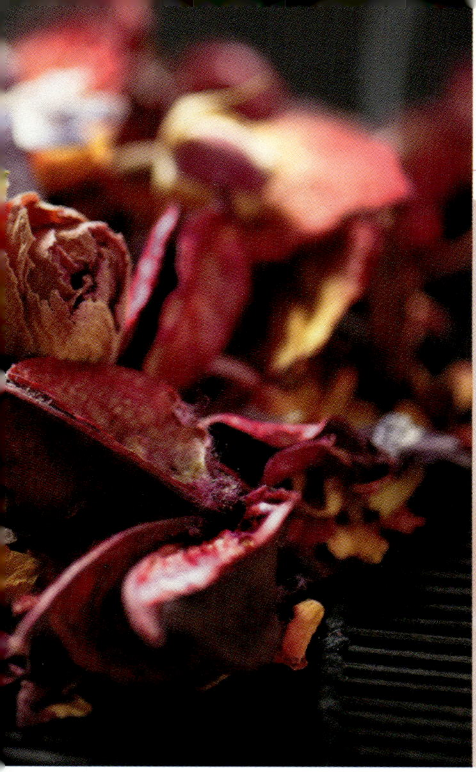

Pot-pourri à la Médicis

INGRÉDIENTS

- 1 boîte hermétique en fer

Fleurs

- 2 poignées de pois de senteur (saveur miel-orange)
- 1 poignée de pétales de rose
- quelques brindilles d'immortelle (odeur épicée)
- quelques brins de lavande

Épices, résineux et fixateurs

- Quelques clous de girofle
- quelques grammes d'écorce ou d'aiguilles de cyprès
- quelques grammes d'écorce de citron
- 2 cuillerées à soupe de poudre d'iris
- quelques gouttes d'huile essentielle de basilic

Préparation

L'été (il faut éviter les périodes humides), placez les fleurs dans différents récipients à l'ombre.

Laissez-les sécher lentement en surveillant de temps à autre que la couleur ne vire pas au brun. Il faut que la consistance soit craquante au doigt.

Mélangez délicatement les fleurs avec vos doigts en évitant toujours soigneusement de les mettre au soleil.

Ajoutez les épices, les résineux et les écorces. Au final, incorporez la poudre d'iris et versez les gouttes d'huile essentielle.

Brassez le tout et laissez mûrir dans une boîte fermée jusqu'à la fin de l'automne.

Disposez ensuite le pot-pourri dans un joli bol en faïence ou dans des petits sachets en tissu pour embaumer vos armoires.

Les Italiennes utilisaient un mélange similaire pour sophistiquer l'odeur de leur linge. Aujourd'hui, la manière dont les fleurs et les essences sont orchestrées permet d'offrir à l'œil un bouquet coloré toute l'année. Ce parfum de Méditerranée, avec ses cultures de citronniers, d'iris, de cyprès, est une invitation au voyage et au bien-être. Sur le plan psychologique, l'iris évoque l'épanouissement et la plénitude.

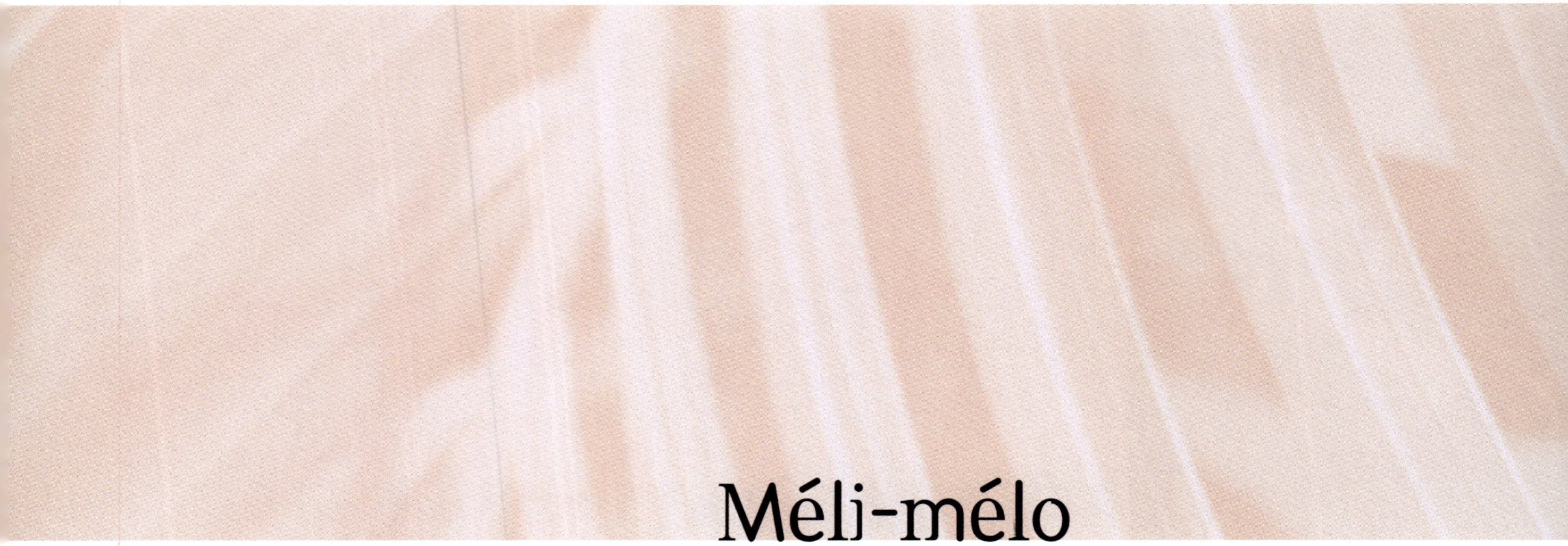

Méli-mélo

Le shampooing sec des belles du Titien

Les cheveux longs, ondulés, signalent la vigueur de la jeunesse des femmes de la Renaissance. Pour les laver, elles saupoudrent 200 grammes de racines d'iris moulues sur les racines des cheveux, en répartissant bien sur tout le crâne. D'un brusque mouvement, elles relèvent la tête, puis éliminent la poudre en brossant vigoureusement leur chevelure. Grâce au pouvoir astringent et équilibrant de l'extrait d'iris, le cuir chevelu est assaini, permettant une repousse vigoureuse.

Vinaigre de toilette à la lavande de Toscane

C'est le parfumeur René le Florentin qui, au XVIe siècle, entraîna toute l'Italie dans la fureur du parfum. Les femmes s'enivraient alors de senteurs acidulées très prisées. Elles fabriquaient aussi elles-mêmes des vinaigres de toilette, parfaits pour se frictionner ou égayer l'eau du bain. Dans un bocal, versez des brins de lavande fraîche, de l'eau de fleur d'oranger, 1 poignée d'herbes odorantes (eucalyptus ou romarin). Versez par-dessus 60 centilitres de vinaigre de cidre, puis laissez mariner pendant 2 semaines, dans un bocal hermétiquement fermé. Filtrez à l'aide d'un filtre à café et mettez en flacons.

Douce beauté

Elle se veut à la fois charnelle et céleste, et voit apparaître des femmes au front épilé, aux cheveux d'or tressés et entrelacés de perles, au teint diaphane, aux lèvres et aux joues couleur de satin cramoisi.

Les cheveux blonds annoncent le blond vénitien. Il est obtenu en s'enduisant la tête d'un mélange de safran et de citron. Les cheveux sont d'abord lavés avec un mélange de cendres et de blanc d'œuf, puis tressés et ornés de fil d'or.

La belle découvre ses épaules qui doivent laisser entrevoir une blancheur immaculée. Les cheveux blonds sont longs, ondulés, signe de la vigueur de la jeunesse, de la vierge pure : il n'y a de beauté que blonde et ondoyante. Le paroxysme est inscrit dans la mixture pour décolorer les cheveux. La peau doit être si transparente que toutes ses émotions ne peuvent être dissimulées, chaque veine bleutée bat la chamade.

On se blanchit la peau grâce à un mélange de miel, de moutarde et d'amandes amères que l'on rince à l'eau de pluie.

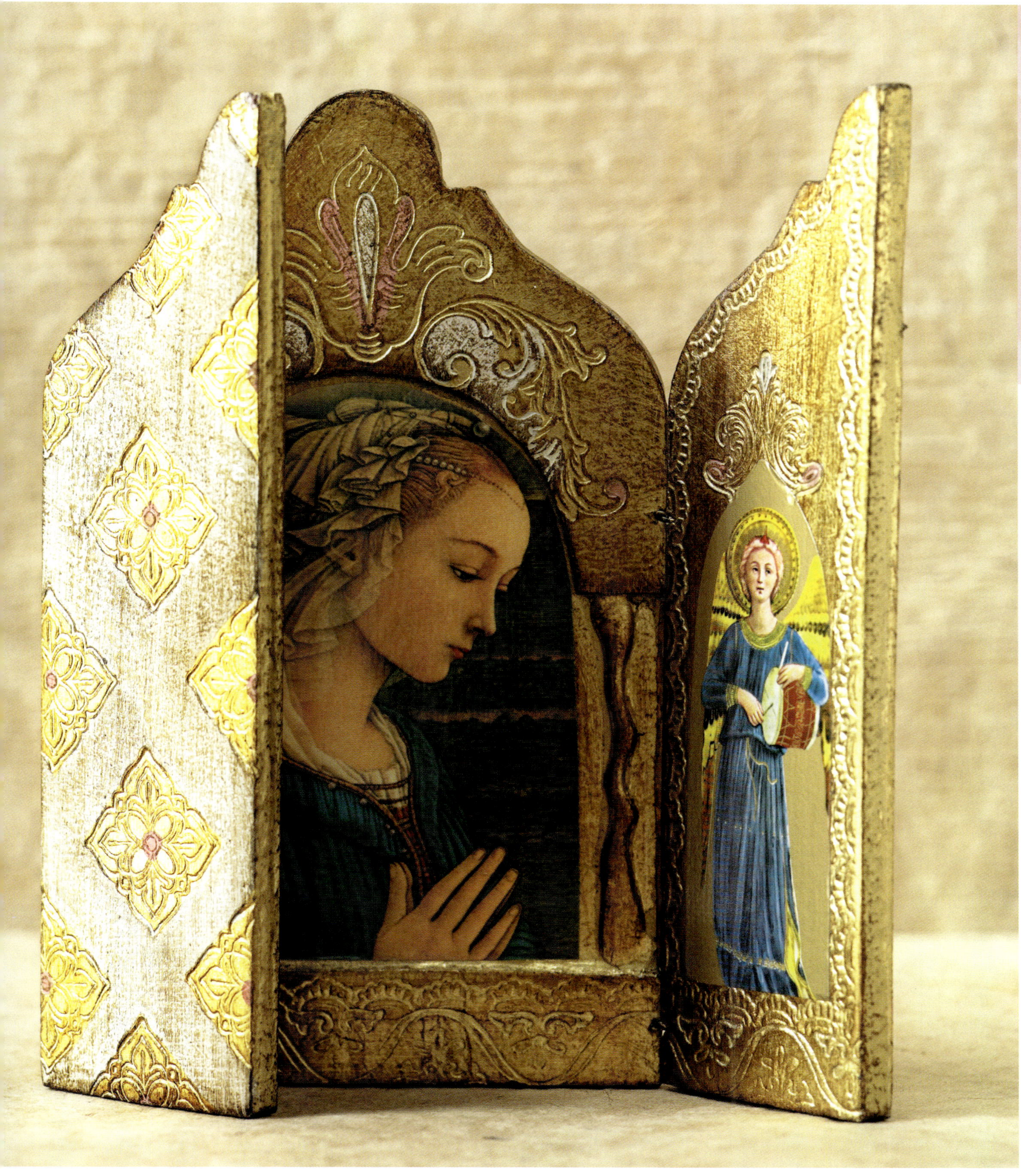

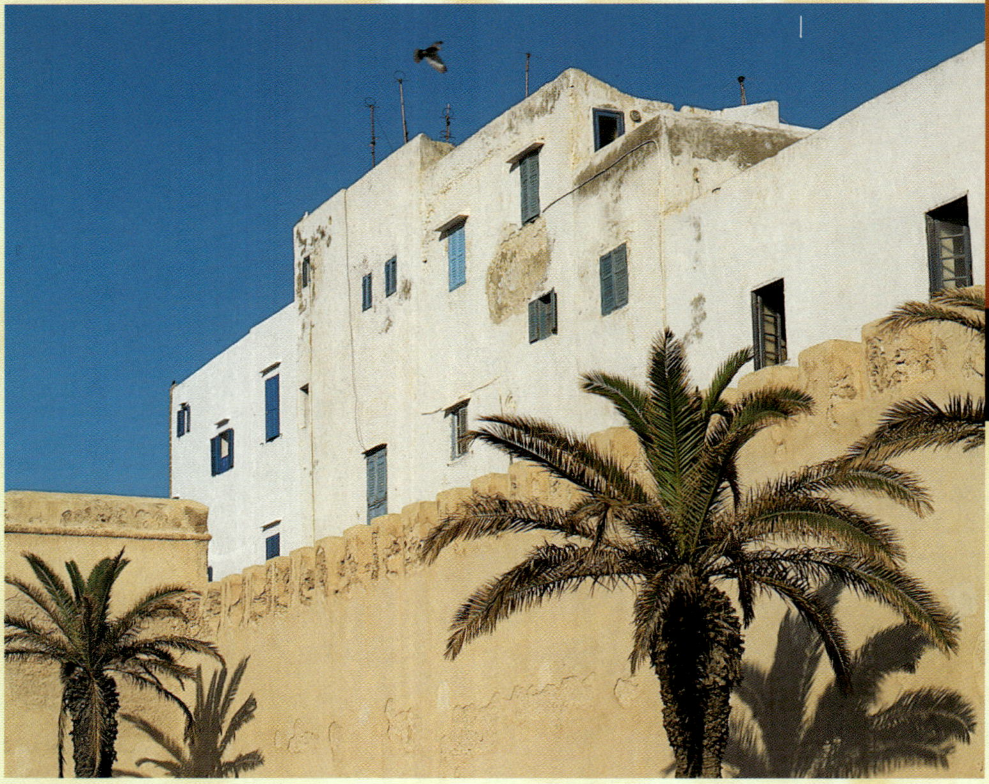

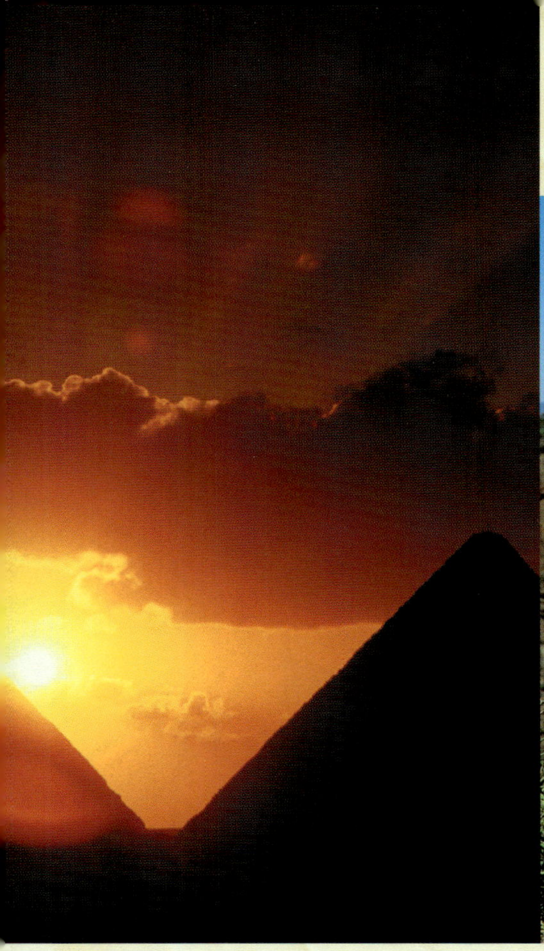

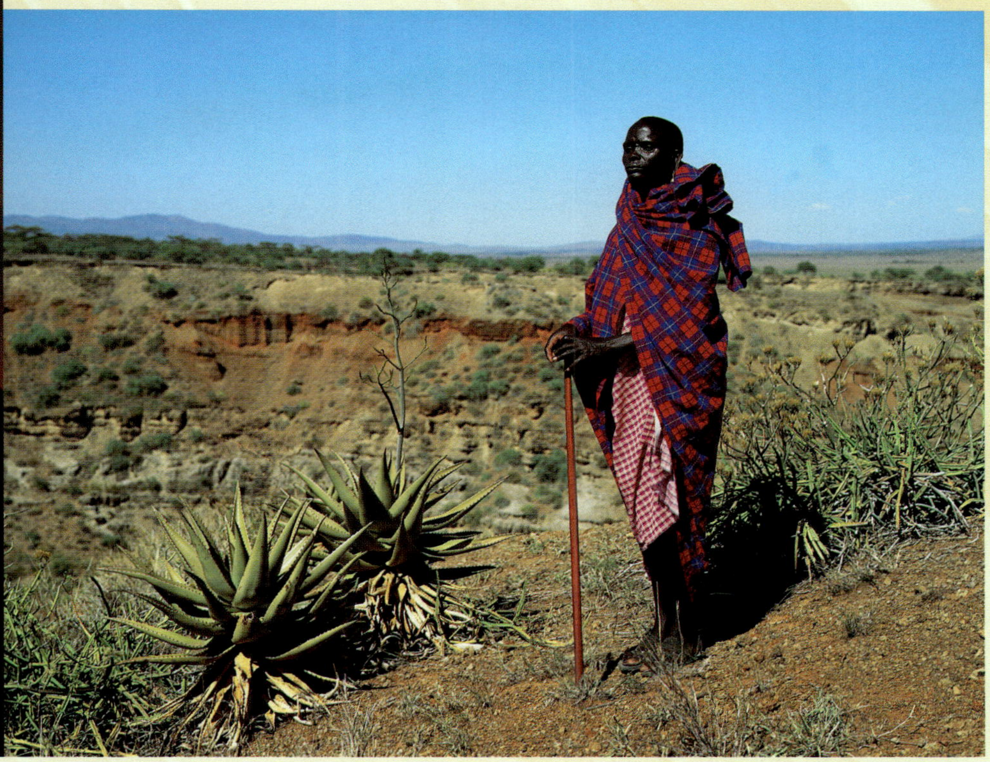

Afrique noire page 136

Afrique

Berceau de l'humanité, le continent africain a vu naître presque autant de rituels qu'il compte d'ethnies. Au nord, la sensualité des Maghrébines s'exprime à travers une quête de pureté du corps et de l'âme. Hammam, massage à l'huile d'argan, épilation au miel... Chaque geste de beauté se mue en un voluptueux cérémonial et salue le respect des traditions. Fil conducteur de tous les peuples musulmans, ce courant s'étiole en Afrique noire pour laisser place à d'autres croyances. Ainsi, vénérer la nature, c'est faire corps avec elle. Alors on s'embellit pour mieux lui rendre hommage avec du beurre de karité, de l'huile de palme, de la poudre de kaolin, des baumes magiques et enchanteurs...

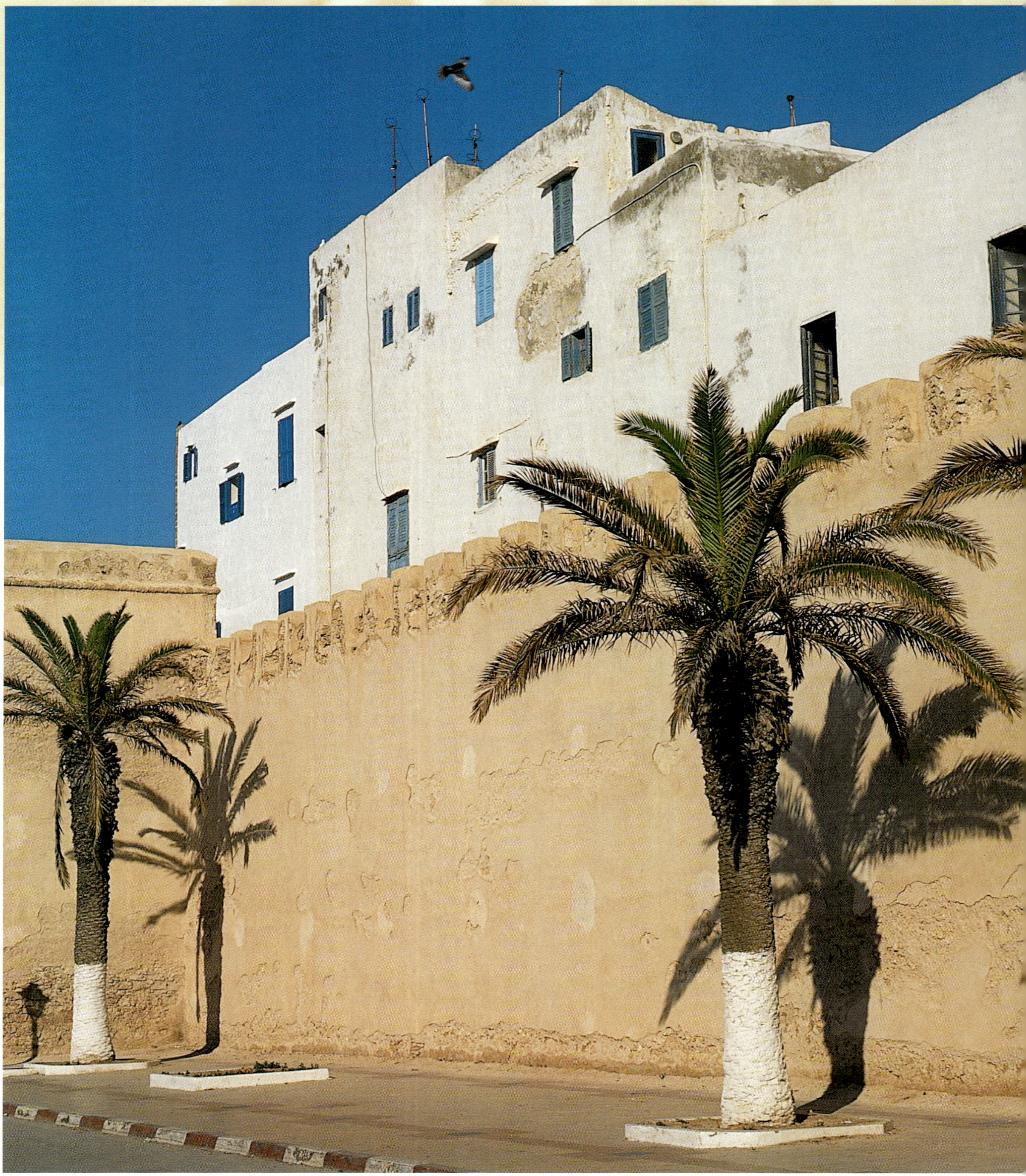

Maghreb

L'ÉLÉGANCE MYSTIQUE

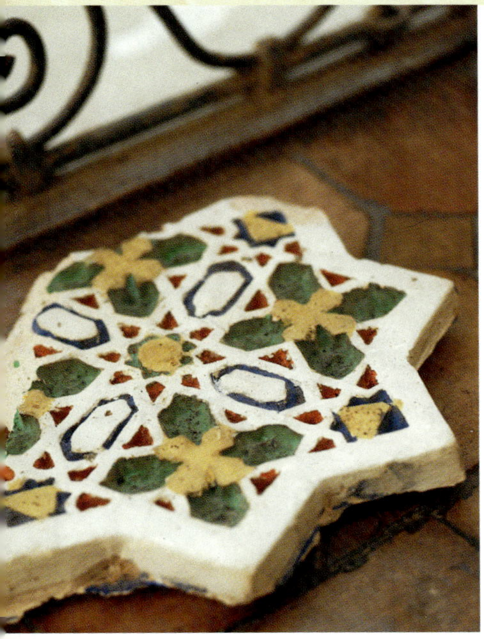

Sur le chemin du jardin des Hespérides, où il doit cueillir les fameuses pommes d'or, Hercule sépare deux montagnes, creusant ainsi le détroit de Gibraltar. Côté africain, une ville mythique, car protégée des dieux, voit le jour : Tingis (l'actuelle Tanger). À partir du XIe siècle avant Jésus-Christ, intrigués par la légende, Phéniciens et Carthaginois établissent des comptoirs le long des côtes de ce qui allait être appelé *El-Maghreb-el-Aqsa*, le pays de l'extrême couchant. Sous l'autorité de Rome, la région connaît un essor commercial fabuleux. Les navires phéniciens rapportent parfums, tissus, pourpre, épices, mais surtout huiles rares, dont les Romains sont friands. Celle de l'arganier, un arbre épineux ne subsistant qu'au sud du Maroc, remporte tous les suffrages. En échange, les empereurs élèvent des temples, construisent des villes dont les ruines, à l'image de Carthage, jalonnent encore toute l'Afrique du Nord. Rome transmet également les bienfaits de son mode de vie. Le hammam n'est que l'héritage des thermes antiques. Aujourd'hui encore, massages et masques d'argile y sont prodigués selon les rites d'autrefois. Plus tard, la conquête arabe et les querelles tribales modifient l'histoire du Maghreb, mais conservent ces traditions séculaires, conscientes de posséder un véritable trésor : l'alliage délicat entre deux civilisations perdues. *Mektoub*.

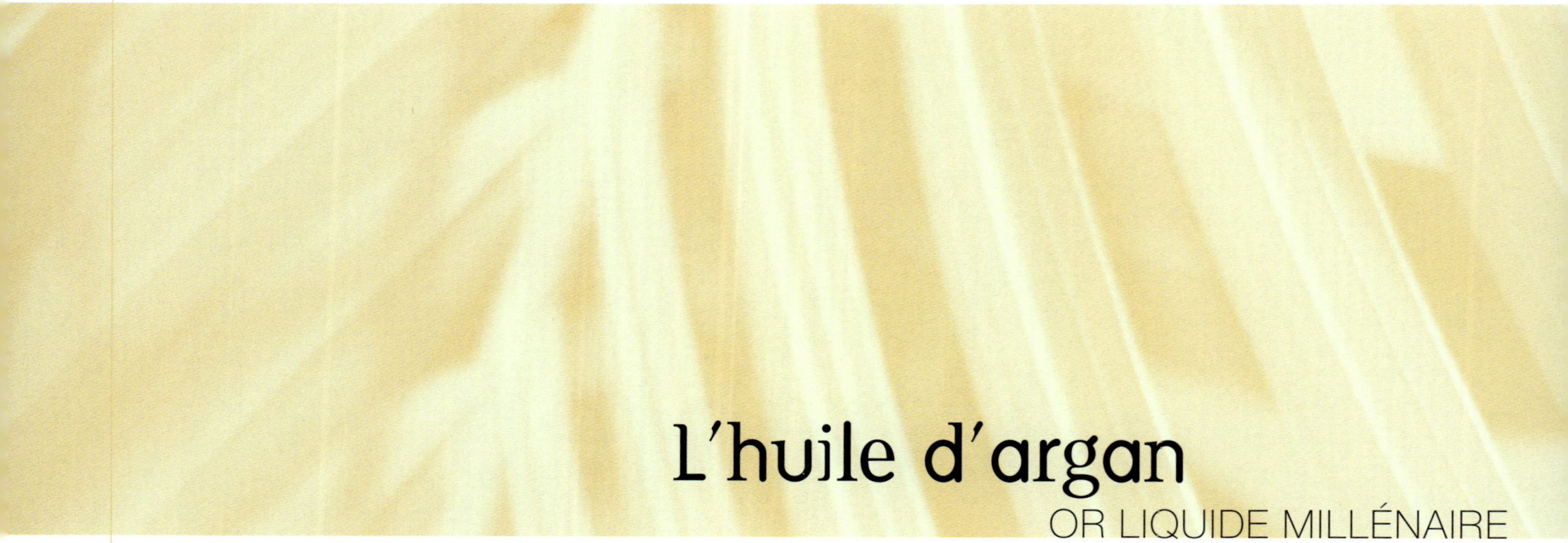

L'huile d'argan

OR LIQUIDE MILLÉNAIRE

Dans les campagnes brûlantes et rocailleuses de l'arrière-pays d'Essaouira, voir ici et là paître des chèvres au sommet d'arbustes n'est pas une hallucination. Exclusivité du désert marocain, les arganiers – ou oliviers du Maroc – poussent contre vents et sécheresse et nourrissent les troupeaux des Berbères depuis des milliers d'années.

C'est en effet sur les branches de l'arganier que les bêtes cueillent leur manne, l'argan, et se délectent de la pulpe goûteuse de ces petits fruits. Scrupuleusement délaissé, le noyau renferme pourtant un bien plus précieux : une amande qui, une fois pilée par les mains expertes des femmes, libère une huile couleur de miel, comme le sable du désert. Si sa saveur s'apparente à celle de la noisette, ses propriétés cosmétiques et médicinales, elles, sont uniques. Gorgé d'acides gras essentiels, de vitamine E et de polyphénols, ce concentré actif est en effet l'allié du corps humain, car il est capable d'agir simultanément sur toutes les fonctions cellulaires. En un mot, antioxydant et antiradicaux libres, il protège la peau du vieillissement, renforce l'architecture des tissus musculaires, régule l'apport de bonnes graisses dans le sang et maintient le taux d'hydratation de l'épiderme.

Si, éclairé par les lumières de la science, le médecin égyptien Ibn al-Baytar comprend, dès le XIIIe siècle, que l'huile d'argan a des vertus exceptionnelles, les femmes maghrébines, elles, loin de ces subtiles considérations biologiques, ont intuitivement inscrit cet « or liquide » dans leurs plus ancestrales traditions culinaires et cosmétiques. Servie nature à table pour y tremper le pain, ou bue à jeun pour, disent-elles, conserver leur taille de guêpe, l'huile d'argan est depuis toujours utilisée telle quelle, en guise d'élixir de massage, crème de nuit antirides pour le visage, lait hydratant pour le corps, masque régénérateur capillaire ou soin fortifiant des ongles.

Une visite au hammam, elle, ne s'effectue pas sans être précédée, la veille au soir, d'une généreuse application d'huile d'argan, de ricin et d'amande douce sur le corps et les cheveux. Le gage absolu d'une douceur et d'un éclat extrêmes.

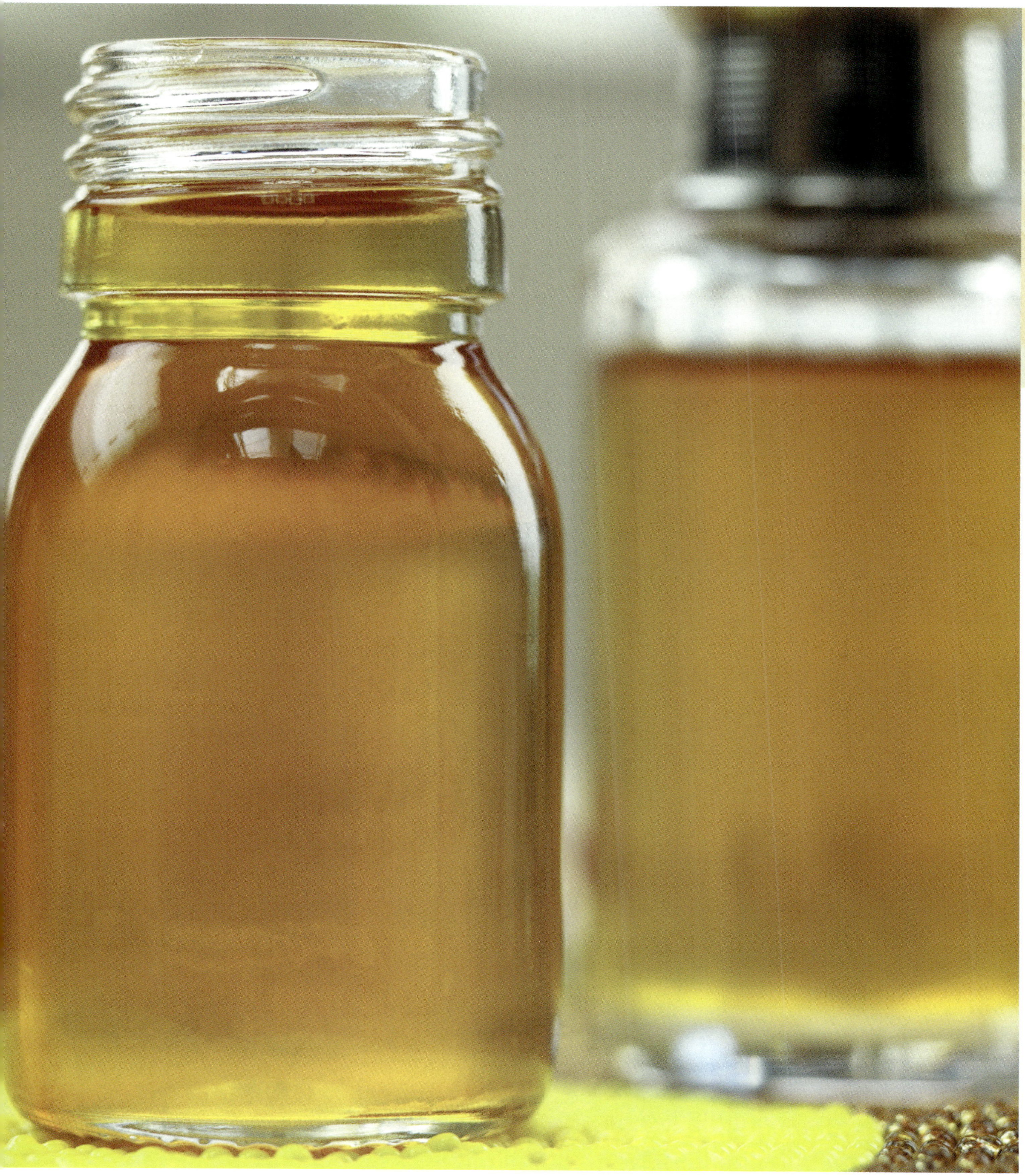

INGRÉDIENTS

- 2 généreuses poignées de pétales de rose fraîche
- 3 coupelles
- 1 flacon d'huile d'argan
- 1 jus de citron
- 1 poignée de savon noir
- 1 *kessa* - gant de gommage - tissé en laine de chèvre

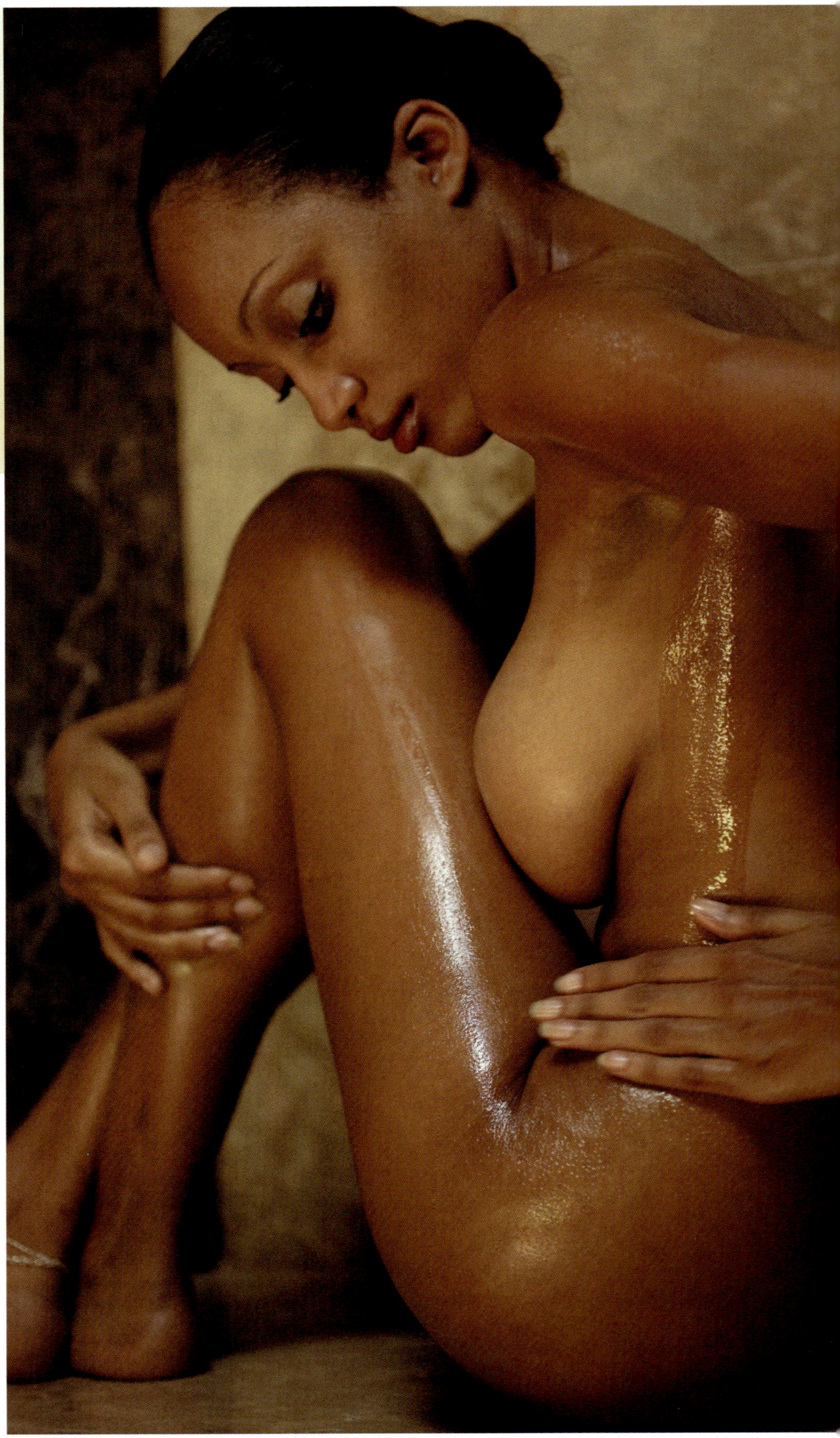

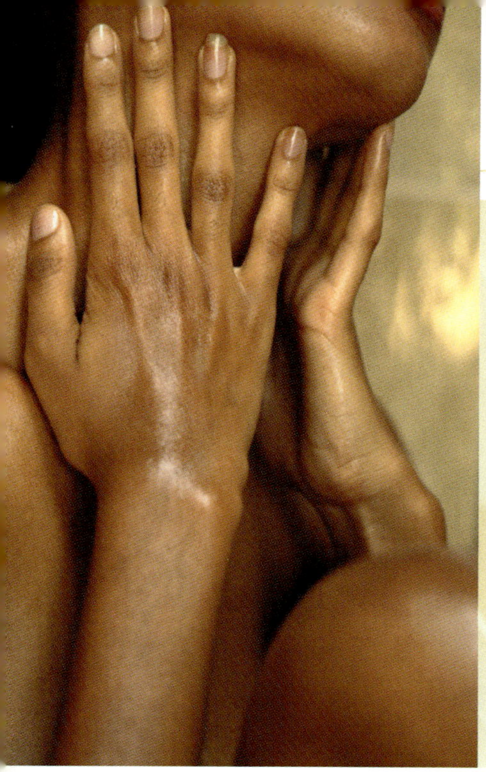

Massage à l'huile d'argan et aux pétales de rose

FAIRE CORPS AVEC LA DOUCEUR...

Préparation

Lotion à la rose
Jetez 1 poignée de pétales de rose dans 25 centilitres d'eau minérale non gazeuse et portez à ébullition. Éteignez le feu et laissez infuser pendant 20 minutes avant de filtrer dans une passoire.

L'huile d'argan
Dans une coupelle pleine d'huile à température ambiante, laissez macérer ce qui vous reste de pétales de rose. Dans les deux autres petits récipients, mélangez à parts égales 2 cuillerées à soupe d'huile d'argan et le jus de citron, préalablement débarrassé de la pulpe et des pépins.

Déroulé

À l'aide d'un coton imbibé de lotion à la rose, nettoyez votre visage et votre cou afin d'enlever les impuretés. Une note de fraîcheur pour « donner le la »...

Un bref jet de douche pour humidifier votre corps et le voilà prêt à être enduit d'une couche épaisse de savon noir. Sous son onctuosité, cette pâte à base d'huile d'olive renferme des actifs hydratants et émollients qu'il faut faire pénétrer pendant quelques minutes de massage.

Munie du gant de gommage (*kessa*), procédez à présent à l'exfoliation. Sur les jambes, les bras, le buste et le dos, des mouvements circulaires doux suffisent à ôter les cellules mortes et à révéler une peau soyeuse. Pour effacer toutes rugosités, ne craignez pas de frotter plus vigoureusement sur les coudes et la plante des pieds.

Plongez-vous dans un bain additionné du reste de lotion à la rose et séchez-vous soigneusement. Trempez vos mains dans l'huile d'argan gorgée de rose et faites-les glisser sur tout le corps. Commencez au niveau des chevilles pour remonter progressivement jusqu'aux bras. En pénétrant dans votre peau, cet onguent voluptueux lui donnera souplesse et éclat.

Ne reste plus qu'à laisser tremper 10 minutes vos ongles dans la préparation d'huile et de citron, puis à les masser un à un au niveau des cuticules.

En profitant de ce rituel une fois par semaine, la peau, purifiée, nourrie et oxygénée, respire la santé. Tonifiée par la rose, hydratée par le savon noir et régénérée par l'huile d'argan, elle conserve sa souplesse et sa tonicité.

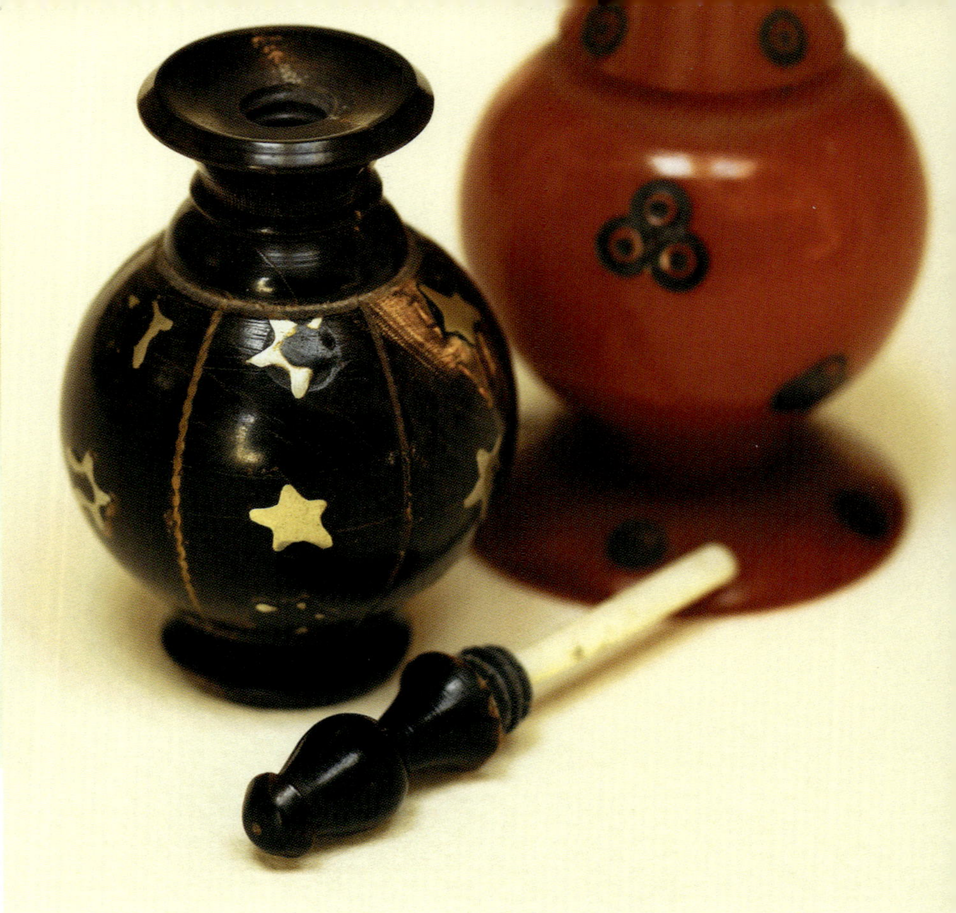

Méli-mélo

L'éveil des sens

« Le parfum est avant tout une arme de séduction. Il est donc conçu pour plaire, pour séduire, en stimulant l'inconscient, en réveillant l'éros et les fantasmes, en créant un choc quasiment érotique. » Dans son *Encyclopédie de l'amour dans l'Islam,* Malek Chebel décrit ainsi le pouvoir de l'odeur sur les sens. Partant de là, on ne s'étonnera point de trouver chez les herboristes des souks marocains des recettes ancestrales de fragrances envoûtantes. Parmi elles, on retiendra celle de l'eau parfumée à la rose et au jasmin. Dans une bouteille, mélangez 250 millilitres d'eau minérale, 30 millilitres de *mahiya* (alcool de figue) et 1 bonne poignée de pétales de rose. Secouez énergiquement et laissez reposer 1 semaine. Retirez ensuite les pétales usagés et remplacez-les par 1 cuillerée à soupe de pétales frais. Ajoutez 4 gouttes d'huile essentielle de rose et 2 gouttes d'huile essentielle de jasmin. Conservez votre élixir au frais.

Plein feu sur un regard de braise

La légende veut qu'en ourlant leurs yeux de noir, les femmes du désert les protégeaient d'une trop forte luminosité, voire mieux, d'éventuelles infections. Aujourd'hui, bien plus qu'un geste sanitaire réservé aux nomades, le maquillage au khôl souligne la sensualité et la séduction de tous les regards. Réservée aux femmes veuves, âgées et pieuses, la fabrication du khôl consiste à obtenir une poudre faite d'antimoine, un minerai extrait de roches montagneuses, de noyaux de dattes et d'olives. L'application s'effectue à l'aide d'un bâtonnet dont la pointe, trempée dans la poudre, glisse sur la paupière fermée, en longeant les cils, du coin interne de l'œil vers la tempe. Il s'ôte avec tout type de démaquillants.

Parfum d'ambiance orientale

Par respect constant des lois édictées par le Prophète, les musulmans ont, de tout temps, conféré au parfum une symbolique pieuse : il ennoblit l'esprit et favorise la prière. Autrefois réservées aux cérémonies religieuses, les fragrances florales, épicées et boisées, émanent encore aujourd'hui de toutes les demeures. Pour accompagner les pensées, chaque effluve a sa mission. Par exemple, l'essence de fleurs d'oranger apaise les sens pour mieux se recueillir. La cannelle, la myrrhe ou l'ambre, elles, remplissent de joie le cœur des hôtes. Le jasmin et l'eucalyptus sont de bon augure. Magiques pour les croyants ou aromathérapiques pour les esprits plus cartésiens, qu'importe. Les senteurs véhiculent l'âme d'un pays inondé de sagesse. La mener jusque chez vous, c'est laisser s'évaporer sur un brûle-parfum le mélange de quelques gouttes d'huiles essentielles de fleurs d'oranger, de bois de rose, de géranium, de camomille et de lavande.

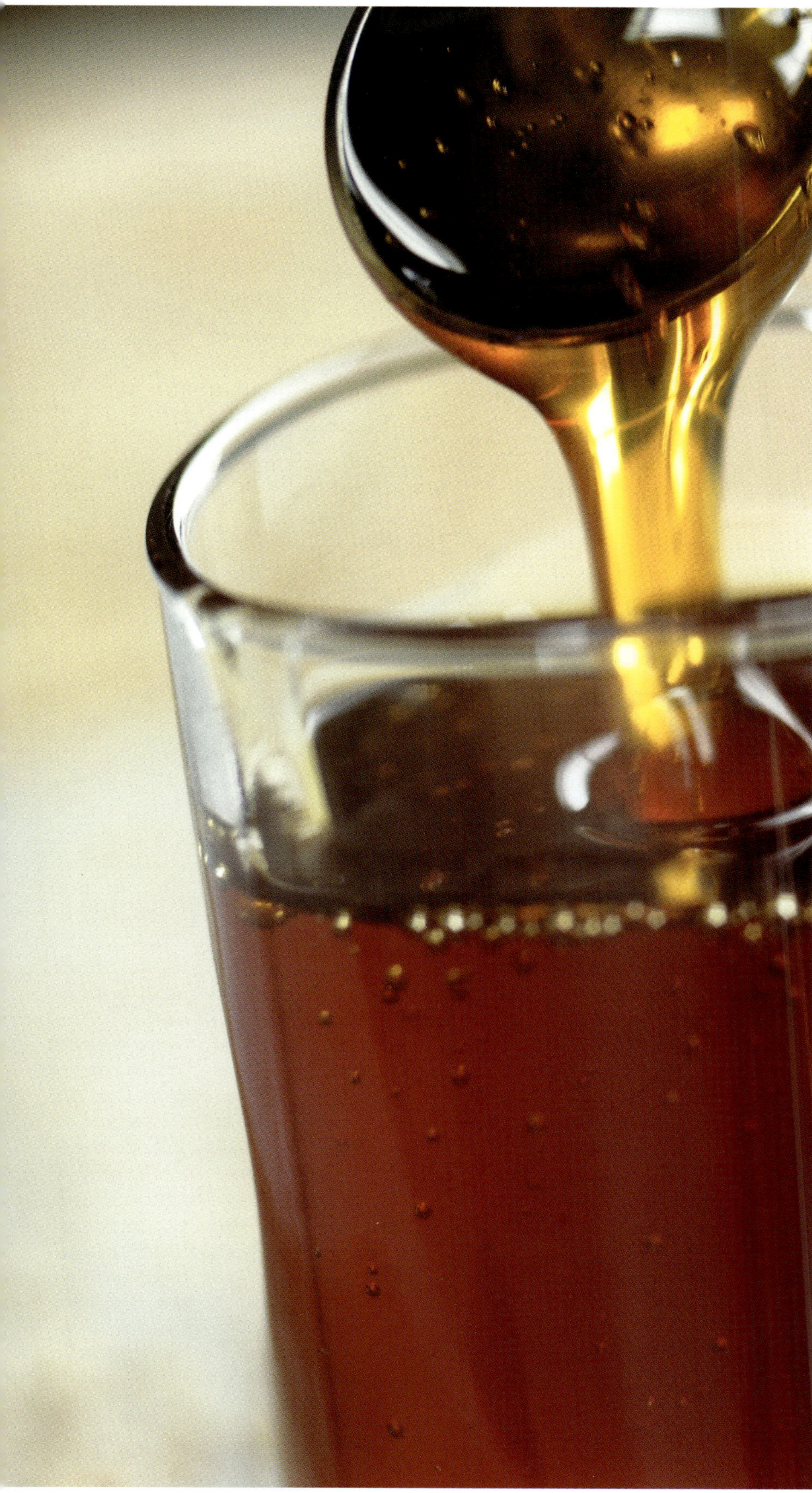

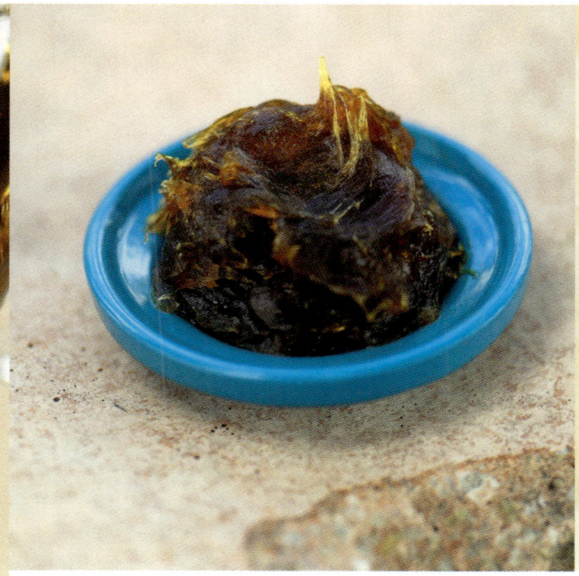

Tout sucre, tout miel

Le Coran exige des musulmanes une pureté irréprochable. La poésie érotique arabe, elle, loue les effets de l'épilation complète sur l'appétit sexuel. En écho à ces deux courants, la femme orientale traque sa pilosité plus que toute autre. À mi-chemin entre le devoir et la tradition, l'épilation, autrefois accomplie au hammam sur les futures mariées la veille des noces, s'est muée en un rituel incontournable de la beauté maghrébine. Mélangez 2 jus de citron, 10 morceaux de sucre, 1 cuillerée à soupe de miel et autant d'eau de fleurs d'oranger. Portez le tout à feu doux jusqu'à l'obtention d'une pâte onctueuse. Une fois pétrie, la boule de cire encore tiède, mais non filante, est roulée en mouvements continus sur la peau et arrache les poils à la racine. Au final, quelques gouttes d'huile d'amande douce viennent parfaire la douceur.

Méli-mélo

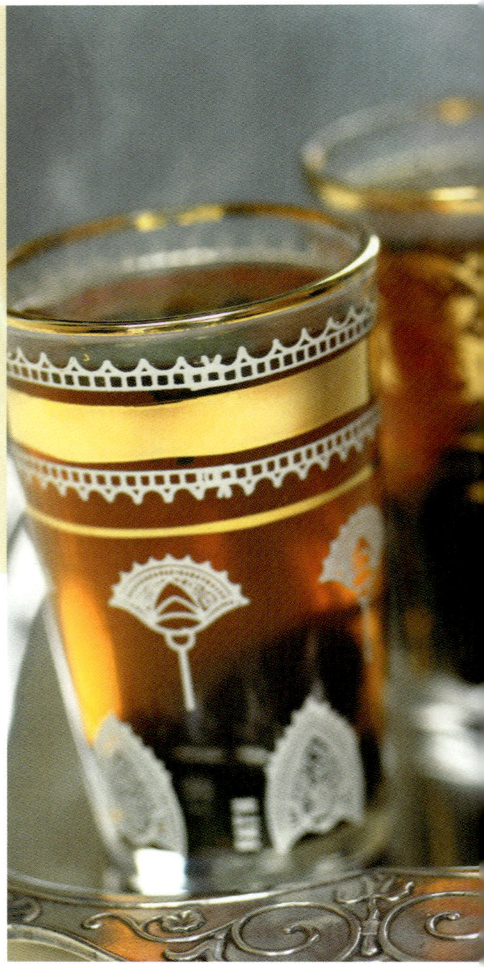

La magie du désert à vos pieds

Ici, point de recette empirique, mais la version d'une pédicure délicieusement évocatrice des richesses locales. Après avoir délassé vos pieds une dizaine de minutes dans une bassine d'eau tiède parsemée de feuilles de menthe – plante connue pour ses vertus antiseptiques et vivifiantes –, séchez-les soigneusement avant de les frotter avec un peu de sable fin mélangé à 2 cuillerées à café d'huile d'olive. Une opération destinée à polir les rugosités. Cette étape accomplie, satinez vos pieds avec quelques gouttes d'huile d'argan ou d'amande douce et massez-les jusqu'à totale pénétration.

La boisson de toutes les vertus

Au même titre que les pâtisseries, le thé à la menthe fait partie intégrante de la convivialité maghrébine. Servi partout, à toute heure et en toute occasion, il fait bien plus que réjouir les papilles. Combinées aux nombreux actifs antioxydants (polyphénols) du thé vert, les propriétés tonifiantes, digestives et, aux dires des Orientaux, aphrodisiaques de la menthe font des merveilles sur l'organisme. Ainsi, déguster un verre de cette boisson contribue à éliminer les toxines et à freiner le vieillissement cellulaire. Pour le préparer, comptez 1 cuillerée à soupe de thé vert en vrac, 1 botte de menthe fraîche, 1 cuillerée à café d'eau de fleurs d'oranger et 6 morceaux de sucre. Dans la théière, recouvrez le thé vert d'eau bouillante, laissez reposer 5 minutes et jetez l'eau de cette première infusion en conservant le thé humide au fond de la théière. Ce rinçage allège le thé en théine et en atténue l'amertume. Ajoutez le sucre et la menthe fraîche sur le thé humide et remplissez le récipient d'eau frémissante. Remuez et attendez 5 minutes avant de déguster.

« LE » soin capillaire

Au même titre que le regard, la chevelure fait partie intégrante de l'art de la séduction orientale. Arme absolue d'une sensualité revendiquée le plus souvent dans l'intimité, la femme maghrébine puise la force et l'éclat de sa crinière dans une argile minérale naturelle – le *rassoul* ou *ghassoul* –, extraite des seuls gisements connus dans le monde, situés en bordure du Moyen Atlas au Maroc. Connu pour ses propriétés absorbantes, détergentes et dégraissantes, le rassoul, additionné à de l'eau, devient une boue que l'on applique en masque et que l'on laisse reposer 30 minutes avant le shampooing. Tout en régulant la sécrétion de sébum, il donne du volume aux cheveux et les fait briller.

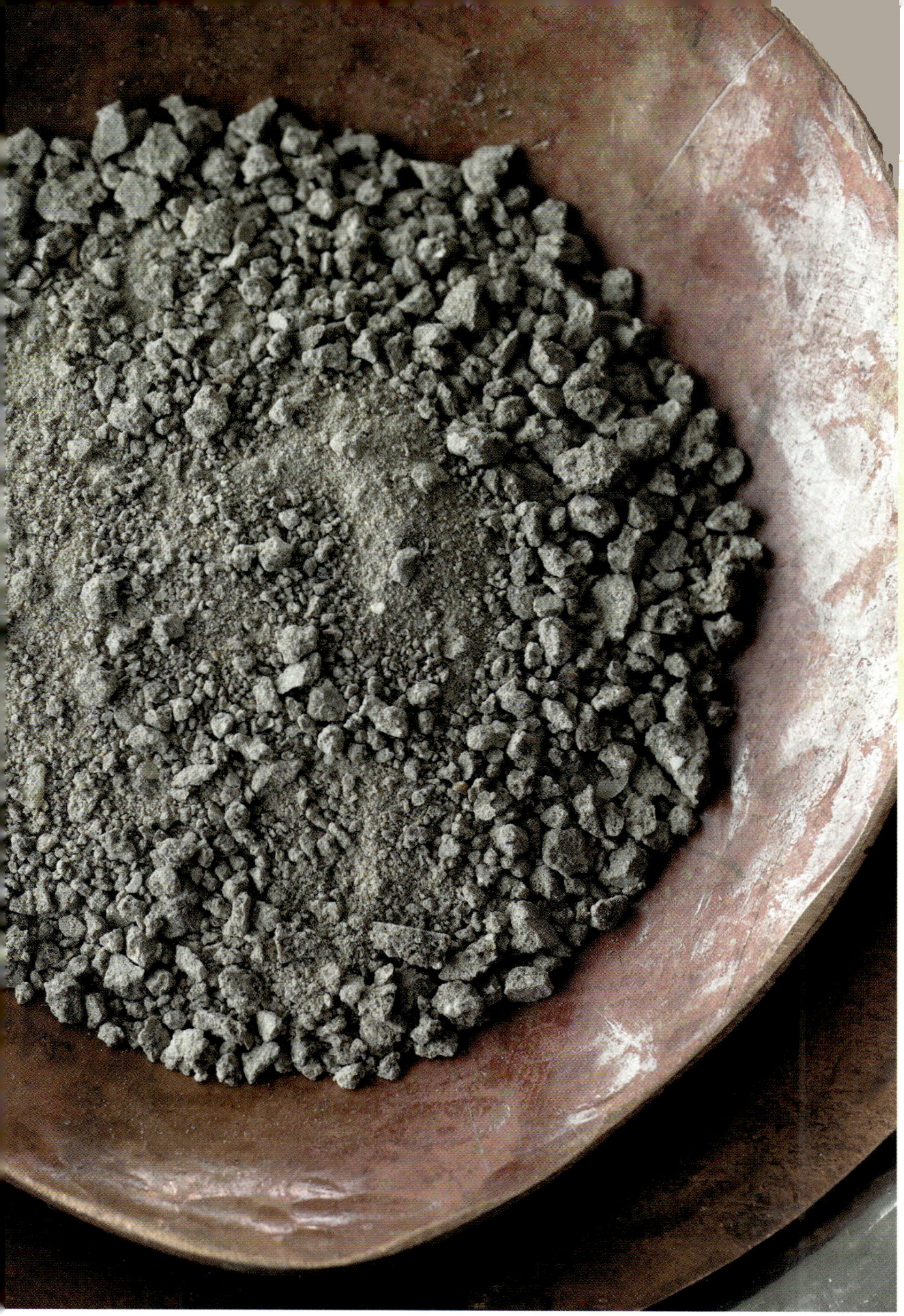

Tejmil louagh
LA BEAUTÉ DU VISAGE

Il est de tradition au Maroc de se livrer une fois par semaine à un soin du visage complet à la maison. Tout un cérémonial qui démarre avec la préparation d'un bain de vapeur aromatisé. Remplissez d'eau une marmite, jetez-y 1 poignée de lavande et de camomille séchées, et portez le tout à ébullition. Pendant ce temps, nettoyez votre visage avec un coton imbibé d'eau de rose avant de procéder à l'exfoliation. Pour ce faire, réduisez en poudre des pois chiches de table (choisissez plutôt du son de blé si vous avez l'épiderme sensible) que vous mélangerez à de l'eau de rose. À l'aide d'un pinceau à bout carré et à poils souples, appliquez votre mixture uniformément sur le visage et le cou en évitant le contour des yeux et laissez sécher 5 minutes avant d'effectuer des petits mouvements circulaires avec la pulpe des doigts. Enlevez ce qui reste avec de l'eau tiède.

Placez ensuite votre visage pendant 2 à 3 minutes à 20 centimètres au-dessus de la marmite bouillante. Si les fleurs apaisent les voies respiratoires, la vapeur, elle, dilate les pores, ce qui facilite l'étape suivante, à savoir l'extraction des comédons. Puis, pour apaiser l'épiderme, massez votre visage avec quelques gouttes d'huile d'argan jusqu'à totale pénétration. Reste enfin la préparation du masque. Pour un effet hydratant et blanchissant, optez pour de la poudre de germe de blé. Pour un effet purifiant, misez sur les vertus de l'argile verte. Quelle que soit l'option choisie, mélangez votre poudre à de l'eau de rose et laissez reposer 15 minutes avant de rincer à l'eau tiède et d'appliquer votre crème de jour habituelle.

Pour traiter ses cheveux secs, la femme marocaine mise aussi sur les vertus hydratantes de l'huile d'olive. Elle se concocte en effet un masque capillaire dont voici la recette : dans un bol, versez 1 cuillerée à soupe d'huile d'olive vierge, 2 cuillerées à soupe d'alcool à 45° et 2 œufs entiers. Battu, le mélange est appliqué sur les cheveux mouillés, de la racine aux pointes. Il suffit ensuite de rincer, après avoir massé le cuir chevelu.

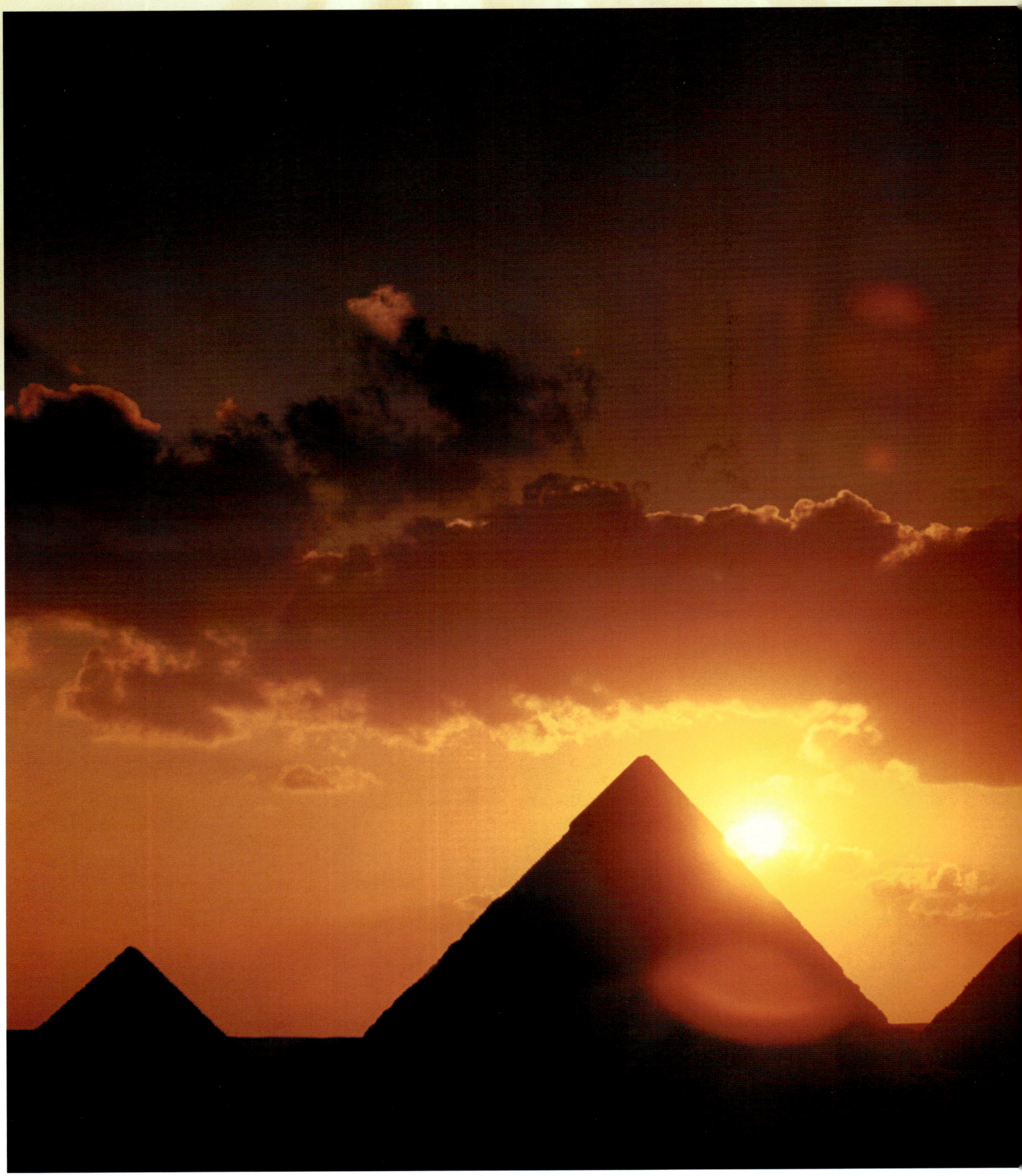

Égypte ancienne

DU SACRÉ AU PROFANE

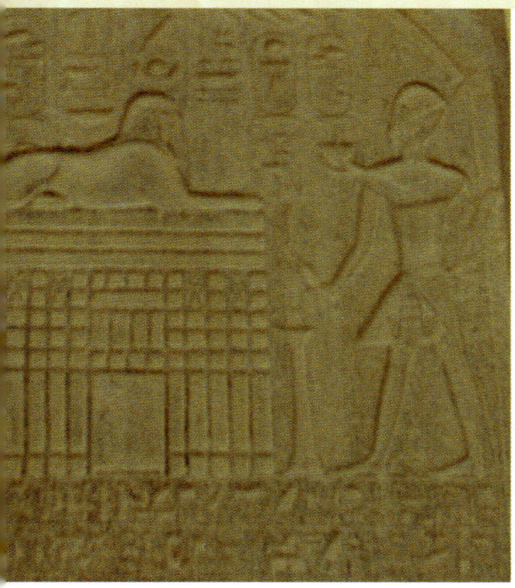

Sur les stèles de Thèbes, de Meidoum ou de Gournah ainsi qu'au Louvre ou au British Museum, on peut admirer des personnages magnifiques dont la sophistication et la grâce, imprégnées de modernité, ne cessent de nous fasciner.
Dans le culte qu'ils vouent à leur apparence, les Égyptiens laissent éclater un sens de l'épicurisme qui nous émeut. Glorifié dans sa beauté, le corps doit mener à l'harmonie universelle et rêver, ainsi, d'éternité.
De fait, des canons esthétiques s'imposent dès la première dynastie (4000 ans avant Jésus-Christ). La silhouette gracile était sublimée par le port de tuniques puis de drapés de plus en plus sophistiqués. Les perruques tressées étaient faites de laine, de filasse et de crin, unifiés par des gommes parfumées. Elles encadraient le visage pour le magnifier, alors que la frange, épaisse et noire, soulignait le regard et le sacralisait. Lors de réceptions, les convives portaient sur le dessus des perruques de petits cônes remplis de graisse odorante, qui fondaient peu à peu sous la chaleur et imprégnaient de leur saveur le cou et les vêtements de lin.
Le maquillage des yeux, très élaboré, se voulait subtilement graphique. Les fards servaient aussi bien à mettre le regard en valeur qu'à protéger d'éventuelles affections ophtalmologiques, comme l'ont démontré en 1999 les équipes de L'Oréal et du Centre de restauration et de recherche des musées de France. C'est le fameux khôl oriental, qui existe sous différentes formes et dont la tradition perdure.
Plus fascinante encore est l'élaboration cosmétique de crèmes, d'onguents et de parfums, un domaine où l'ancienne Égypte excelle. Dans un premier temps, des prêtres élaboraient des huiles odorantes dont on oignait des statuettes divines afin de leur « donner vie ». Ensuite ce sont des baumes destinés à l'embaumement des corps. Enfin, des chimistes de génie concoctaient des merveilles de galénique. Avec, semble-t-il, une maîtrise si parfaite des dosages et des liants qu'ils faisaient cohabiter des actifs difficilement conciliables. Ils jetaient ainsi les bases de la cosmétique moderne, et créaient les premiers antirides, baumes antivergetures ou gommages dont nous sommes si friands aujourd'hui. Dès lors, la beauté passe du sacré au profane. Les parfums, réservés dans un premier temps aux dieux, animent les corps en quête de sensualité. Imprégnés des divines senteurs de lotus bleu, de myrrhe, de jasmin et de résines, ils diffusent de subtiles saveurs de miel, animales, auxquelles se mêle le fumet des résines chaudes. L'envie de séduction était née.

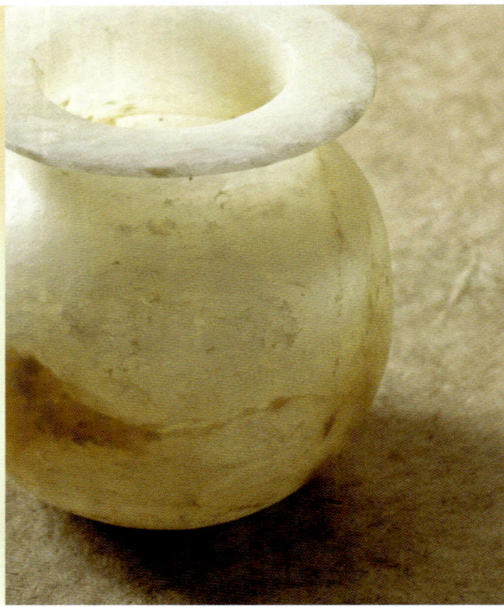

Le khôl
MATIÈRE PRÉCIEUSE

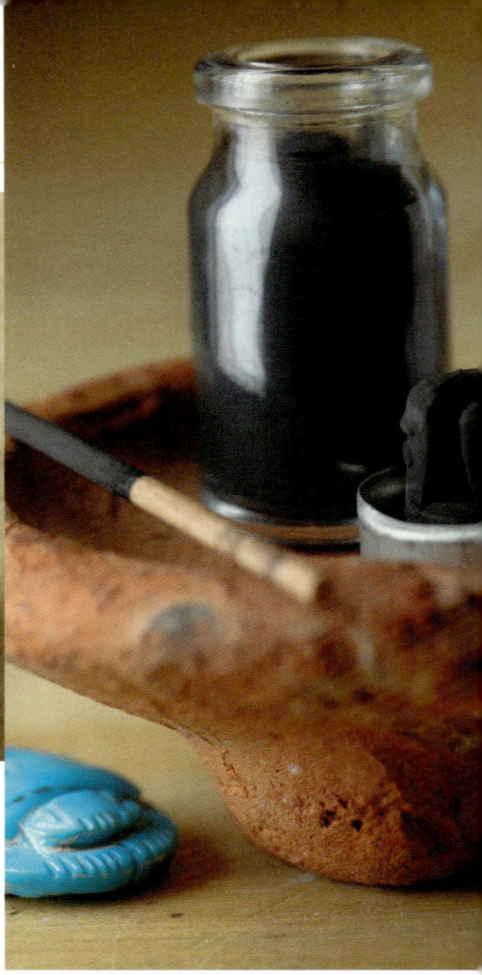

Parmi les pièces les plus rares des collections de l'Égypte ancienne se trouvent des palettes qui commémorent les victoires des rois. Dans leur usage, elles dépassent leur fonction historique et servent à broyer divers minerais afin d'obtenir le khôl. C'est dire si cette petite poudre fait partie intégrante de la vie et de la beauté égyptienne. Dès le Moyen Empire (2000 ans avant Jésus-Christ), elle permet aux hommes et aux femmes d'affirmer leur regard et de gagner ainsi en érotisme. À ce désir d'être beau s'ajoute celui de se soigner. La formulation du khôl lui confère un pouvoir antiseptique et des propriétés thérapeutiques pour parer aux conjonctivites et leucomes particulièrement virulents lors de la crue du Nil. Il renvoie également à l'œil d'Horus, dont l'acuité symbolise la lutte de la lumière contre les ténèbres.
Alors que le regard cerné de noir, de bleu ou de vert s'ourle de prestance et de mystère, l'homme peut scruter l'avenir et rêver, encore une fois, d'éternité.
Gardé dans des petits étuis de roseau, de bois d'acacia ou des pots en bois décorés par des lotus et des papyrus, le khôl constitue l'indispensable élément de la trousse de maquillage et suit son propriétaire... jusque dans sa tombe. Car dans ce long voyage dans l'au-delà, il faut emmener tout ce qui fut nécessaire dans cette vie-ci et parer à toute éventualité.

Ourlez vos yeux à la Néfertiti

Comme l'une des plus belles femmes de l'Égypte ancienne, rendez vos yeux parlants en suivant cette gestuelle précise : à l'aide d'un petit bâtonnet de buis trempé dans du khôl rapporté du souk de Khan el-Khalili au Caire, tracez au ras des cils supérieurs, en commençant à l'angle interne de l'œil, un large trait argenté en le prolongeant d'environ 1,5 cm vers les tempes. Procédez à la même opération au ras des cils inférieurs. Entre les deux traits, sur les tempes, appliquez un peu de blanc nacré. Fondez ensuite, de manière abstraite, une nuance de fard améthyste ou de vert mordoré sur toute la paupière mobile. Enfin, posez une touche de blanc nacré juste sous la pupille pour donner un regard pétillant. En suivant cette recette antique, c'est un peu du mystère de l'Égypte antique que vous percerez.

La préparation du khôl

Dès l'an 2000 avant Jésus-Christ, c'est sous la protection d'Hathor, déesse des mines et de l'amour, que les Égyptiens extraient la galène – sulfure de plomb –, l'élément minéral nécessaire à la fabrication du khôl. La nuance grise aux petites pépites argentées est obtenue en broyant la galène et en la mélangeant à de la cérusite et à des corps gras. Les fards, aux nuances vertes, proviennent de pierres précieuses investies de pouvoirs symboliques comme la malachite. Ils tapissent les paupières inférieures et supérieures et permettent au regard de renvoyer encore plus d'intensité.
Aujourd'hui, dans tout le Moyen-Orient, les ingrédients de base du khôl sont des noyaux de dattes calcinés mélangés à du safran, du henné, de la myrte, des fragments d'écorce de noyer et du minerai d'antimoine, agrémenté d'essence de rose ou de bleuet.

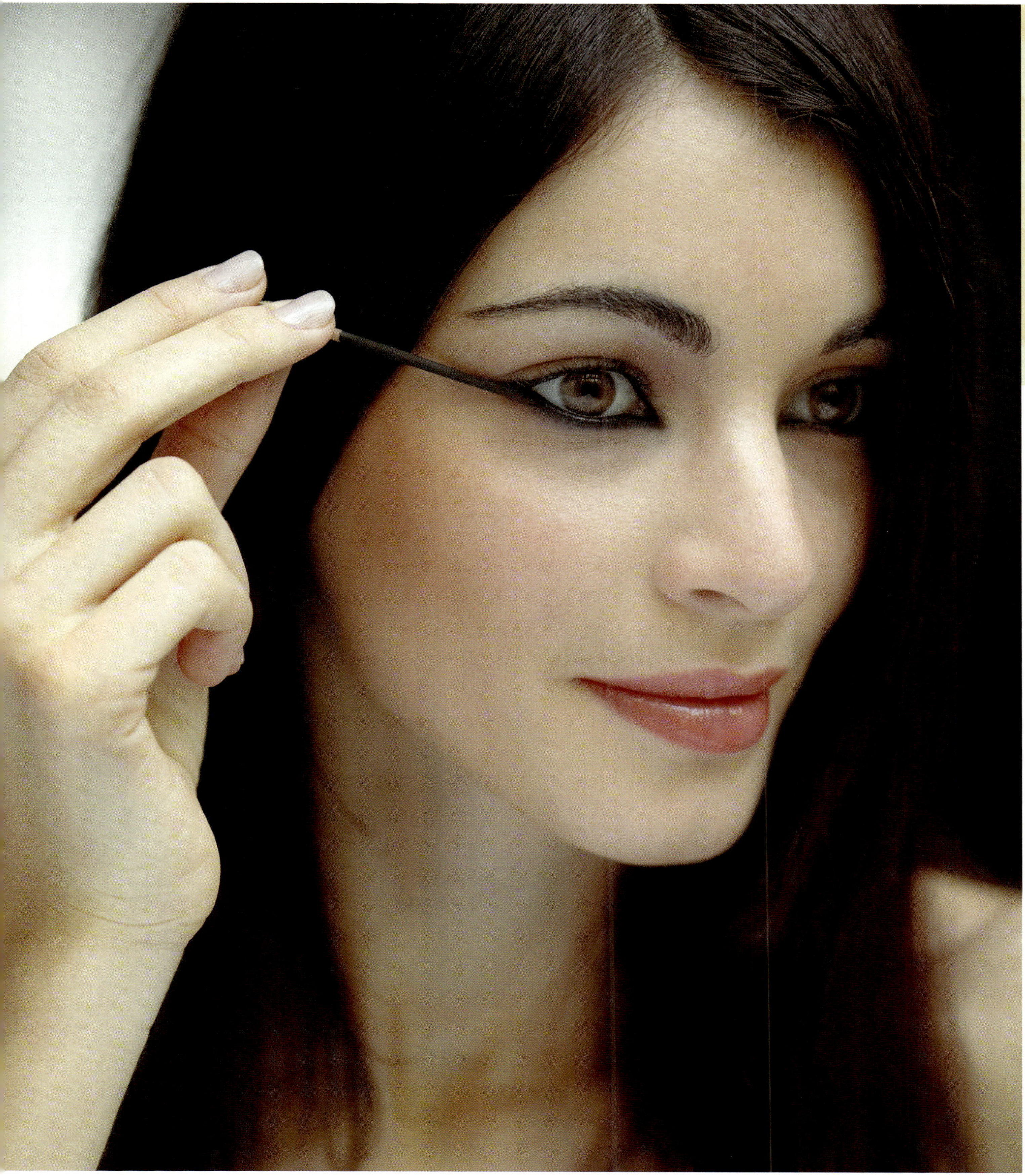

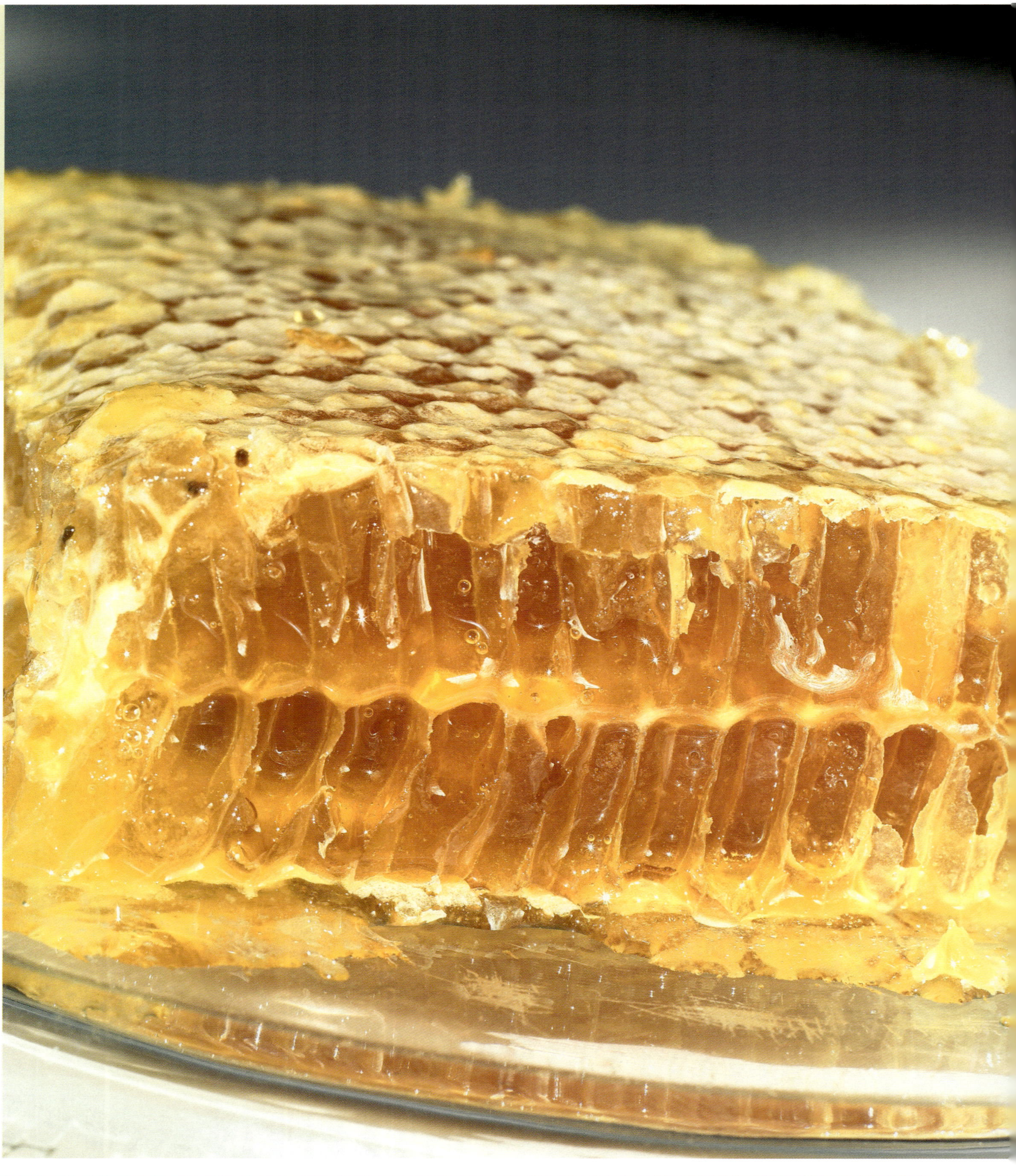

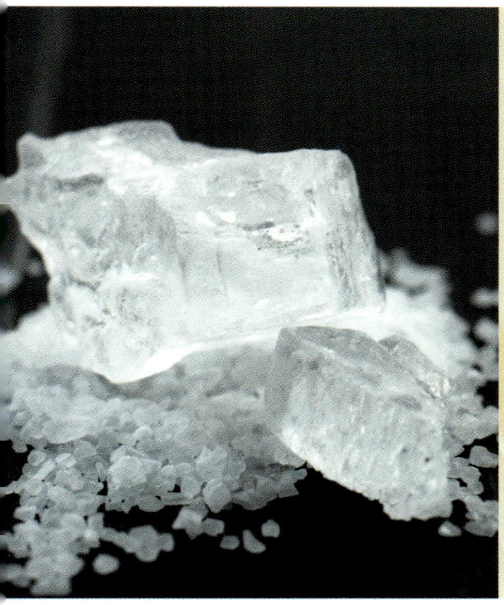

Israël

TERRE PROMISE À LA BEAUTÉ

Le cadeau de la mer Morte

Le point d'altitude le plus bas du globe se situe dans le désert de Judée, au pied de la montagne d'Ein Gedi. Là, une mer fermée accueille depuis des millénaires des hommes en quête de mieux-être. Si Cléopâtre y puisait ses élixirs de beauté, les générations suivantes s'y baignent pour soigner stress, problèmes cutanés et rhumatismes. Derrière ses pouvoirs presque magiques se cache un taux de minéraux dix fois plus important que dans les autres mers. Sodium, calcium, magnésium, iode, fer, potassium, etc., font de la mer Morte une source de bienfaits unique au monde. Pour vous gorger de ces actifs, plongez 1 poignée de sel de la mer Morte dans l'eau du bain à 38 °C et détendez-vous 20 minutes. Ensuite, enfilez un peignoir chauffé et allongez-vous 15 minutes, le temps que les minéraux pénètrent dans la peau.

Une peau douce comme du lait et du miel

Au pays où coulent le lait et le miel, il est naturel de trouver un soin les réunissant. Utilisé depuis toujours pour assainir la peau, le miel doit sa forte concentration en vitamines et en sels minéraux à son ingrédient de base : le suc des fleurs. De son côté, le yaourt, riche en calcium, a des vertus nutritives. Pour exfolier leur visage, les Israéliennes livrent leur secret ancestral. Mélangez 2 cuillerées à soupe de yaourt nature entier à 1 cuillerée à soupe de miel. Appliquez sur le visage en évitant le contour des yeux et laissez sécher jusqu'à ce que le masque se craquelle. Procédez au gommage et rincez à l'eau. Pour un effet cutané et olfactif apaisant, passez un coton imbibé d'eau de fleurs d'oranger.

Syrie

CARREFOUR DE LA SÉDUCTION

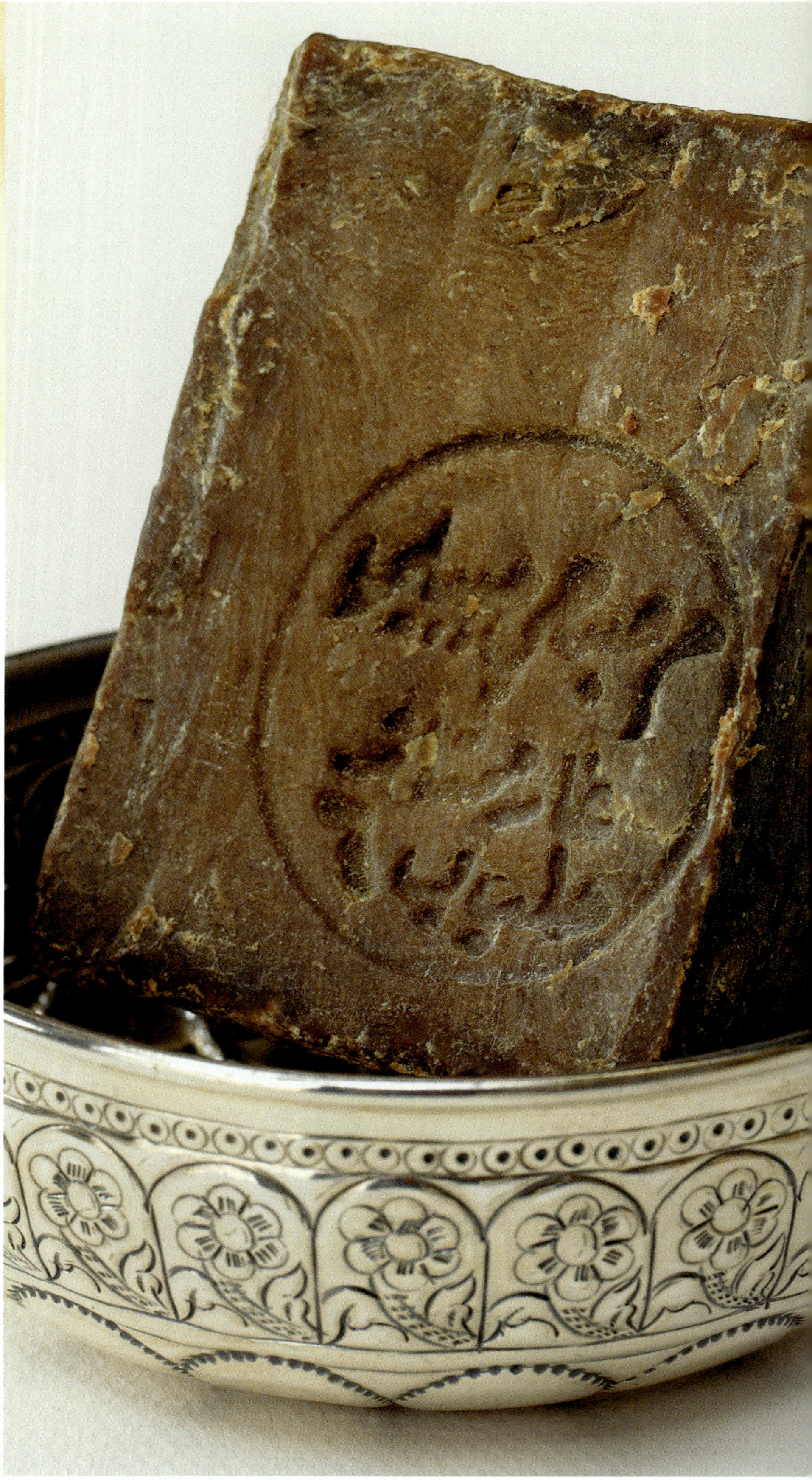

Le doux trésor d'Alep

Originaire de la ville d'Alep en Syrie, *el malaki* – le savon d'Alep – existe aujourd'hui tel qu'il a été créé il y a quarante siècles : dans des chaudrons de cuivre, les savonniers alchimistes font cuire, dans de l'eau et de la soude, de l'huile d'olive deuxième pression à froid et du beurre de laurier, issu de l'huile des baies. Au terme de la cuisson, la pâte obtenue est découpée en morceaux, puis séchée à l'air libre pendant plusieurs mois. Rapporté pour la première fois en Occident par les croisés, le savon d'Alep est connu pour être le plus pur qui soit.

Si l'huile d'olive nourrit et adoucit la peau, le beurre de laurier, lui, rétablit le film hydrolipidique de l'épiderme.

Recommandé pour les peaux sèches et sensibles, il s'utilise aussi bien en masque du visage (laissez agir la mousse pendant 1 minute avant de rincer) qu'en shampooing antipelliculaire.

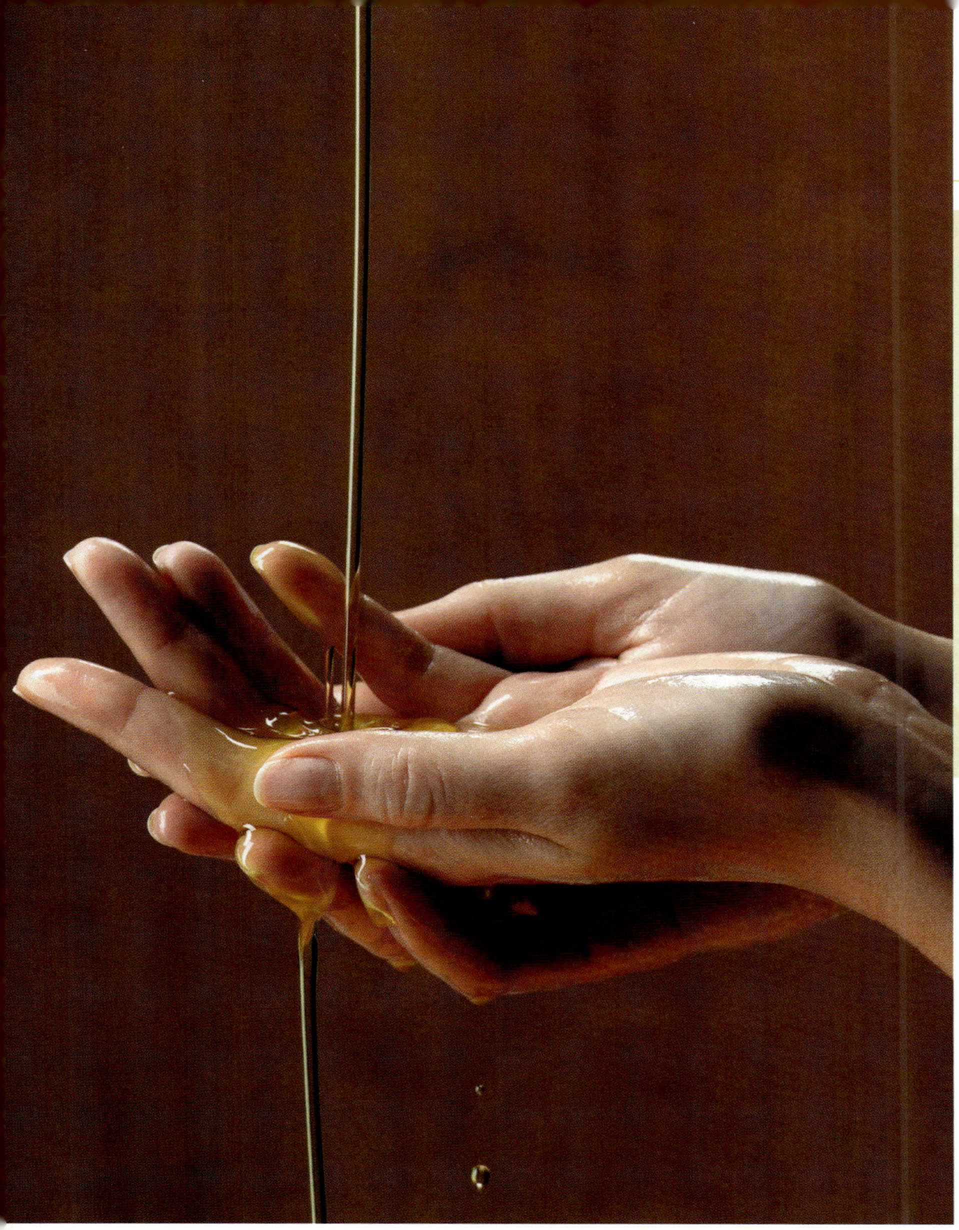

Liban
L'ÉCRIN DE LA FÉMINITÉ

Le bouclier du froid

En réponse aux frimas de l'hiver, les Libanaises se concoctent un masque hydratant : *zeit zeitoun* et *soukar*. De l'huile d'olive (1 cuillerée à soupe) et du sucre dans les mêmes proportions. Mélangez, appliquez sur le visage et laissez sécher 15 minutes. Rincez et passez un coton imbibé d'eau de rose. Cette dernière, très utilisée au Liban, apaise.

La magie de l'huile d'olive

Parfumer les mets, sublimer les muscles des gladiateurs, assouplir la peau et les cheveux des Romaines... Déjà dans l'Antiquité, l'huile d'olive trône en place d'honneur des besoins des hommes. Mis au service de la coquetterie des Libanaises depuis la nuit des temps, cet ingrédient connaît moult déclinaisons. Dans les hautes montagnes du nord libanais, les femmes l'utilisent pour nourrir leur chevelure. Leur recette ? Un blanc d'œuf – purifiant car très riche en albumine – mélangé, selon la longueur des cheveux, à 1 ou 2 cuillerées à soupe d'huile d'olive vierge première pression à froid. Battu puis appliqué de la racine aux pointes, le masque agit pendant 2 heures avant d'être ôté avec un shampooing. Grâce à son fort taux de vitamine E et de substances phénoliques, l'huile d'olive lutte contre les radicaux libres, responsables du vieillissement des cellules.

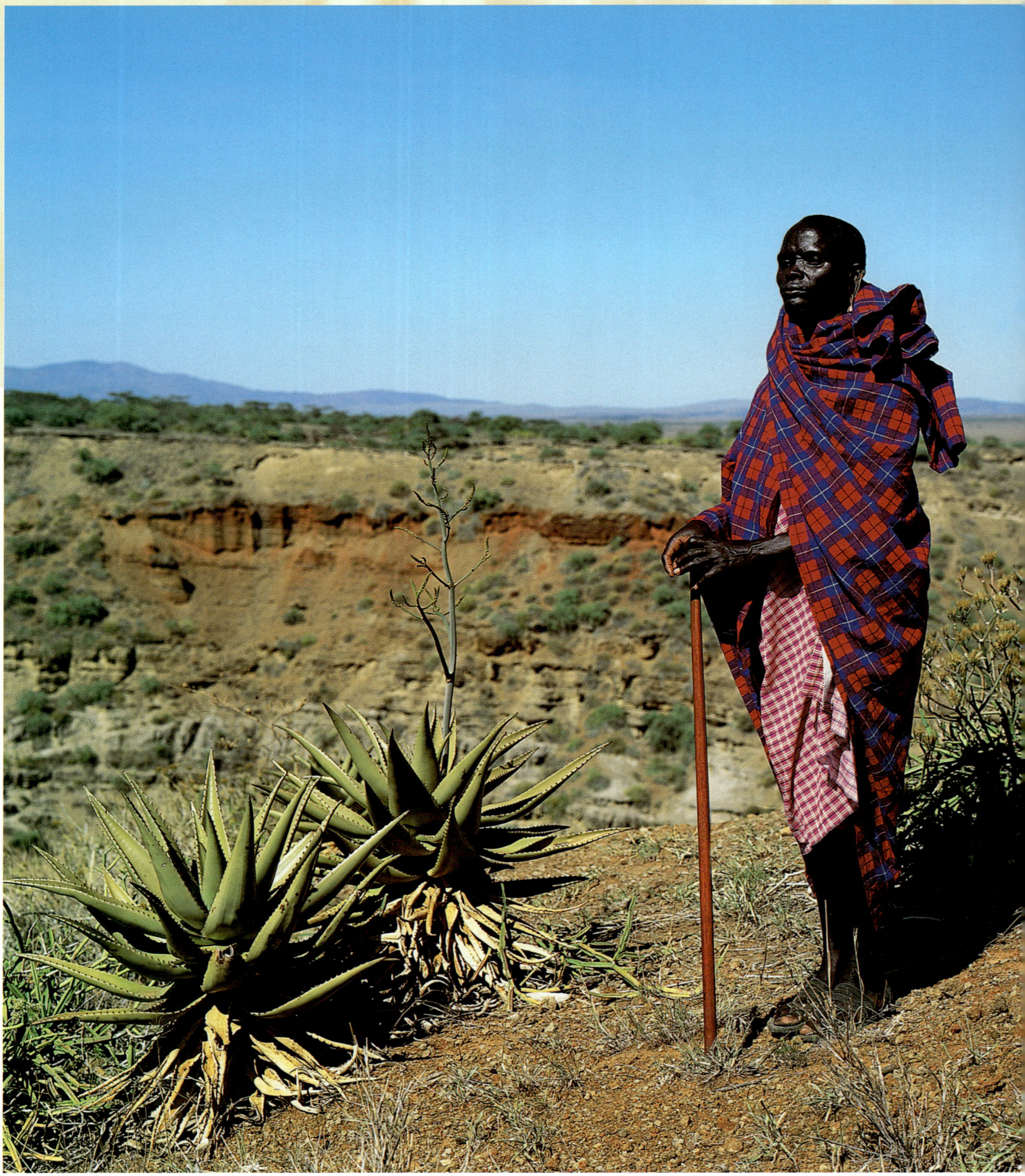

Afrique noire

LES ESPRITS DE LA BEAUTÉ

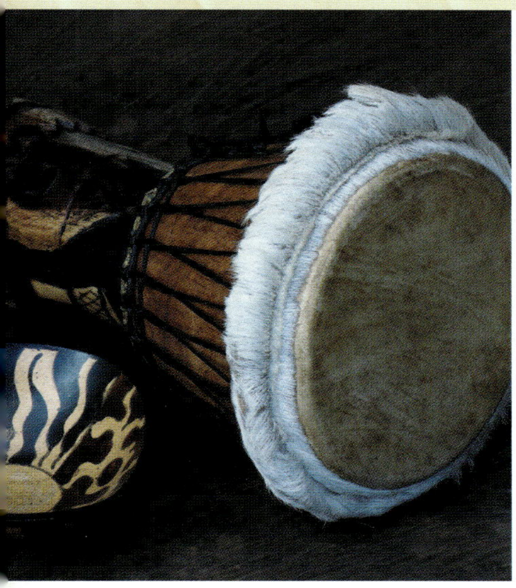

Berceau de l'humanité, l'Afrique noire ne s'est jamais départie de sa beauté sauvage. De la brûlante savane aux profondeurs moites et sublimes des forêts, la nature est restée indomptée car crainte et respectée par les hommes.

Aussi vaste que soit le continent, une croyance réunit tous ses peuples. Croyance selon laquelle les humains sont nés d'un arbre divin, qu'il s'agisse du roseau pour les Zoulous et les Thongas, d'un épais fourré pour les Yaos et les Makondés ou encore d'un mûrier pour les Bangalas. C'est sur cette conviction mystique que s'appuient toutes les autres religions africaines. En grande majorité animistes, les populations croient en l'existence d'un esprit dans chaque espèce vivante, végétale et animale. Selon ces dogmes, tout humain peut entrer en communion avec une autre espèce vivante et s'imprégner de sa force pour soigner son corps ou son âme. Ainsi, chaque fait, chaque geste du quotidien prend une dimension sacrée. Cela peut aller de la simple cueillette d'un fruit à la naissance d'un enfant, en passant par une demande en mariage. Si tout, ou presque, se mue en rituel, les secrets de beauté des femmes revêtent toujours une aura de mystère. Rester fraîche et attirante, malgré chaleur et sécheresse, constitue une lutte permanente. Les Africaines attribuent ce miracle renouvelé aux pouvoirs des esprits de certaines essences comme l'huile de palme ou le beurre de karité. Une osmose entre l'homme, la nature et les dieux.

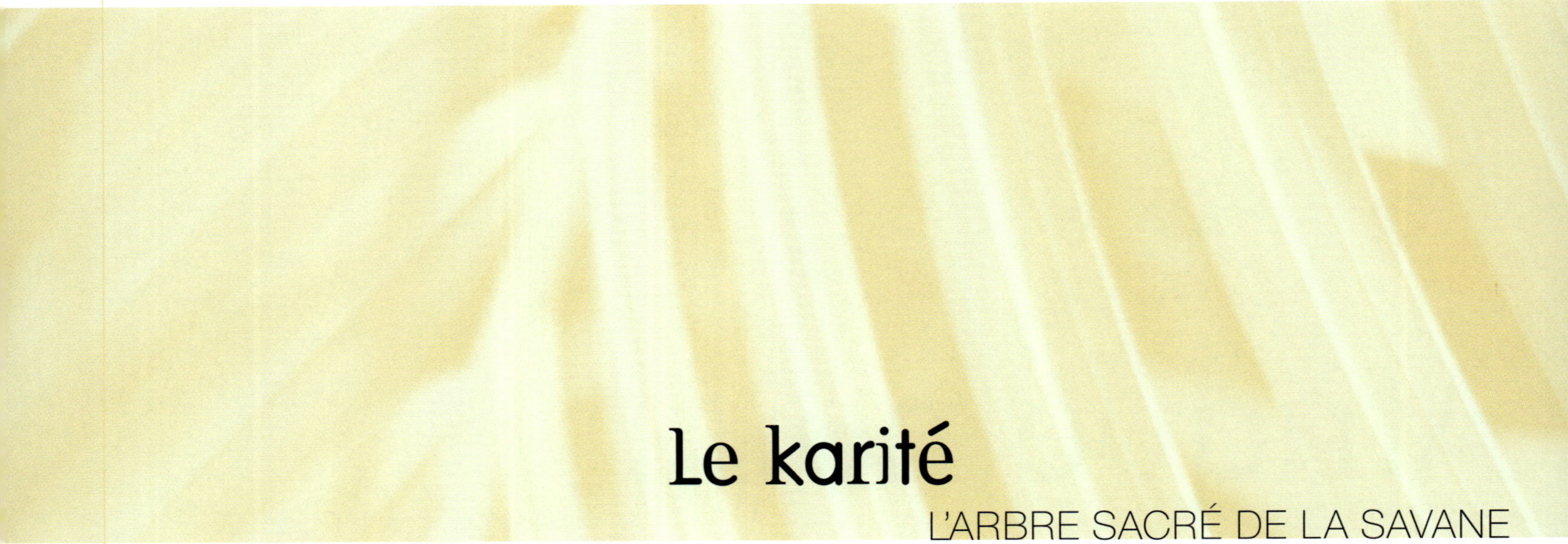

Le karité

L'ARBRE SACRÉ DE LA SAVANE

Si le baobab semble être l'arbre le plus emblématique de l'Afrique noire, il ne provoque pourtant pas la pieuse ferveur engendrée par le vrai roi de la savane : le karité.

Originaire d'Afrique de l'Ouest, cet arbre sacré – ou arbre à beurre – est adulé au Sénégal, béni en Côte d'Ivoire et au Burkina Faso, sanctifié au Ghana comme au Bénin, au Togo ou au Nigeria. La tradition veut qu'on ne plante pas un karité au risque qu'il refuse de pousser et prive les populations de ses bienfaits. Il faut dire qu'il veille sur les hommes, de la naissance à la mort. Dans son bois dur et imputrescible sont sculptés les cercueils. De ses noix est issu un beurre qui ne se contente pas d'accompagner tous les plats. Particulièrement riche en actifs hydratants et en vitamines A, F et D, cet onguent protège et répare la peau des morsures du soleil, lutte contre les problèmes de déshydratation et de desquamation dus à la sécheresse du climat, lustre les cheveux en gainant la tige pilaire et facilite ainsi le tressage, accélère la cicatrisation des plaies. Dans les régions où la malaria fait rage, il se mélange à d'autres ingrédients comme la citronnelle pour éloigner les moustiques. En Côte d'Ivoire, on l'additionne à de l'huile de coco. Baptisé *karicoco*, le baume renforce l'efficacité des massages sur des membres luxés.

Déjà présent dans les secrets de beauté de la reine Néfertiti, le beurre de karité nourrit depuis des milliers d'années l'intérêt de tous ceux qui découvrent ses bienfaits. Au XIVe siècle, le voyageur arabe Ibn Battuta évoque dans ses écrits l'habitude qu'ont les Africains de s'en oindre le corps à de multiples fins. Cent ans plus tard, des explorateurs européens en parlent comme d'une graisse moins blanche que le suif de mouton, mais dont les vertus exceptionnelles répondent à tous les besoins des hommes. Aujourd'hui, rares sont les marques de cosmétiques européennes ou américaines qui ne l'intègrent pas dans la composition de leurs produits. Masques capillaires, crèmes solaires, savons, antirides pour le visage ou émulsions pour le corps, autant de soins contemporains qui illustrent ses pouvoirs millénaires et véhiculent par là même un peu d'âme africaine.

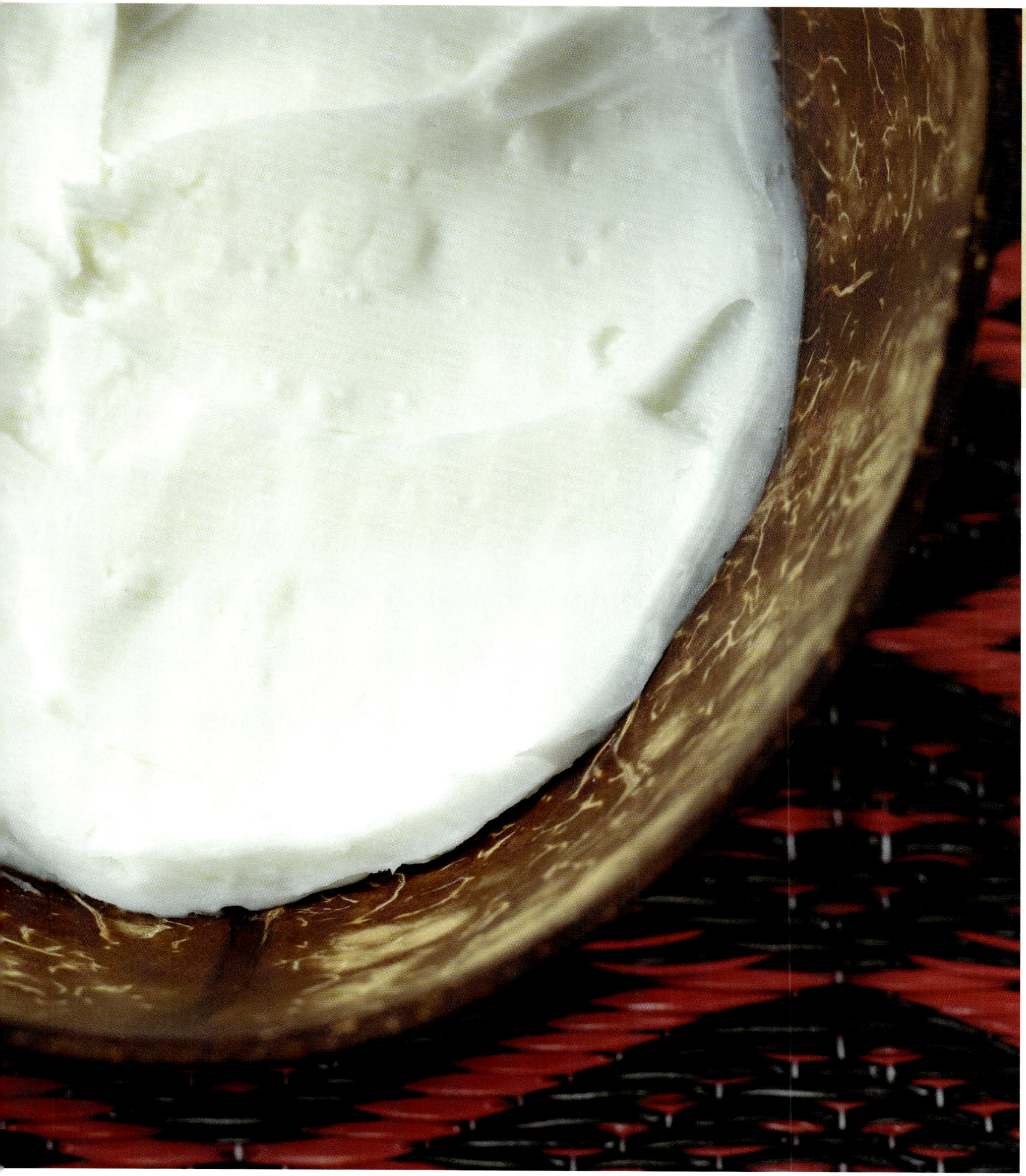

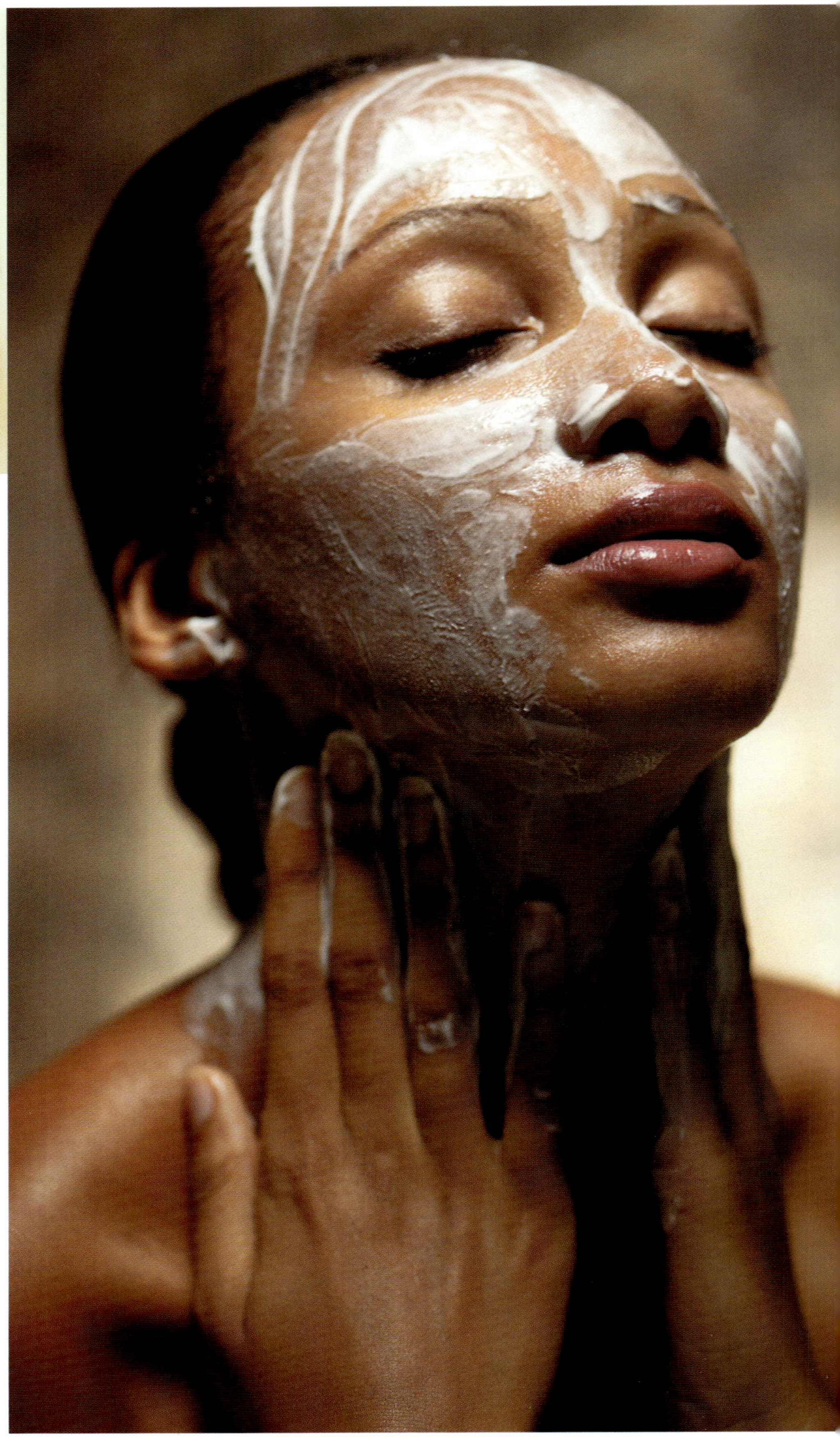

INGRÉDIENTS

Pour les cheveux
- 1 serviette-éponge
- 1 petit pot de beurre de karité pur
- 1 shampooing doux

Pour le visage
- 1 noisette de beurre de karité pur

Pour le corps
- 1 grosse noix de beurre de karité pur
- 1 petite fiole d'huile de palme
- 1 morceau d'ambre
- 3 clous de girofle
- 2 boutons de rose très parfumés

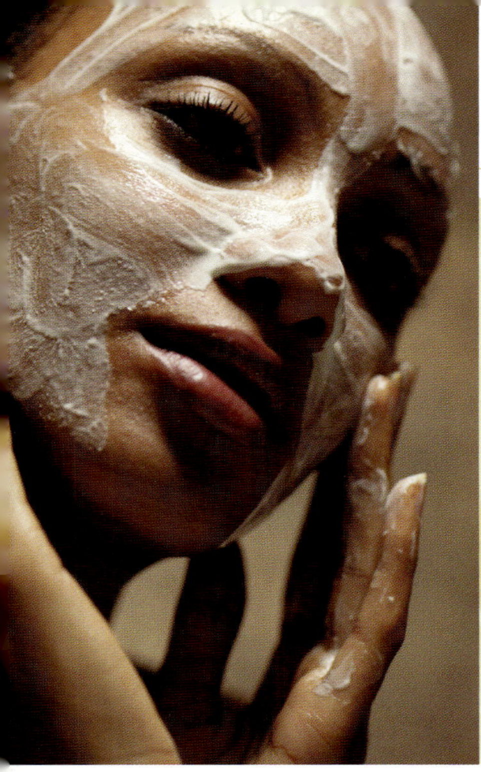

Gestes de beauté au karité

METTRE SON CORPS DANS TOUS SES ÉCLATS

Préparation

Le soin du corps

Mixez le karité, l'ambre, les clous de girofle et les roses jusqu'à l'obtention d'une pâte homogène. Formez des petits galets et laissez-les sécher quelques jours, si possible au soleil.

En soin topique, le beurre de karité peut s'utiliser quotidiennement en guise de crème hydratante antirides pour le visage ou d'hydratant pour le corps. En effet, les phytostérols qu'il contient favorisent le renouvellement des cellules et l'assouplissement de l'épiderme. Sur des cheveux particulièrement secs – par exemple, après un séjour estival à la mer –, vous pouvez également appliquer sur les pointes une toute petite quantité de beurre.

Déroulé

Pour les cheveux

La veille de votre shampooing, laissez fondre dans la chaleur de vos mains l'équivalent de 1 cuillerée à soupe de beurre de karité. Faites ensuite rouler vos cheveux encore secs entre vos paumes, mèche par mèche, pour une bonne répartition du karité. Trempez la serviette dans de l'eau bouillante, esscrez-la et entourez-la autour de votre tête. Patientez 20 minutes, le temps que les actifs gras pénètrent au cœur de la tige pilaire, puis ôtez la serviette. Procédez au shampooing le lendemain.

Sur le visage

Faites fondre 1 noisette de beurre dans vos mains. Par des mouvements circulaires effectués avec le bout des doigts, faites-le pénétrer sur l'ensemble du visage. Insistez plus longuement sur les zones inertes, à savoir la base du nez et la commissure des lèvres.

Sur les jambes

Réduisez un galet (karité, clou de girofle, rose, ambre) préalablement confectionné et mélangez la poudre obtenue à l'huile de palme. Plongez vos mains dans la préparation et appliquez-la sur le corps en commençant par les jambes. Effectuez des mouvements de glisse ample des chevilles aux aines. Massez plus en profondeur les mollets et les cuisses – 2 ou 3 minutes – afin de détendre les muscles.

Sur le ventre

Des mouvements circulaires dans le sens des aiguilles d'une montre décontractent les muscles abdominaux et favorisent le transit intestinal.

Pour les bras

Commencez par de simples effleurages, du poignet à l'épaule.
Puis, en serrant légèrement, encerclez un biceps avec les doigts de la main opposée et faites-les glisser jusqu'au bout des doigts.

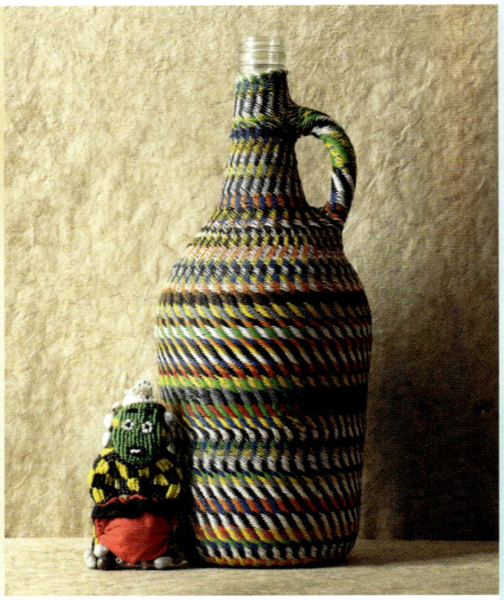

Méli-mélo

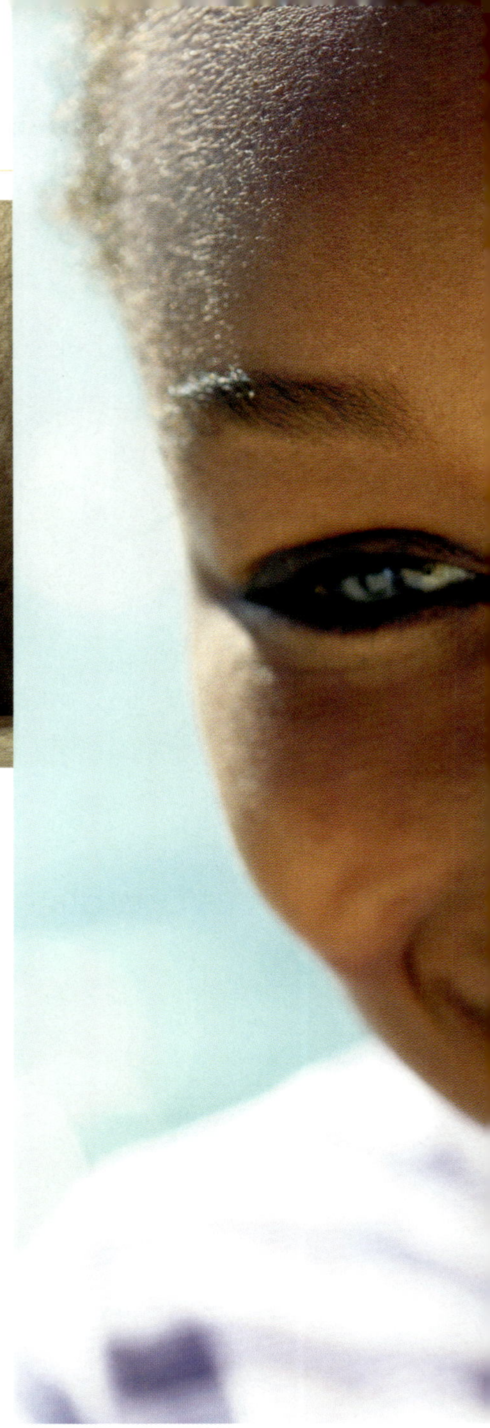

Le secret camerounais des peaux saines

Roche argileuse, blanche et friable, le kaolin est réputé en Afrique pour soigner les peaux à tendance acnéique. Comme toute autre argile de couleur, il régule la production de sébum et éclaircit le teint. Mélangez 1 cuillerée à soupe de kaolin dans un bol à moitié rempli d'eau minérale. Veillez à ce que la texture ne contienne aucun grumeau avant de l'appliquer uniformément sur le visage, en évitant le contour des yeux. Les Camerounaises conservent le masque toute la nuit et le rincent à l'eau claire le lendemain. Vous pouvez vous contenter de 1 heure d'application.

Le baume magique du Mozambique

Par la superbe de leurs courbes, la fermeté de leurs muscles et l'éclat de leur peau, les Ibos sont saisissantes de beauté. Derrière tant de sensualité se cache un vieux secret traditionnel. Celui d'un baume réunissant 25 plantes africaines. Parmi elles, on retrouve de l'huile d'argan, de l'huile de coco, de l'huile d'onagre, des graines et de l'huile de jojoba, de l'huile de rose musquée, de l'huile d'avocat, de l'huile de macadamia, des noix de carthame, du beurre de karité, des extraits de thé et de café, de la poudre de noyau de pêches africaines, des pépins de raisin, de la bourrache, de la gelée royale et de la cire d'abeille.

Transmise de mères en filles, la recette consiste à broyer et malaxer méticuleusement les ingrédients pendant de longues heures pour obtenir une texture onctueuse. Les femmes s'en servent alors pour oindre le corps des nouveau-nés, apaiser les écorchures et se masser chaque jour voluptueusement.

Difficile à réaliser à la maison, ce baume existe dans le commerce. Très nourrissant, une petite quantité suffit pour s'hydrater parfaitement.

Parfum envoûtant

D'origine animale, le musc constitue un des principaux ingrédients des soins parfumés pour le corps. Après l'avoir laissé macérer trois jours au plus dans de l'huile de palme avec du benjoin, de l'ambre et des roses, les femmes d'Afrique de l'Est appliquent l'onguent à l'occasion de cérémonies telles que les fiançailles ou les fêtes religieuses.

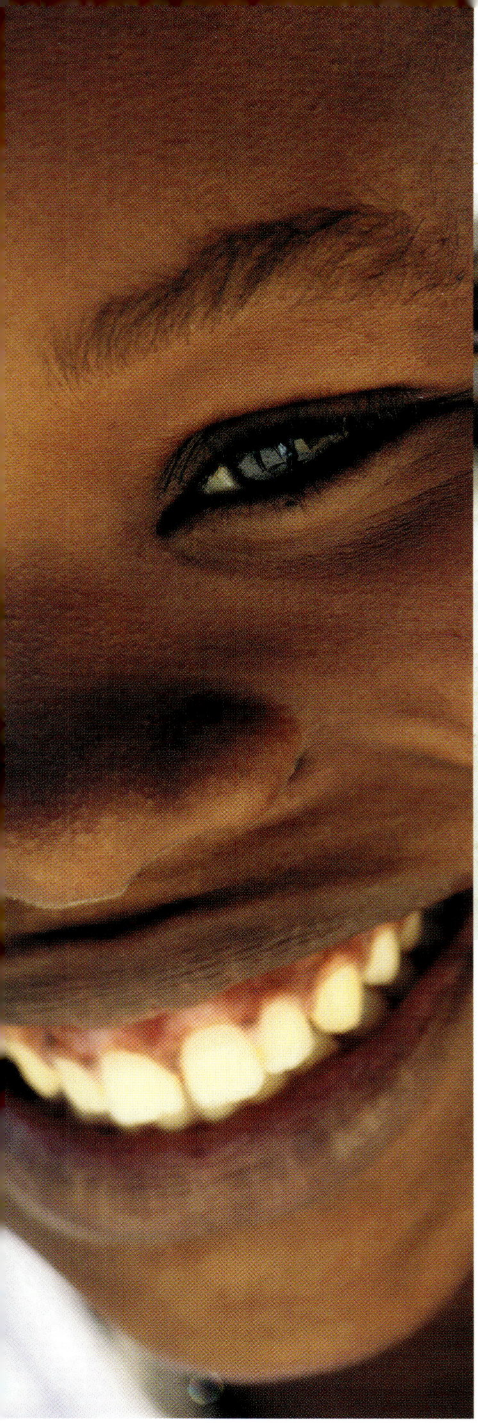

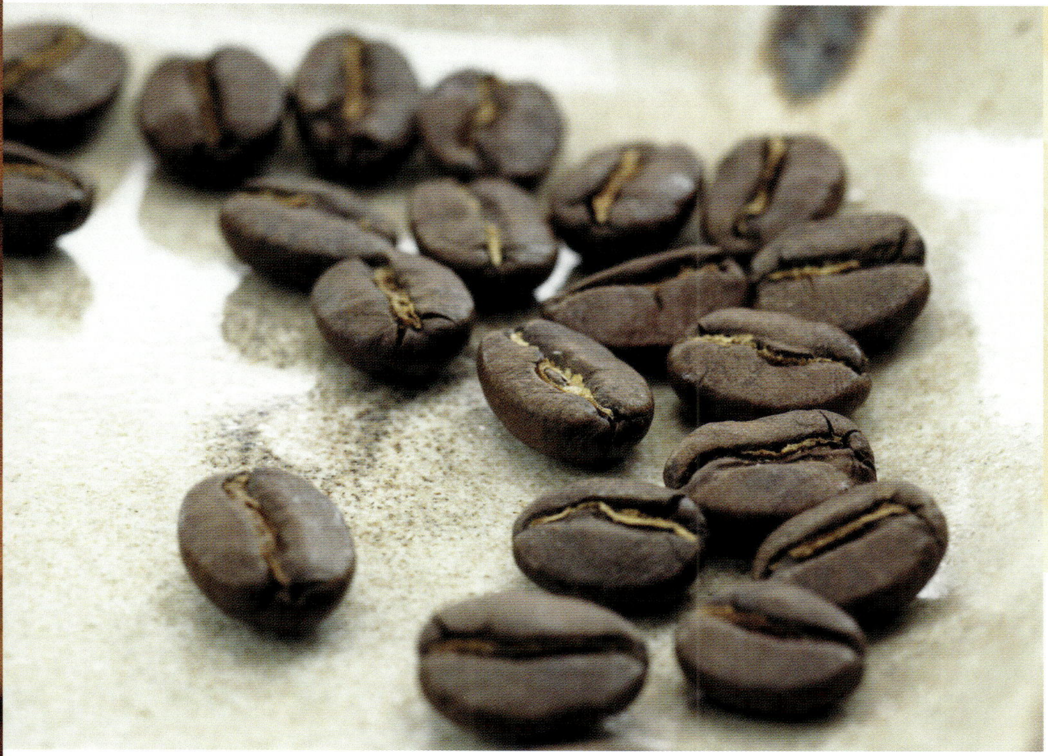

Le savon aux fruits congolais

C'est avec des épluchures de banane et de papaye que les Congolaises confectionnent leurs savons. Après avoir fait sécher les ingrédients au soleil, elles les réduisent en poudre et les font bouillir jusqu'à évaporation complète de l'eau. La pâte noire et sirupeuse obtenue est lavée à l'eau claire avant d'être mélangée à de l'huile de palme. Pour obtenir la pâte lavante finale, elles font réduire au maximum leur mixture sur le feu. Très pur et très doux, ce savon s'utilise pour le corps et les cheveux.

L'élixir de beauté de la Côte d'Ivoire

En dehors du beurre de karité, l'ingrédient de soin le plus répandu est l'huile de palme. Extraite de la noix de palmier, sa richesse en caroténoïdes et en vitamine E lui confère des propriétés antioxydantes très appréciées des Africaines. En Côte d'Ivoire, les femmes l'utilisent quotidiennement, aussi bien pour se protéger des rayons nocifs du soleil que pour hydrater et assouplir leur peau après la toilette. Dans les villages reculés de brousse, hommes et femmes s'enduisent généreusement les jambes de cet onguent couleur miel. Ainsi, dans les champs, les herbes hautes et les brindilles des arbustes griffent moins profondément. Contrairement au beurre de karité dont l'odeur un peu rance peut indisposer, l'huile de palme exhale une fragrance proche de celle du monoï. Vous pouvez donc l'utiliser pure ou lui additionner un petit peu de jus de citron avant d'en appliquer sur le corps. Commencez par le visage et le cou avant de poursuivre sur le torse et les membres. Sur la pointe des cheveux très secs ou colorés, elle redonne brillance et souplesse.

Masque à l'avocat

Répandue dans toute l'Afrique de l'Ouest, cette recette vise à apaiser et assouplir les peaux tiraillées par la sécheresse. Pour confectionner ce masque, écrasez la chair d'un avocat bien mûr et ajoutez quelques gouttes de jus de citron avant d'appliquer le tout sur le visage. Rincez à l'eau claire au bout de 15 minutes.

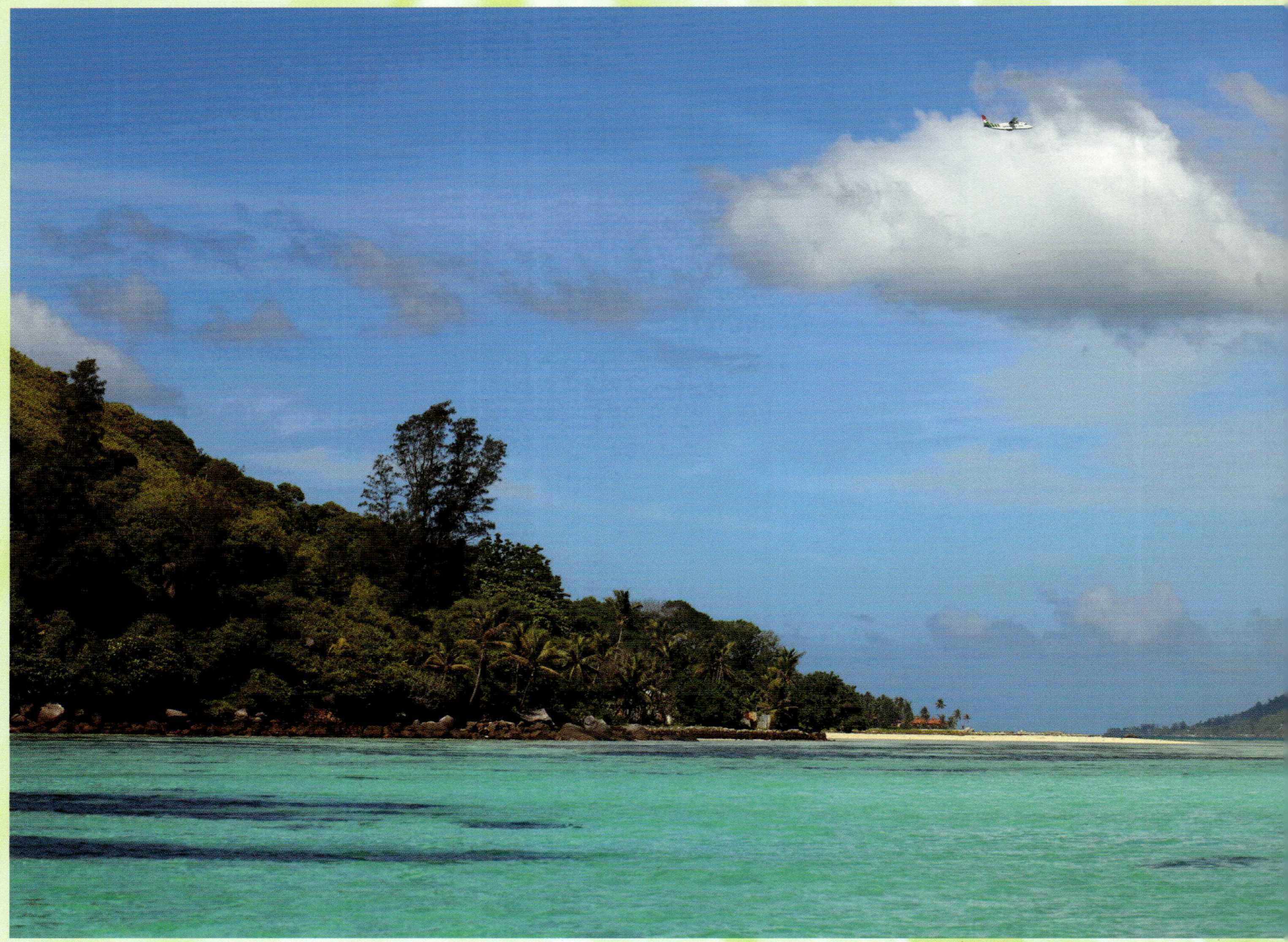

Île Maurice *page* 146

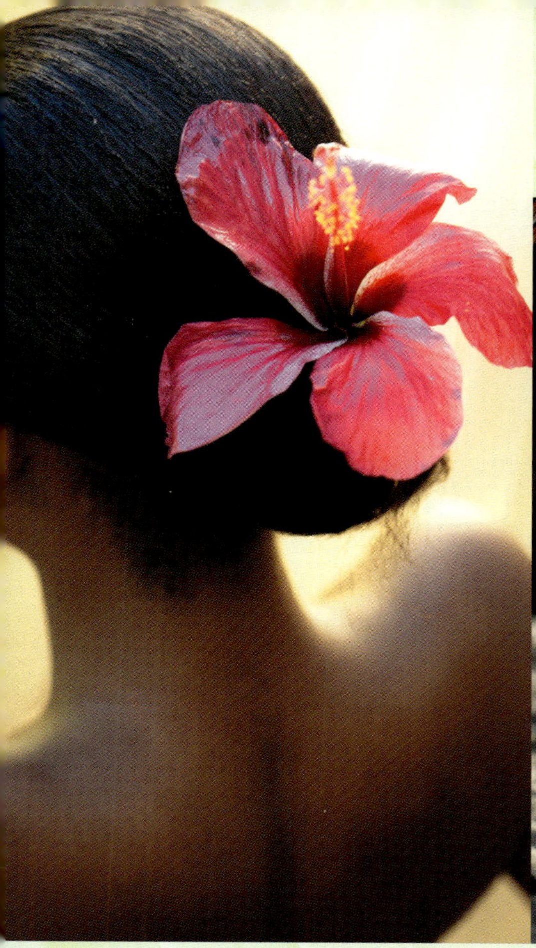

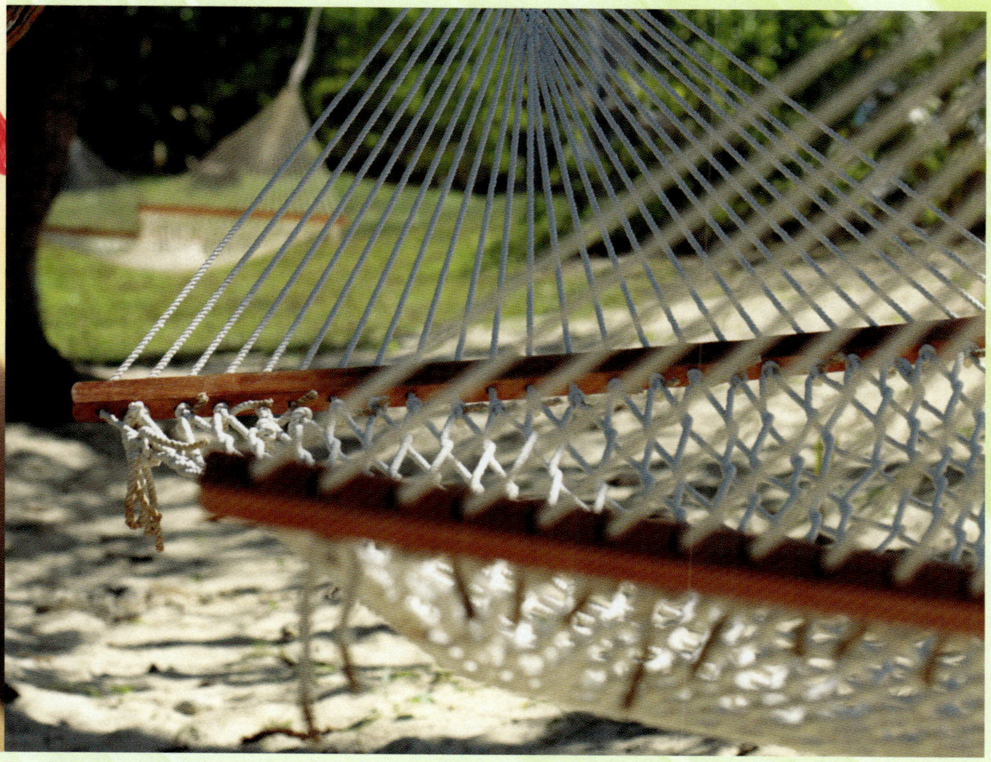

Tahiti *page* 154

îles

Pierre Loti, Gauguin ou Le Clézio ont tous à leur manière, mièvre ou magnifique, vu leurs rêves imprégnés de mille et un clichés d'îles exotiques à la beauté dramatique. C'est qu'aux décors de lagons verts et au climat bouleversé des tropiques s'ajoute la splendeur des femmes. Libres et sensuelles, elles incarnent pour toujours la beauté sauvage avec leur chevelure ondulante et leur peau ambrée parfumée d'huile odorante. Alors comme elles, faites un bel usage de la nature et régalez votre épiderme de fleurs de tiaré, d'huile de coco ou de baume de tamanu.

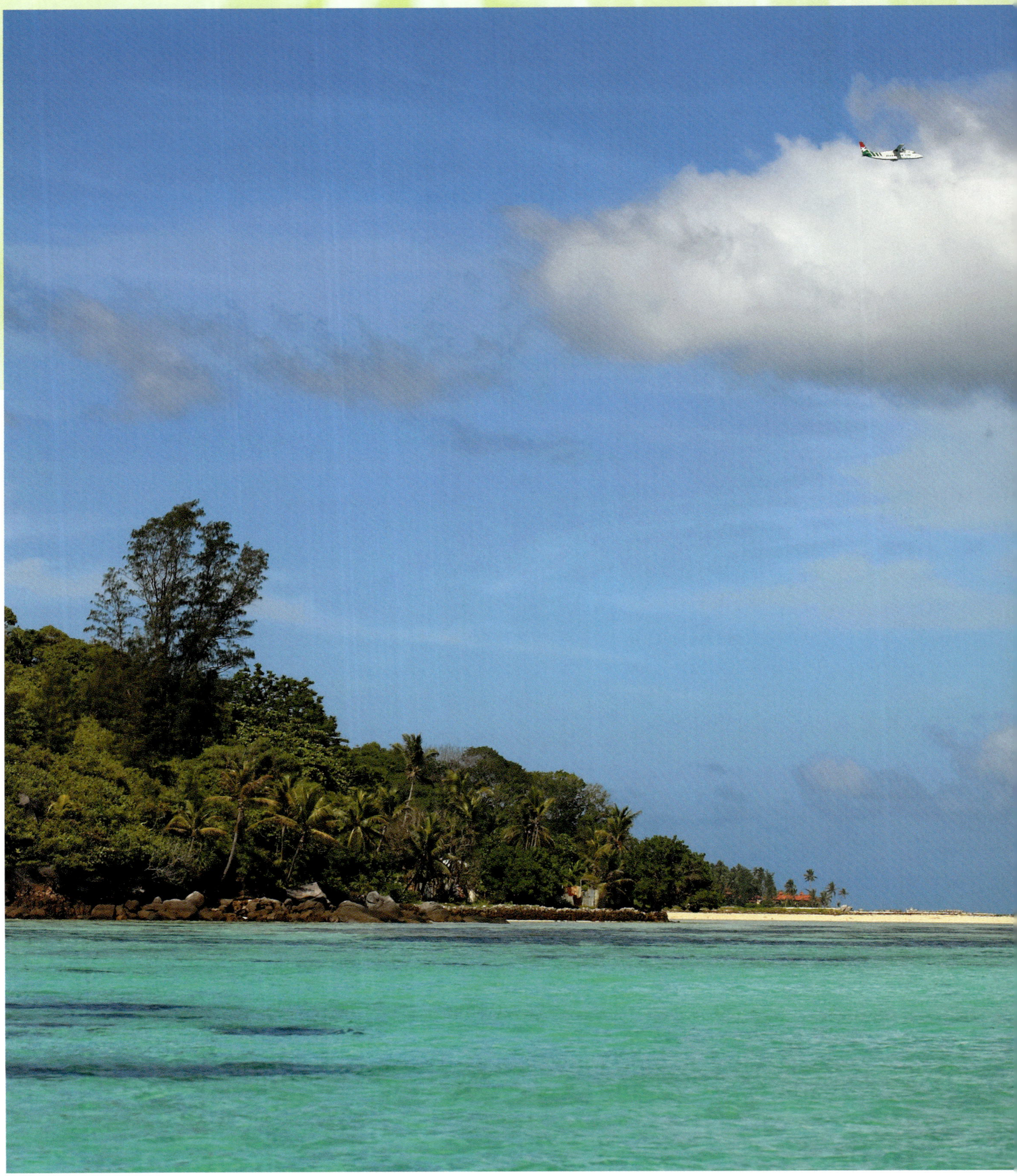

Île Maurice

L'ÉTOILE DE LA MER INDIENNE

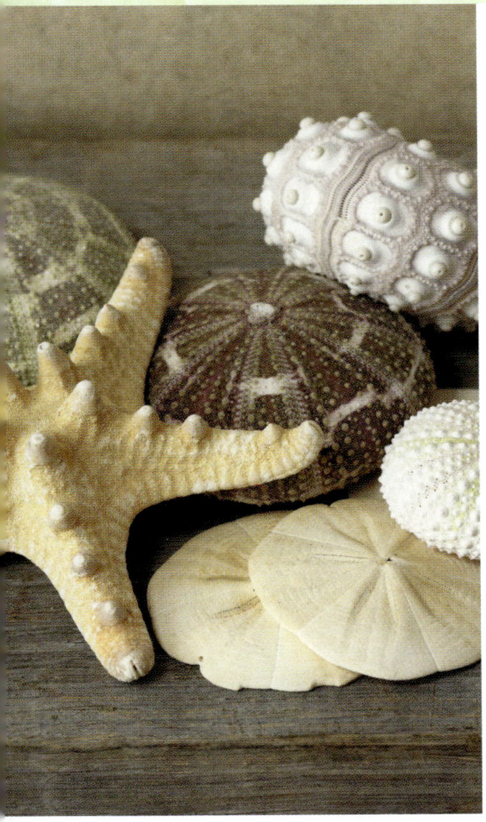

Lorsqu'on demandait au poète mauricien Malcolm de Chazal de décrire son île, il répondait : « Maurice semble avoir été sculptée et peinte par un géant de bon goût. » Mots magnifiques et tellement vrais.

Illuminée d'une faune et d'une flore qui souhaitent gracieusement la bienvenue depuis sept millions d'années, cette petite île située au nord-est de Madagascar reste sauvage jusqu'à la fin du XVIe siècle. Là, des navigateurs hollandais découvrent ses côtes désertes et les baptisent Mauritius, du nom de leur prince Maurice de Nassau. Une tentative d'installation et soixante-dix ans plus tard, ils abandonnent l'île en laissant derrière eux une nature abîmée par leurs rêves de conquêtes. Profitant de leur départ, les Français s'y installent en 1715 et, à leur tour, la baptisent Isle de France. Vestiges de l'ère hollandaise, les plantations de canne à sucre sont cultivées par les esclaves africains des familles françaises. Dans les champs, le travail et le soleil sont violents. Grâce à leurs coutumes ancestrales, les Noirs savent que pour supporter labeur et canicule, il faut se rafraîchir souvent, oindre sa peau et masser ses muscles. À ces besoins vitaux, leur terre d'exil offre mille trésors. Les plus précieux ? Des décoctions de racines de canne à sucre pour étancher la soif et calmer la toux. Le lait de coco désaltère aussi. Sa chair fournit un onguent particulièrement hydratant et réparateur pour les corps épuisés.

Un siècle passe. Les Britanniques s'emparent de l'île et lui rendent son premier nom. Mauritius prospère, développe son commerce et abolit l'esclavage. Les Chinois répondent « présent » aux invitations de courtoisie du gouvernement et, dès 1826, ouvrent échoppes et restaurants. Pour faire fructifier les nombreuses sucrières, les sujets du roi Guillaume IV se tournent vers les coolies indiens. Provenant de toutes les régions de l'Inde, musulmans, hindous, Tamouls, Goudjaratis, Télougous et Bengalis arrivent à Maurice avec leurs rituels et leurs traditions : noces hindoues et médecine ayurvédique font désormais partie du patrimoine mauricien.

En un peu plus de quatre siècles de civilisation, l'île Maurice s'est façonné le visage atypique et émouvant qu'on lui connaît aujourd'hui. Une infime parcelle de terre chargée d'histoire. Créoles, Français, Anglais, Indiens et Chinois s'y fondent sans se confondre et, à leur manière, œuvrent tous pour préserver la douceur d'y vivre et cultiver l'art de la beauté et du bien-être.

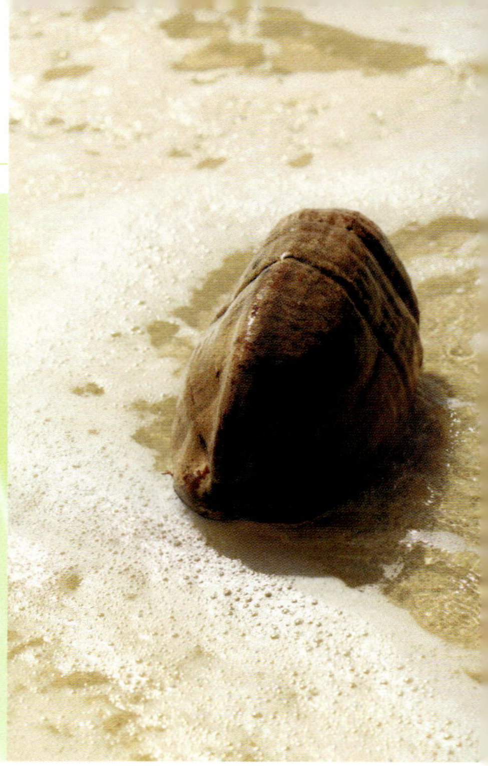

La noix de coco

DU SATIN SUR LA PEAU

Nul ne sait qui de l'homme ou de la mer a introduit le cocotier sur l'île Maurice. Il faut dire que les noix sont capables de flotter plusieurs mois avant d'échouer sur un rivage et faire naître dans le sable un « arbre de vie ».

Promenées sur les vagues d'une plage exotique à une autre depuis des temps immémoriaux, elles inspirent les poètes mauriciens et représentent pour les hindous la forme la plus pure de l'offrande aux dieux. En effet, aucun autre fruit ne porte distinctement les « trois yeux ». Trois trous sur la coque chevelue qui symbolisent la trinité de l'évolution : création, préservation et dissolution. Ils représentent aussi les trois yeux de l'homme : ceux de la vue et le troisième, celui de la conscience. Le seul à pouvoir distinguer le bien du mal. Si, en Inde, la noix de coco est distribuée au peuple comme un aliment béni et accompagne les prières, elle remplit bien d'autres missions sur le continent africain et sa diaspora.

Pour les Mauriciens créoles, perpétuer les traditions d'origine, c'est faire de la noix de coco un incontournable de leur quotidien. Ainsi, avec les filaments bruns des écorces, ils confectionnent paillassons et filets. Avec les palmes, ils fabriquent des toits de huttes et des paniers. Sculptées, les coques, « paillassons » en créole, deviennent bijoux et ustensiles de cuisine. Mais pour le corps, c'est la chair blanche (endosperme) qu'ils utilisent. Fraîche et râpée, la pulpe, frottée à même la peau, exfolie et hydrate. Réduite dans de l'eau, elle offre un beurre cosmétique et comestible. Séchée au soleil puis pressée, elle libère une huile. Non raffiné, cet onguent sert à fabriquer du savon. Filtré, on l'applique sur la peau et les cheveux pour les nourrir. La pulpe, principalement constituée d'eau et de lipides (30 à 40 %) et ses dérivés contiennent également des minéraux (potassium, fer, magnésium, phosphore, cuivre et zinc), indispensables à la protection et au fonctionnement de la vie cellulaire.

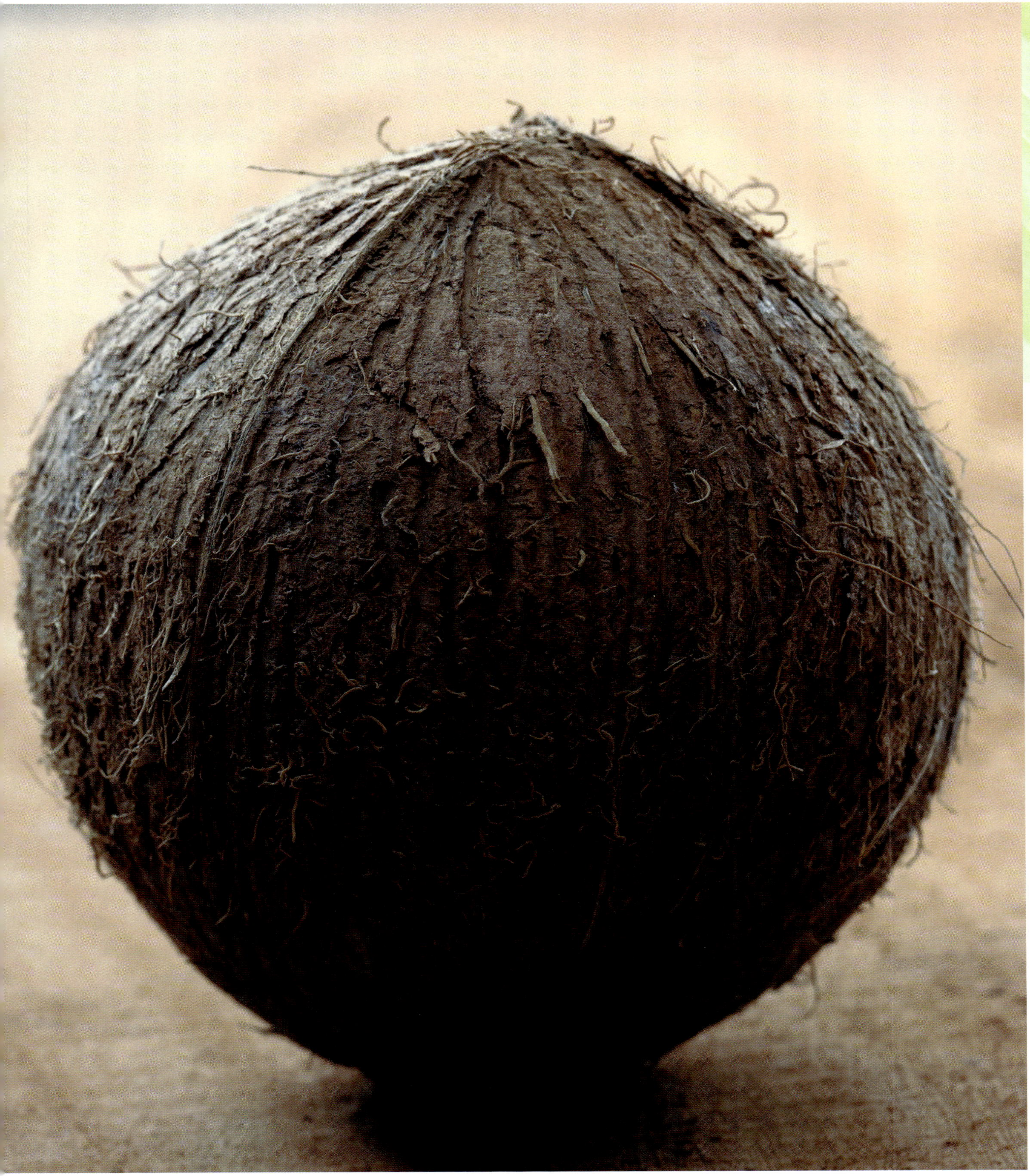

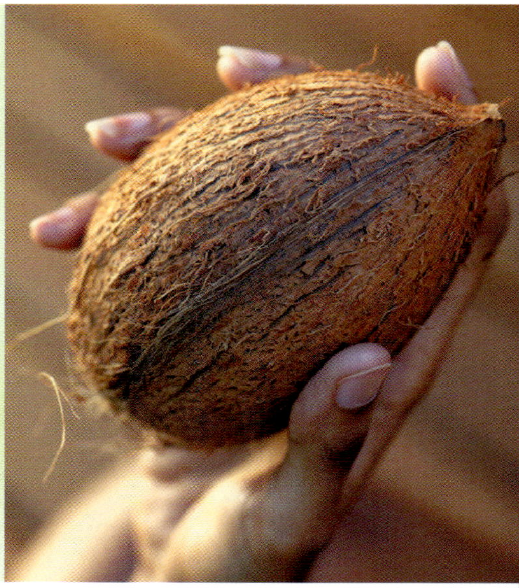

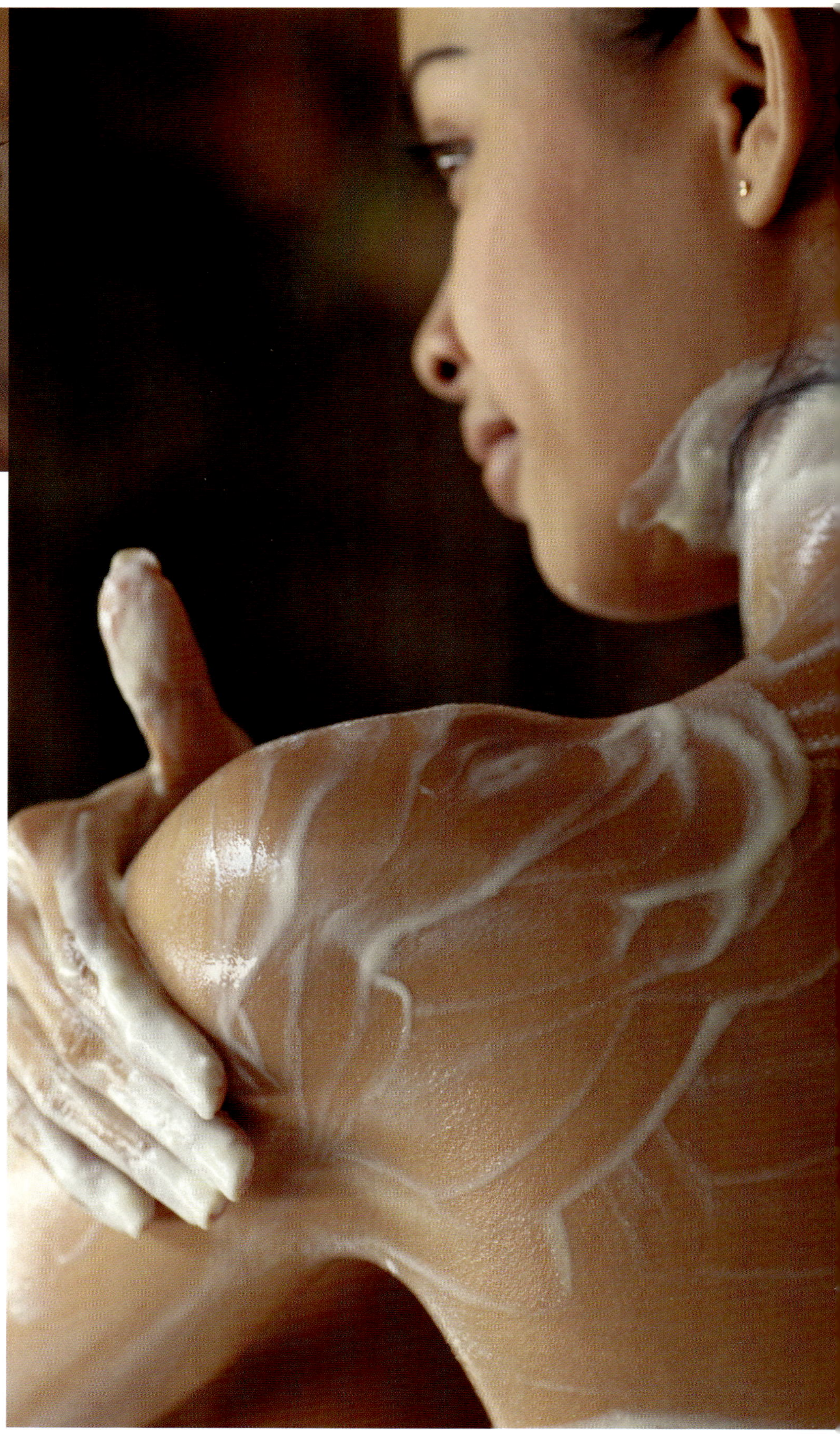

INGRÉDIENTS

- 1 noix de coco entière
- 1/2 verre de lait de coco
- 1 petit flacon d'huile de coco ou la chair de 2 noix de coco

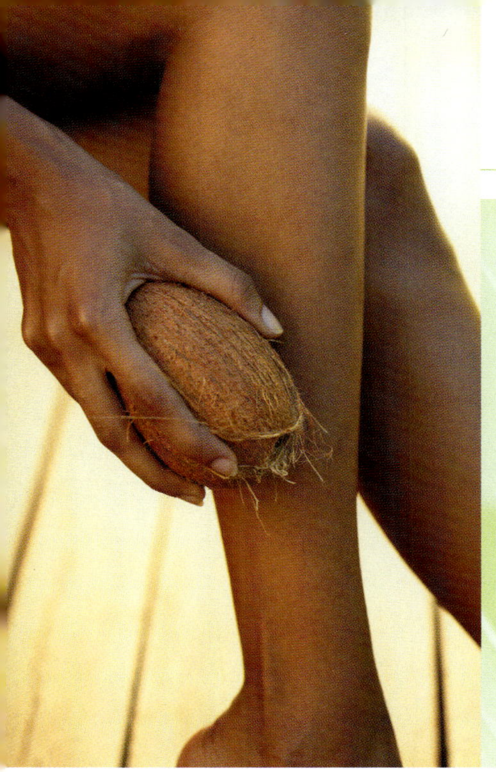

Le gommage-massage « paillasson »

SECRET CRÉOLE DE L'EXTASE

Préparation

Les noix de coco
Râpez la chair de 1 noix de coco et, dans une coupelle, mélangez-la au 1/2 verre de lait de coco.

L'huile de massage
Vous pouvez vous procurer dans le commerce de l'huile de coco toute prête et donc raffinée. Mais si vous avez envie de la fabriquer selon la méthode d'origine, brisez la chair en petits morceaux et faites-les sécher 1 semaine, si possible au soleil. Ensuite, moulue en fine farine, la pulpe doit être chauffée dans une casserole en émail à 125 °C pour libérer l'huile de coprah.

Célèbre dans toute l'île, le « soin paillasson » n'a pas son pareil pour nettoyer et réhydrater des épidermes malmenés par le soleil. Par ailleurs, délicieusement parfumés, les effluves de coco invitent à l'exotisme et permettent à l'esprit de voyager sans bouger de chez soi.

Déroulé

Pour le gommage

Munissez-vous de la noix de coco entière et passez-la sur tout le corps. L'écorce doit frôler la peau et non la frotter. Cette gestuelle amorce en douceur le décollement des impuretés et sollicite délicatement l'activité sanguine.

Comme avec tous types de mixtures gommantes, frictionnez votre épiderme avec la préparation adéquate. Partez toujours du bas pour finir sur le haut du corps. Ôtez soigneusement sous la douche tous les résidus du gommage et séchez-vous.

Pour le massage

Commencez par les pieds. Asseyez-vous sur une chaise et posez un pied sur le genou de l'autre jambe. Déposez dans une paume quelques gouttes d'huile de coco. Appliquez-les sur le talon et la voûte plantaire en les pétrissant, puis avec votre pouce, effectuez aux mêmes endroits des mouvements circulaires appuyés. Finissez en pinçant et tirant chaque orteil entre le pouce et l'index.

Pour les jambes, installez-vous sur le sol en repliant légèrement les genoux. Pétrissez les jambes en évitant les points sensibles du creux poplité. Autour du genoux et des chevilles, effectuez des petits cercles appuyés avec la pulpe des doigts.

Sur le ventre, le toucher reste doux, de façon à ne pas obliger les abdominaux à se contracter. En commençant autour du nombril, effectuez avec les deux mains des mouvements concentriques dans le sens des aiguilles d'une montre. Sur les hanches, pincez un peu de peau dans chaque main et tirez dans un sens opposé.

Pour les bras, installez-vous confortablement dans un fauteuil, le dos bien calé contre l'assise. Laissez reposer le bras à masser sur vos genoux ou sur un accoudoir. Badigeonnez-le d'huile et encerclez-le entre votre pouce et les autres doigts pour mieux appuyer les mouvements de glisse, effectués en allers et retours sur toute la longueur.

Méli-mélo

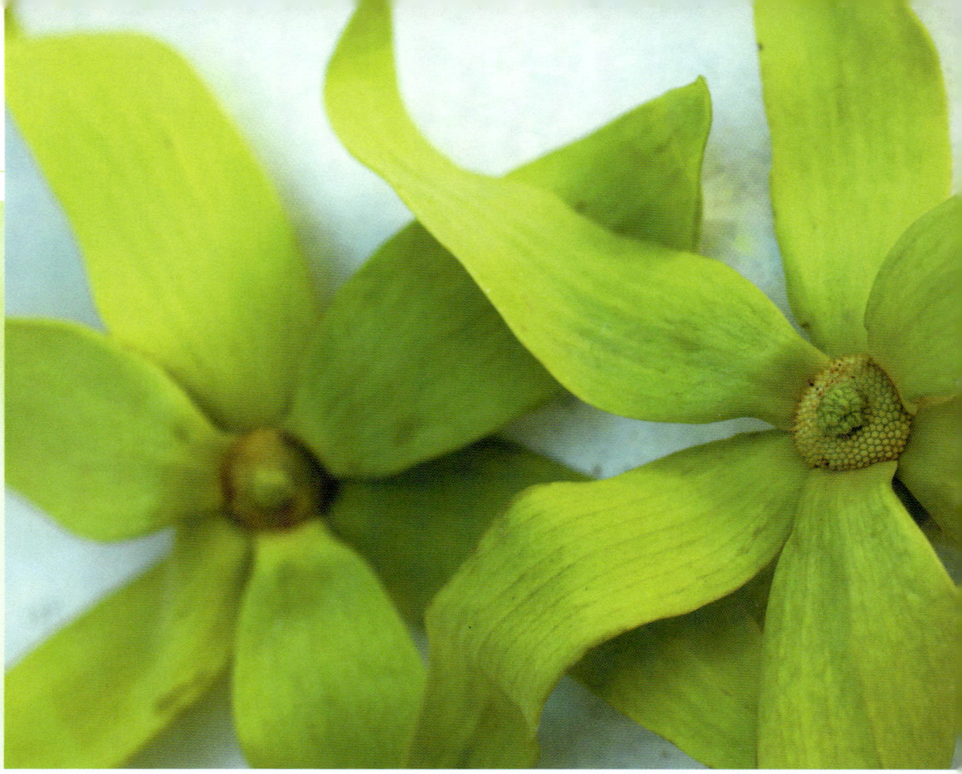

Noces sublimes

Chez les Indo-Mauriciennes marathi, la cérémonie de mariage, le *haldi*, sublime la sensualité de la femme. Tout démarre le vendredi précédant les noces. Avant d'aller se coucher, la fiancée se frictionne le corps avec de l'eau de coco tout juste coulée de la noix. Le lendemain soir, elle prépare un onguent composé de safran mauricien (connu aussi sous le nom de curcuma) écrasé et d'huile d'amande douce qu'elle applique généreusement sur le visage et le corps. Qu'importe si la texture pique un peu au début. Il s'agit là d'éclaircir et d'assouplir l'épiderme. Au réveil, elle ôte ce qui reste du soin avec du lait de vache (adoucissant et hydratant), puis se douche à l'eau claire. Sur une roche baba – ou roche à carry, une grande pierre carrée coiffée d'une autre pierre plus petite, ronde et lisse –, elle écrase des feuilles de papaye jusqu'à obtenir une pâte. C'est avec cela qu'elle se masse longuement les mains pour les adoucir.

Bain aphrodisiaque à l'ylang-ylang

Symbole de paix et de chance, l'ylang-ylang occupe sur l'île une place privilégiée. Au hameau d'Anse Jonchée situé sur la côte sud-est, un domaine lui est même consacré. C'est en effet là que s'est ouverte, il y a une cinquantaine d'années, la plus grande production d'huile essentielle d'ylang-ylang où les grands parfumeurs comme Chanel et Guerlain viennent se fournir. Réputée pour ses propriétés sédatives et aphrodisiaques, cette précieuse essence (50 kilogrammes de fleurs pour 1 litre d'huile essentielle), ambrée et entêtante, régule le système cardiaque et booste la production d'hormones sexuelles. Utilisée aussi bien en cosmétique qu'en phytothérapie ou en aromathérapie, l'huile essentielle d'ylang-ylang est donc l'alliée idéale d'un bain relaxant et coquin. Pour ce faire, ajoutez dans votre eau de bain 15 gouttes d'huile essentielle d'ylang-ylang, 2 gouttes d'huile essentielle de santal et 1 verre de lait en poudre. Immergez-vous en couple et laissez les actifs de ce cocktail faire le reste.

La sensualité à fleur de peau

Héritée des femmes hindoues, cette recette de parfum à l'ylang-ylang a fait ses preuves en matière de séduction. Mélangez dans un flacon de verre teinté 250 millilitres d'alcool à 70°, 25 gouttes d'huile essentielle d'ylang-ylang, 15 de bois de rose et 2 de sauge sclarée, un fixateur naturel. Laissez reposer 15 jours à l'abri de la chaleur et de la lumière avant d'en déposer un soupçon au creux de vos seins et à l'intérieur de vos poignets.

Mariage réussi du coco et de l'ylang-ylang

Pour parfumer vos massages, vous pouvez ajouter quelques gouttes d'huile essentielle d'ylang-ylang à votre huile de coco. Très prisé des Mauriciennes, ce mélange est aussi utilisé pour faciliter le tressage de leur chevelure.

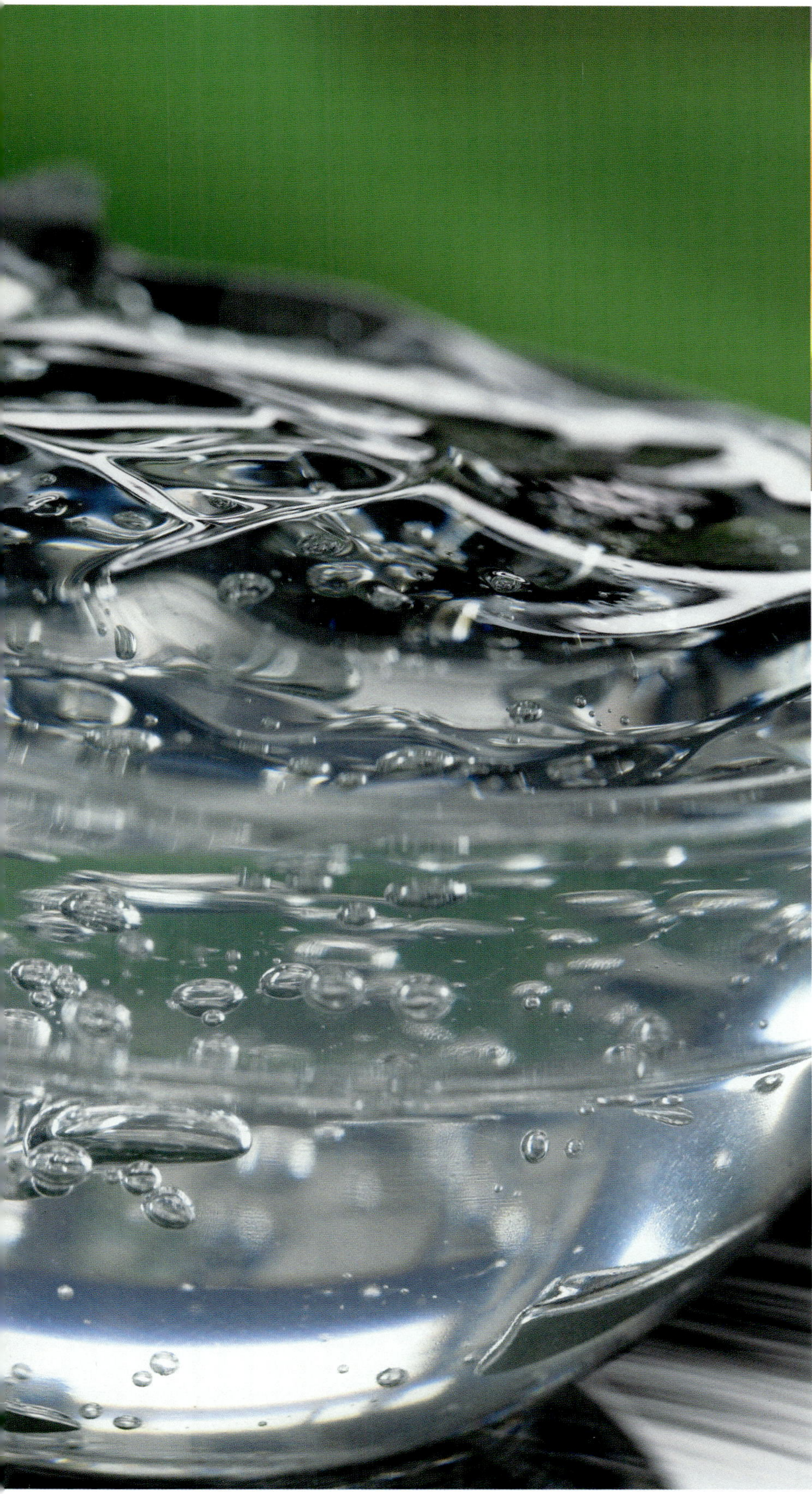

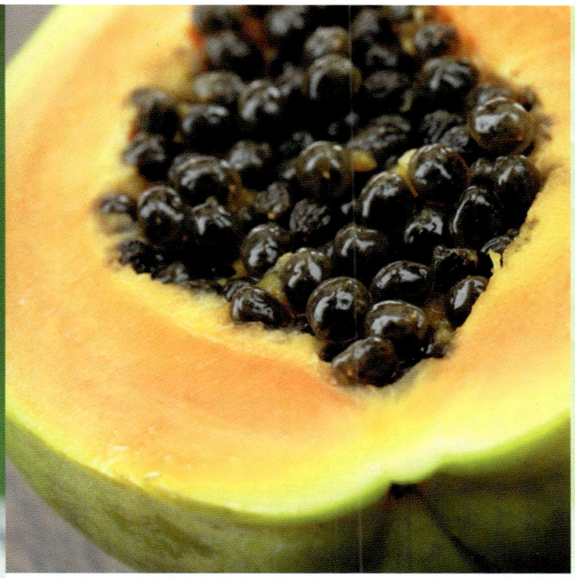

Riz et amande : RECETTE DE DOUCEUR

De principe ayurvédique, qui considère trois types de peau, vata (sèche), pitta (sensible), kapha (grasse), ce gommage mauricien s'adresse principalement aux épidermes déshydratés. Pendant 2 heures, laissez tremper l'équivalent de 1 verre de riz blanc dans de l'eau minérale, puis laissez-le sécher, si possible au soleil. Une fois écrasé au maximum, mélangez les grains concassés à 1 verre d'huile d'amande douce. Sous les mouvements circulaires effectués sur votre peau, le riz exfolie pendant que l'huile hydrate.

Version papaye

Si vous avez l'épiderme particulièrement sec, vous pouvez effectuer cette même recette en remplaçant le riz par des graines de papaye. Veillez cependant à ne pas faire ce gommage plus d'une fois par mois, au risque de perturber la production naturelle de sébum. Celui-là même qui constitue le film lipidique (voile gras) de la peau et la protège des agressions.

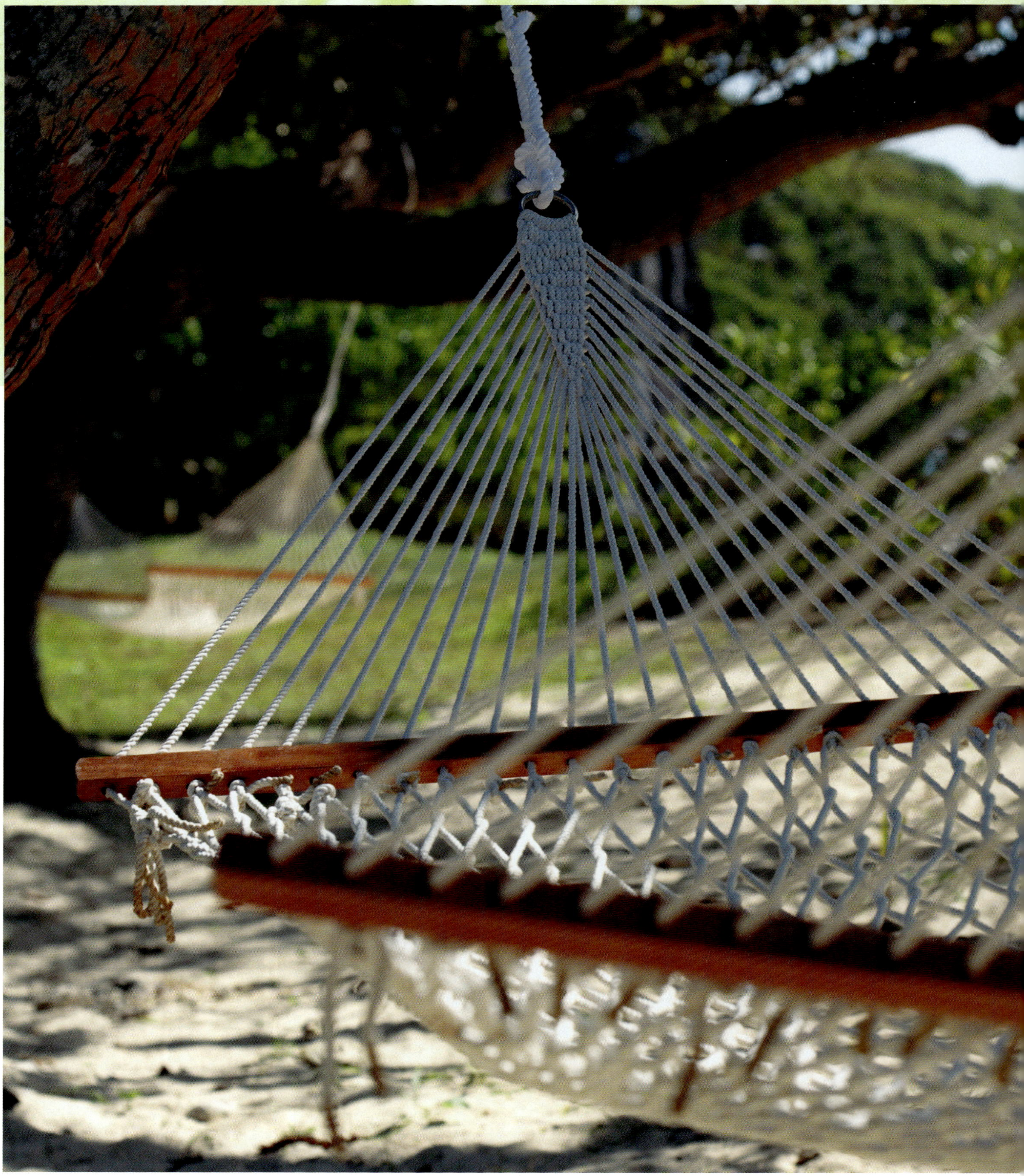

Tahiti

GALAXIE SENSUELLE

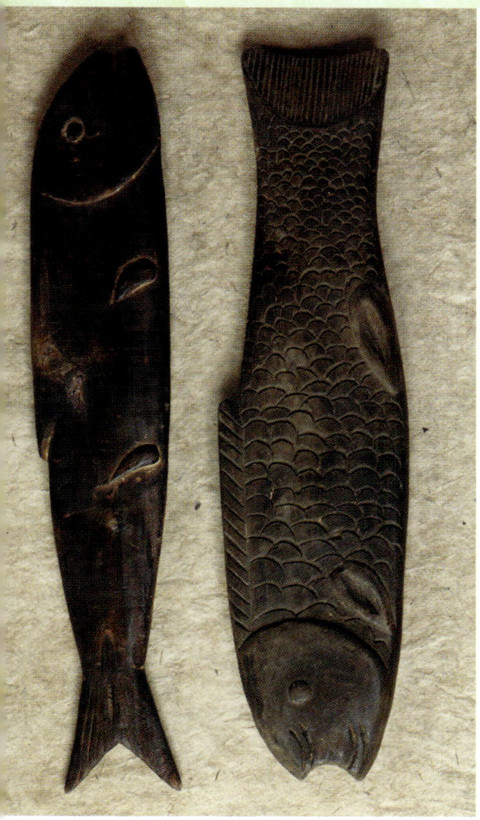

Son nom évoque le paradis terrestre. La Polynésie, avec ses îles aux rivages de sable couleur d'opaline frangés de cocotiers et de fleurs de tiaré, nous touche au cœur du rêve. Le fantasme de la vahiné lascive, sans aucune inhibition, rapporté par l'explorateur Bougainville au XVIIIe siècle, n'en finit pas d'enflammer l'imaginaire.
Et tous les artistes, à l'instar de Gauguin, de célébrer dans un même élan la sensualité magique de ces femmes-fleurs aux formes plantureuses et à la peau ambrée. Les hommes ne sont pas en reste, avec leurs superbes tatouages, véritables œuvres d'art sculptées dans la chair. Elles offrent la vision d'un pays où l'identité culturelle passe par le rituel des corps. Dans cette recherche d'une beauté sublimée dans un but érotique, la spiritualité tient une place non négligeable. Les frictions d'huiles odoriférantes comme le monoï ou le tamanu participent aussi au message d'amour qui sans cesse accompagne les gestes de la beauté polynésienne.

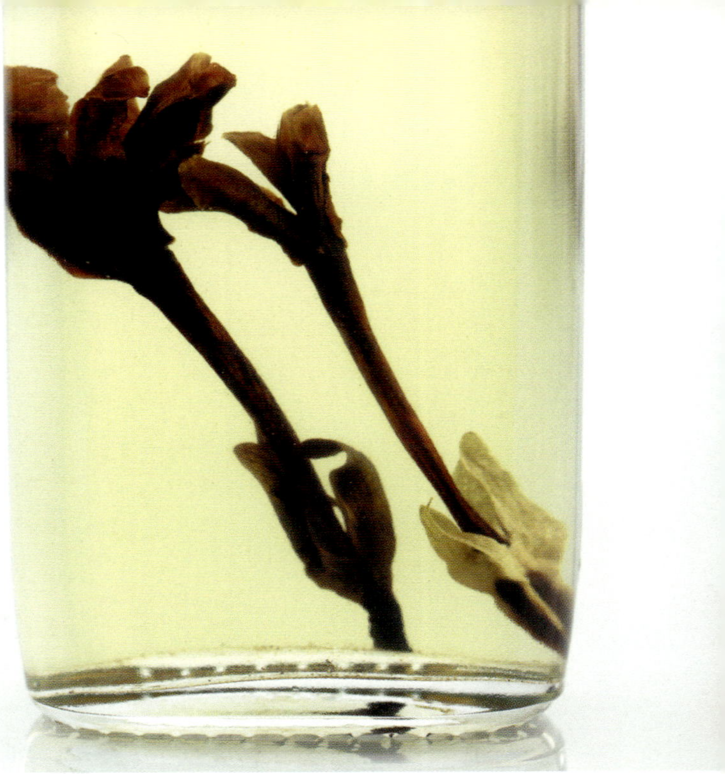

Méli-mélo

Gommage au sable fin
DÉLICE DU CORPS ET DES CHEVEUX AU MONOÏ

Pour peu que vous vous trouviez sur une plage de sable fin, prodiguez-vous, comme les Tahitiennes, un léger gommage. Enduisez tout d'abord votre corps d'huile de monoï. Prenez 1 poignée de sable et faites rouler les petits grains sur la peau nue, en légères frictions, pendant 1 minute. Rincez-vous à l'eau de mer afin de profiter de ses vertus minéralisantes.

Savant enveloppement d'onguent pour les cheveux

Songez aux plaisirs d'un lagon polynésien et immergez-vous dans un bain relaxant. Ajoutez-y quelques gouttes d'huiles essentielles de vanille et d'ylang-ylang afin que s'en dégagent des effluves capiteux. Imprégnez les longueurs de vos cheveux d'huile de monoï et massez le cuir chevelu en effectuant, avec la pulpe des doigts, des petites pressions pour un effet ventouse stimulant. Reposez-vous 15 minutes dans l'atmosphère humide de votre bain, le temps que la magie opère. Pour terminer, faites-vous un shampooing et rincez avec de l'eau additionnée du jus de 1 citron.
Ce traitement lubrifiant va gainer vos cheveux, leur apporter une brillance exceptionnelle tout en les laissant en parfaite santé, le monoï ayant un réel pouvoir antipelliculaire et assainissant.
Vous pouvez aussi délecter vos longueurs d'une goutte de monoï utilisée cette fois pour son pouvoir lustrant. Touche finale : une fleur exotique, piquée au cœur d'un chignon ou sur l'oreille droite. En maori, ce geste signifie « cœur à prendre ».

La fleur de tiaré
SAVEUR SACRÉE

L'arôme délicat de la fleur de tiaré pourrait sans doute incarner une peau rêvée. Comme celle des Tahitiennes, dorée comme du miel, lisse comme de la papaye et dont la moiteur sucrée trahirait une vie passée sous un soleil caressant.
Incorporée dans de l'huile de coco, cette petite fleur blanche distille au bout de 10 jours de macération ses vertus médicinales. D'ailleurs, les Tahitiennes s'en servent comme remède à tout faire, pour elles et leur famille. Massage des bébés à peine sortis de la chaleur du ventre maternel, frictions du cuir chevelu, masque capillaire, protection antimoustiques, onguent de charme pour velouter le grain de peau ou frictions lombaires pour attendrir les muscles : cette huile parfumée, garante de la culture polynésienne, dépose sur ceux et celles qui l'utilisent un film magique et protecteur, doux comme un cocon de soie.

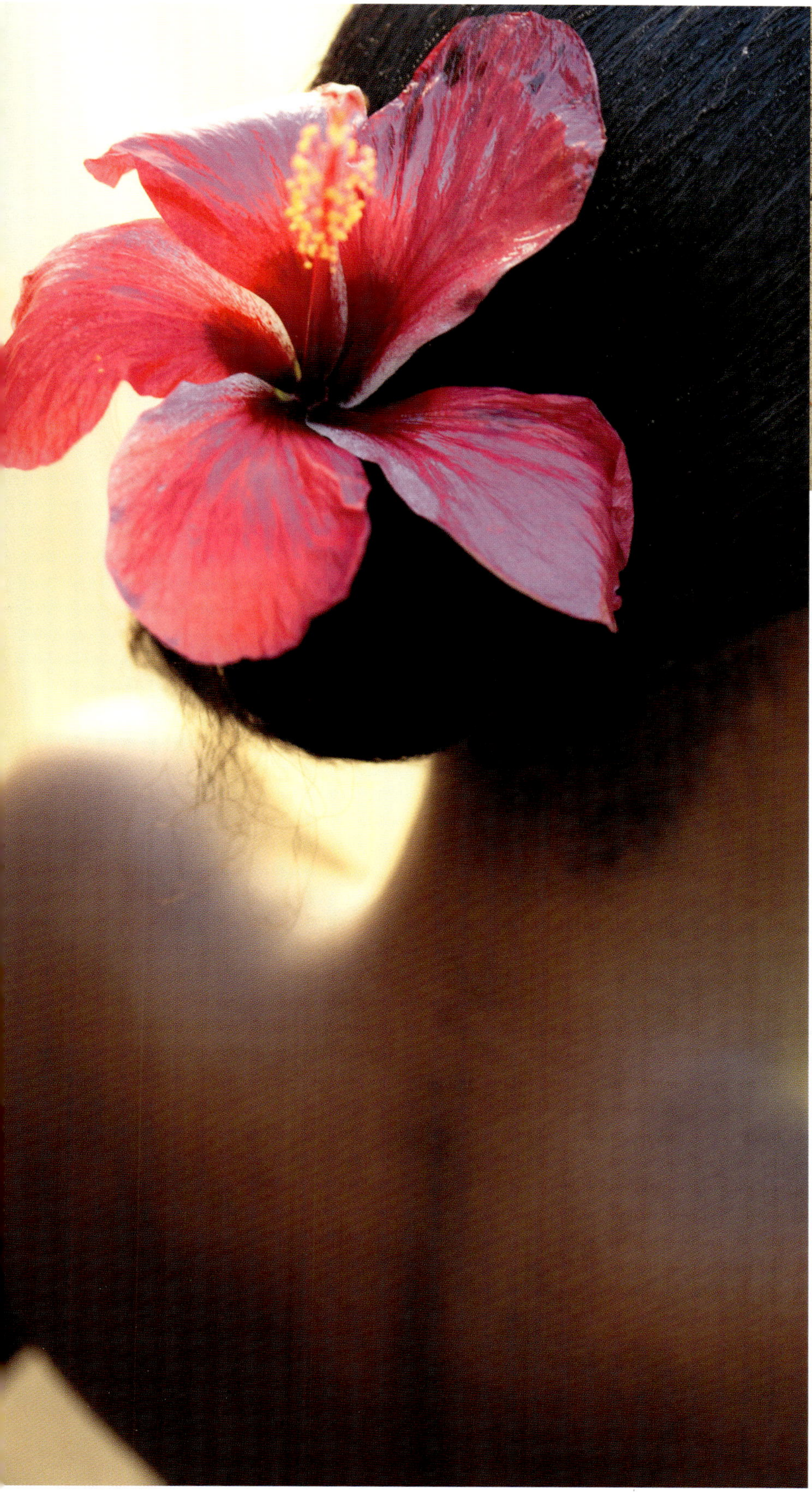

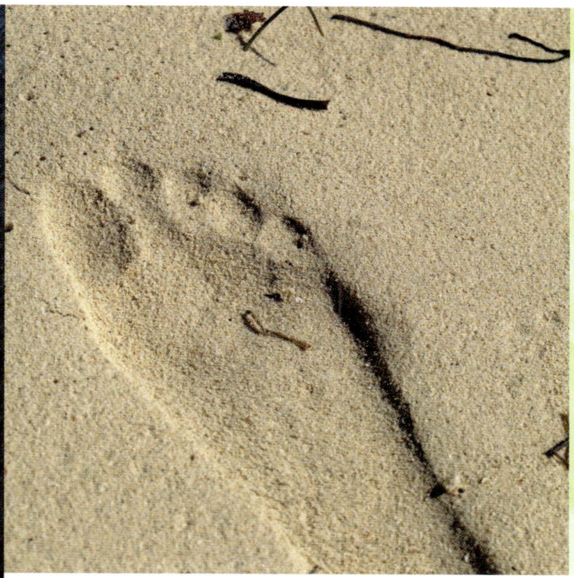

L'huile de tamanu
LUBRIFIANT RÉCONFORTANT

Le tamanu, arbre mythique de Polynésie, servait à la fabrication des totems. Il produit des amandes dont on extrait une huile sacrée aux reflets verdoyants. Ses propriétés anti-inflammatoires et cicatrisantes se révèlent extraordinaires. Les Polynésiens s'en enduisent pour se protéger des morsures du soleil. Pour votre propre utilisation, préférez-la diluée dans une base de coco ou de monoï. Utilisée pure, elle peut se révéler allergène. Après une exposition au soleil, elle laissera sur votre épiderme une fine pellicule apaisante et régénératrice.

Carnet d'adresses

Nature & découvertes : 1, avenue de l'Europe – 78117 Toussus-Le-Noble
Liste des magasins au 01 39 56 01 47 – www.natureetdecouvertes.com
email : nature@natureetdecouvertes.com

HERBORISTES
Herboristerie du Palais-Royal : 11, rue des Petits-Champs – 75001 Paris – tél. 01 42 97 54 68
L'Herboristerie du Montparnasse : 38, rue Montparnasse – 75006 Paris – tél. 01 45 48 34 81
L'Occitane : 26, rue Vavin – 75006 Paris – tél. 01 43 25 07 71 ou 0810 195 195 – www.loccitane.com

HUILES AYURVÉDIQUES
Centre Tapovan : 9, rue Gutenberg – 75015 Paris – tél. 01 45 78 26 53 – www.tapovan.com
Pharmacopée chinoise Phu-Xuan : 8, rue Monsieur-le-Prince – 75006 Paris – tél. 01 43 25 08 27

COSMÉTIQUE AFRIQUE
Omoyé : aux Galeries Lafayettes ou au 1115, corniche Escartefigue – 83200 Toulon – rens. province au 04 94 92 98 94 – www.omoye.com
La Sultane de Saba : 21, rue de la Terrasse – 75017 Paris – par correspondance au 01 47 66 07 62 – www.lasultanedesaba.com

HUILES ESSENTIELLES
Les douces Angevines «La Roche Foulques» : 4, venelle Tire-Jarret – 49140 Soucelles – tél. 02 41 32 40 60
Herboristerie du Père Blaize : 4-6, rue Méolan – 13001 Marseille – tél. 04 91 54 04 01 – www.pere-blaize.com
Huiles essentielles Florame : 8, rue Dupuytren – 75006 Paris – tél. 01 44 07 34 53 – rens. sur toute la France au 04 90 92 48 70
La Grande Épicerie de Paris : 38, rue de Sèvres – 75007 Paris – tél. 01 44 39 81 00 – www.lagrandeepicerie.fr

PRODUITS BIO
Diététique des Arcades : 19, avenue Ibis – 44500 La Baule-Escoublac – tél. 02 40 11 19 89

Commerce équitable

Artisans du monde : 20, rue Rochechouart – 75009 Paris – tél. 01 48 78 55 54
Liste des magasins présents sur toute la France sur le site www.commercequitable.com ;
On y trouve café, thé, chocolat, jus de fruits, riz, miel...
Les magasins Naturalia : www.naturalia.fr
(uniquement sur Paris et sa banlieue pour tout ce qui est alimentaire)
India Kala (*espace dédié à l'Inde*) : 57, rue Ramey – 75018 Paris – tél. 01 42 52 47 69
Herboristeris Guayapi Tropical : 55, rue Traversière – 75012 Paris – tél. 01 43 46 52 43
Mondo-Alterconso : 51, rue Clément-Roassal – 06000 Nice – tél. 04 93 87 58 62
Equi'sol : 15, rue Georges-Jacquet – 38100 Grenoble – tél. 04 76 96 60 79
Equi'sol : 8, quai du Maréchal-Joffre – 69002 Lyon – tél. 04 72 56 07 05
M.K.S.A. : 1, rue Désirée – 69001 Lyon – tél. 04 78 39 14 86 – www.mksa.org
Ti Ar Bed : 17, rue Danton – 29200 Brest – tél. 02 98 44 31 16

VENTE EN LIGNE DE PRODUITS DE BEAUTÉ

alterafrica.com : *produits d'Afrique et autres continents, cosmétiques d'origine orientale, encens, épices, boue et sels de la mer Morte, huile d'argan, karité...*
embellys-selection.com : *une ligne du monde (savon d'Alep, eau de rose, rhassoul...) et une ligne Provence (savon de Marseille, argile...).*

GRANDES SURFACES

On trouve actuellement des produits Max Havelaar *dans les* Atac, Auchan, Carrefour, Casino, Champion, Leclerc, Monoprix *et* Super U.

Bibliographie

La voie de l'encens, Louise Boudonnat et Harumi Kushizaki, éditions Philippe Picquier, 2000. *Le corps japonais*, Dominique Buisson, Hazan, 1999. *Soins et techniques du corps en Chine, au Japon et en Inde*, Pierre Huard et Ming Wong, Berg International, 1971. *Le goût de l'Asie, les saveurs du thé*, Maït Foulkes, éditions Philippe Picquier, 1998. *Natural Health and Body Care, Neal's Yard Remedies*, Aurum, 2000. *Les Secrets de beauté au naturel*, Nicole Houques et Henri del Omo, Le Chêne, 1999. *Histoire des mœurs, encyclopédie de la Pléiade*, ouvrage collectif, 1991. *Beauté du siècle*, Assouline, 2000. *Parfums et cosmétiques dans l'Égypte ancienne*, ouvrage collectif, Esig, 2002. *Le corps des peuples*, Anne Varichon, Seuil, 2003. *Le Dien' Cham, une étonnante méthode vietnamienne de réflexologie faciale*, Marie-France Mulle et Nhuan La Quang, Jouvence, 2000. *Les plantes et leurs secrets*, Franck J. Lipp, collection Sagesse du Monde, Albin Michel, 1996. *Nuad Bo'Rarn - Le massage thaï traditionnel*, Micky Suwabachoti et Marie-Galya Ortega, Guy Trédaniel, 1997. *Le massage - Bien-être et Santé*, Patricia Wessels, Weleda, 2003. *Le Livre du Bain*, Françoise de Bonneville, éditions Flammarion, 2001. *Recettes de beauté des femmes du Maroc*, Ebdelhaï Sijelmassi, Le Fennec, 2003. *Secrets de beauté des femmes du Maroc*, Catherine Deydier, Plume, 2001. *Le Viêt-Nam des Royaumes, chapitre* Mode et esthétique, Christine Hemmet, Cercle d'Art, 1995.

Direction artistique : studio de création Flammarion
Conception graphique : Gwénaël Le Cossec
Photographies : Emmanuel Layani sauf pages 6, 10, 11, 20, 32, 34, 35, 42, 43, 58, 59, 65, 68, 69, 76, 86, 87, 93, 100, 101, 108, 109, 128 et 129, collections photodisc et brandXpictures / Getty images ; page 82, Marie-Bénédicte Gauthier ; page 92, Alain Muriot ; pages 118 et 119, Claire Curt.

Certaines photos ont été réalisées au spa Clarins du Sainte Anne Resort des Seychelles. Un grand merci à l'équipe du Beachcomber ; renseignements au 000 248 292 000.

Stylisme : Pénélope Lacasse et Albine Puzin-Martinelli

Merci à Suzel Messerschmitt, à l'équipe Flammarion et à l'équipe du studio photo « Le Petit oiseau va sortir » Isabelle Walter, Leslie Sukerman et Alain Maybeck. Patrick Cau, Hedi Dahmani, Stéphane Singard. Denis Cellier, Thierry Brestovansky, Mathilde Cathiard. Les hôtels Oberoi et Hélène Dodé. Vivianne de Boutigny. Anne Laure Maré Guédouin. Jennifer Joannet. Arnaud. Béatrice. Isabelle Fromager, Patricia et Séverine. Philippe. Jean-Luc Allemandi.

ISBN : 2-7441-8364-4
N° éditeur : 43687
Dépôt légal : août 2005
Photogravure : Color Way, 62223 Saint Nicolas Lez Arras

Achevé d'imprimer en France, en septembre 2005
par Pollina, 85400 Luçon - n° L98001